U0230116

“针刀+”
辨治慢性筋骨病

主　编　修忠标　赵红佳
副主编　李　楠　曾维铨
主　审　王和鸣
编　委（以姓氏笔画为序）
刘　洪　刘　晶　李　楠　张　毅
张良志　张泽升　张春霞　林华阳
赵红佳　修忠标　郭译兴　曾伟毅
曾维铨　潘细桂

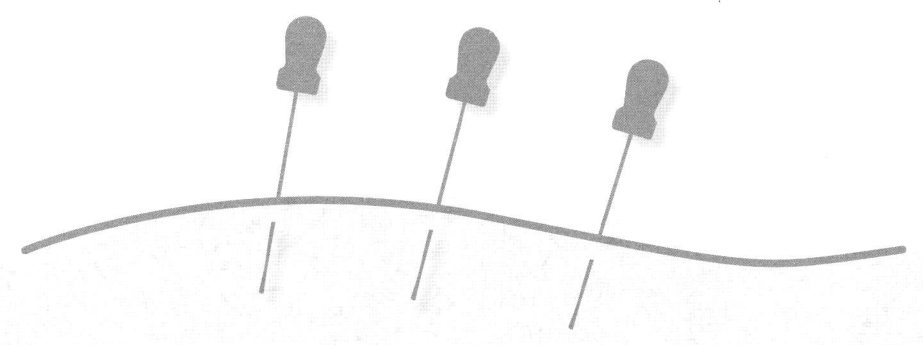

人民卫生出版社
·北　京·

图书在版编目（CIP）数据

"针刀+"辨治慢性筋骨病/修忠标，赵红佳主编. —北京：人民卫生出版社，2022.12
ISBN 978-7-117-34244-5

Ⅰ. ①针… Ⅱ. ①修… ②赵… Ⅲ. ①筋膜疾病－针刀疗法 Ⅳ. ①R274.3

中国版本图书馆 CIP 数据核字（2022）第 241715 号

"针刀+"辨治慢性筋骨病
"Zhendao+" Bianzhi Manxing Jingubing

主　　编：修忠标　赵红佳
出版发行：人民卫生出版社（中继线 010-59780011）
地　　址：北京市朝阳区潘家园南里 19 号
邮　　编：100021
E - mail：pmph @ pmph.com
购书热线：010-59787592　010-59787584　010-65264830
印　　刷：北京华联印刷有限公司
经　　销：新华书店
开　　本：710 × 1000　1/16　　印张：15
字　　数：246 千字
版　　次：2022 年 12 月第 1 版
印　　次：2023 年 1 月第 1 次印刷
标准书号：ISBN 978-7-117-34244-5
定　　价：79.00 元
打击盗版举报电话：010-59787491　E-mail：WQ @ pmph.com
质量问题联系电话：010-59787234　E-mail：zhiliang @ pmph.com
数字融合服务电话：4001118166　E-mail：zengzhi @ pmph.com

— 序 —

中医认为，人体的内部是五脏六腑，外部与支架是皮肉筋骨。慢性筋骨病包括众多骨与关节及其周围筋肉的慢性伤病，诸如脊柱、骨关节退行性疾病，以及颈肩腰腿筋肉劳损等。随着社会进步及生活方式的改变，人们久坐少动，经常低头使用手机，慢性筋骨病有年轻化趋势；另外，由于老龄化社会的到来，年长筋骨退行性改变者众多，慢性筋骨病发病率大幅提高。《灵枢·经脉》曰："骨为干，脉为营，筋为刚，肉为墙。"慢性筋骨病属于中医"骨痹""筋痹""颈肩痛""腰背痛"等范畴，根据中医"肝主筋""肾主骨""通则不痛"等理论，治疗当以补益肝肾、疏通气血、调理筋络为要旨。

针刀是一种以治疗筋骨病为主的金属器具，因其细长如针，尖端有刃如刀而得名。用针刀治疗疾病的方法称为针刀疗法，这是中医古籍中九针刺法的传承与发展。针刀治疗慢性筋骨病可起到疏通气血与筋络的作用，然而如何恰当配合手法、药物、康复训练及其他骨科微创技术，以提高疗效，是摆在医务人员面前亟需解决的关键问题。

修忠标教授系福建中医药大学附属人民医院骨伤科主任，南少林骨伤流派第三代学术传承人，中华中医药学会针刀医学分会副主任委员，福建省中医药学会针刀医学分会主任委员。长期从事针刀结合骨伤疗法治疗筋骨病，取得良好效果。其通过多年临床经验和实验研究，提出"疏通气血，调衡筋骨"针刀治则，创立"针刀+"辨证诊疗技术，倾注心血撰写《"针刀+"辨治慢性筋骨病》一书。该书内容丰富，条理清晰，切合实用，对慢性筋骨病的诊治提供良好借鉴。

书成付梓之际，编者嘱余写序，吾认为大凡有益于患者的著作，应积极鼓励面世，故欣然命笔。

王和鸣

2022年2月

— 前言 —

“针刀 +”学术理念是笔者根据多年临床经验提炼总结出来的，是针对临床慢性筋骨病采用的分型、分期、分度阶梯化的辨证施治。

本书共分三章，第一章介绍有关慢性筋骨病的研究进展，使读者对其有一个全面认识。第二章介绍针刀 + 辨证诊疗技术，主要从概述、指导思想、技术内涵、辨证施治以及优势和特点五方面进行阐述，使读者能够深刻认识该技术。第三章介绍运用“针刀 +”技术对颈椎病、肩周炎、腰椎间盘突出症、腰椎椎管狭窄症、股骨头坏死、膝骨关节炎、痛风性关节炎、强直性脊柱炎、类风湿关节炎等九大疾病的辨证施治过程及病例分享，希望读者能够将“针刀 +”学术理念及诊疗技术真正地运用到临床诊治过程中。本书继承和发扬了南少林骨伤流派学术思想，将南少林验方、手法、功法与针刀有机结合，进一步总结、升华“针刀 +”临床经验；将针刀中“针”的作用和“刀”的作用充分展现，提出“调达针法”与“调衡刀法”，丰富了针刀的临床诊疗操作。

在本书编写过程中，笔者得到了福建中医药大学附属人民医院各级领导的大力支持，以及“针刀 + 科研创新团队”成员的辛勤付出，在此致以深深的谢意！由于编者水平有限，书籍内容恐有疏漏和欠缺之处，恳请广大读者提出宝贵意见。

2022 年 2 月

— 目录 —

第一章 慢性筋骨病的研究进展

第一节 慢性筋骨病的认识概况……002
一、中医学认识……002
二、现代医学认识……007
第二节 慢性筋骨病的辨证论治思维……007
一、从气血理论辨治慢性筋骨病……007
二、从筋骨平衡理论辨治慢性筋骨病……009
第三节 慢性筋骨病治疗的发展趋势……009

第二章 针刀+辨证诊疗技术

第一节 概述……012
第二节 指导思想……012
一、经筋气血理论……012
二、筋骨平衡理论……014
三、南少林骨伤流派学术思想……015
第三节 技术内涵……017
一、针刀技术……017
二、微创技术……021
三、南少林验方……027
四、南少林功法……041
五、南少林手法……075
第四节 辨证施治……091
一、辨筋骨失衡模式，调衡筋骨……091
二、辨经筋失调，调衡经筋……092

三、辨气血失和类型，调和气血……092
第五节 优势和特点……093

第三章

针刀+辨治临床常见慢性筋骨病

第一节 颈椎病……096
一、概述……096
二、病因病机……096
三、辨证施治……098
四、针刀+治疗技术……103
五、典型病例……109
第二节 肩周炎……116
一、概述……116
二、病因病机……117
三、辨证施治……118
四、针刀+治疗技术……122
五、典型病例……126
第三节 腰椎间盘突出症……129
一、概述……129
二、病因病机……130
三、辨证施治……131
四、针刀+治疗技术……134
五、典型病例……139
第四节 腰椎椎管狭窄症……144
一、概述……144
二、病因病机……145
三、辨证施治……145
四、针刀+治疗技术……149
五、典型病例……153
第五节 股骨头坏死……157

一、概述……157
二、病因病机……157
三、辨证施治……158
四、针刀+治疗技术……163
五、典型病例……169
第六节　膝骨关节炎……172
一、概述……172
二、病因病机……173
三、辨证施治……174
四、针刀+治疗技术……179
五、典型病例……184
第七节　痛风性关节炎……188
一、概述……188
二、病因病机……189
三、辨证施治……189
四、针刀+治疗技术……192
五、典型病例……197
第八节　强直性脊柱炎……201
一、概述……201
二、病因病机……202
三、辨证施治……203
四、针刀+治疗技术……207
五、典型病例……213
第九节　类风湿关节炎……214
一、概述……214
二、病因病机……215
三、辨证施治……215
四、针刀+治疗技术……219
五、典型病例……224

主要参考文献……226

第一章

慢性筋骨病的研究进展

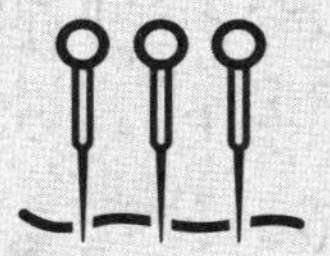

第一节　慢性筋骨病的认识概况
第二节　慢性筋骨病的辨证论治思维
第三节　慢性筋骨病治疗的发展趋势

第一节 慢性筋骨病的认识概况

一、中医学认识

（一）中医学源流

筋，是筋络、筋膜、肌腱、韧带、肌肉、关节囊、关节软骨等的总称。古代文献有十二经筋的名称，十二经筋多起于四肢爪甲之间，终于头面，内行胸腹外廓。骨，包括骨骼与关节。《灵枢·经脉》曰：“骨为干……筋为刚。”《素问·五脏生成》曰：“诸筋者皆属于节。”由此可知，筋坚劲刚强，附着于骨上，约束骨骼人体，主要功用是连属关节、络缀形体，主司关节运动。骨居于筋内，筋位于骨外。筋为机体活动的动力、联络之纽带，骨为全身之支架。筋络骨，骨连筋。筋病影响肢体活动，骨病则引起负重及支架功能障碍。伤筋可影响及骨，伤骨必伴有不同程度的伤筋。

慢性筋骨病是由于人体自然退变，或因创伤、劳损、感受外邪、代谢障碍等因素，造成脊柱、骨与关节、骨骼肌等部位力平衡失调，出现全身或局部疼痛、肿胀、麻木，肌肉萎缩，活动受限等症状体征。现代医学中的脊柱退行性疾病、骨代谢相关疾病和骨与关节疾病可归为此类。

（二）病因病机

1．中医骨伤科学各学术流派对于慢性筋骨病均有独到见解，并在长期的医疗实践中形成了各自独特的理论体系

（1）上海石氏伤科

1）重视气血并重、气主血先：石氏伤科认为，气血病机是伤科疾病之核心病机，气血辨证是伤科辨证论治的总纲。

2）注重兼邪论：石筱山先生提出“凡非本病，其发生不论前后，而有一个时期与本病同时存在的，都叫兼邪”。即兼邪之为病，其似伤非伤，似损非损，或风、或痰、或瘀、或兼夹、或虚实。

3）擅长内外兼顾、先后天共调：慢性筋骨疾病易伤及气血筋骨，更易损及肝脾肾，石氏伤科论治慢性筋骨疾病时，主张调理脾肾，即兼顾先后天，其调理脾肾的代表方为调中保元汤。同时还主张内外兼顾，多方法协调优化，如石氏熏洗方用于治疗慢性膝关节筋骨疾病；石幼山先生善用酒方调治痹证，等等。

4）倡导筋出槽、骨错缝：石氏伤科认为在论治慢性筋骨疾病时，注重全身脏腑气血的同时，也要重视局部筋骨病变，认为病变不单在“骨”，“筋”也是重要病变部位，筋骨病变互为因果，结构和功能相互作用。当骨关节正常间隙或相对位置及附着于该部位筋的形态结构、空间位置发生了细微的异常改变时，就会出现“骨错缝、筋出槽”的病理状态。

5）强调痿痹并存、本痿标痹：石印玉教授提出“本痿标痹，痿痹并存”的学术观点，以膝骨关节炎发病最为典型，应根据痹证和痿证的临床表现，采用祛邪通痹或补益治痿等治法。

（2）平乐郭氏正骨

1）气血辨证理论：调治气血在慢性筋骨病的治疗中为治本之法。其一，辨气血失调，包括虚证、实证和虚实夹杂证三大类；其二，辨气血变化，根据早、中、晚三期分别以“破、和、补”为原则；其三，辨气病、血病特点，认为气病多虚，血病多瘀，治气以补为要。

2）平乐正骨三原则：整体辨证，内外兼治，筋骨并重。

3）平乐正骨四方法：治伤手法、固定方法、药物疗法、功能疗法。

4）平乐正骨创新：“平衡理论”，主要包括气血共调平衡论、筋骨互用平衡论、动静互补平衡论、五脏协调平衡论、形神统一平衡论、天人合一平衡论、标本兼顾平衡论、膳食平衡论、起居有常平衡论九大方面。

（3）上海魏氏伤科：将各种损伤归纳为硬伤、软伤、外伤、内伤四大类别。基于中医的整体观念，以筋骨并重为根本，重视伤科治疗的分期辨证，尤重“望、比、摸”三法，要求摸诊时“轻摸皮，重摸骨，不轻不重摸筋肌”，既要掌握常法，又要临证变法，做到“手随心转，法随病至”。强调手法是整骨复位的首务，认为“整骨容易顺筋难”。主张各类损伤都应早期进行引导锻炼。魏氏既重视手法整骨复位，又重视辨证内治调理。魏氏伤科认为实施手法整骨复位的同时，应结合患者身体状况进行整体辨证，辅以中药内服调理，内治上特别重视脾胃作用，认为脾胃健运有助于祛瘀生新。

（4）浙江顾氏伤科：推崇“气为血之帅”“气行则血行”，治疗核心思想为“行气为先”。顾氏认为：跌打损伤造成瘀血内停，虽然理当活血祛瘀，但要使瘀祛，必先使用行气药，气行则瘀自祛，单用活血祛瘀药所得疗效远不及行气药配伍活血药所得疗效，而且顾氏用药比较平和，特别是对于血药，极少使用地鳖虫、三棱、莪术等破血类药物。在三期辨证用药上，初期善“祛瘀”，中期宜“和血”，后期常“补骨”。

（5）岳阳张氏正骨：理论核心是“以气为先”，基本原则是理气活血，重视全身和局部统筹，兼顾内外结合用药。张氏认为伤科疾病中，气机失调是导致血运失常的原因，因此不论病在何处，治疗中首先需理气，使气机归于调畅，阴阳归于平衡，其次才为活血，所以张氏治病以理气活血为治疗大法。

（6）浙江劳氏伤科：治疗核心是“活血祛瘀为先”，认为损伤造成人体血瘀，血瘀阻碍骨折的愈合，治疗必须以活血之法祛瘀，瘀祛则新骨能生，断骨能接。创立了以活血化瘀为中心，分期论治的理论体系，其损伤的内治法归纳为“四期八法”，四期为损伤期、修复期、功能恢复期、后遗症期。八法是损伤期采用攻下破瘀法、顺气活血法；修复期采用清热凉血法、益胃和血法；功能恢复期采用接骨续筋法、舒筋通络法；后遗症期则采用气血双补法、补肝益肾法。

（7）福建林氏正骨：南少林骨伤流派辨治慢性筋骨病的理论核心为补肾祛瘀、通督助阳、调治筋骨、内外兼治、动静结合。《丹溪心法》曰：“肥人肢节痛，多是风湿与痰饮流注经络而痛。”林如高先生认为痰饮流注经络以致经络瘀阻是导致筋骨病的重要原因，治疗上主张补肾助阳祛瘀；同时，慢性筋骨病多由风寒湿邪侵入人体，治疗上主张以温热药物温通血脉，驱散邪之所郁，使拘急挛缩之筋得以舒伸，凝滞之经血得以宣流。林氏将痹证的病因总结为内因与外因两方面，外伤劳损、风寒湿侵袭属于外因，素体虚衰或内有蕴热为内因，治疗上主张以内治为主，兼以外敷、熏洗、理筋、针灸等外治法；还要把药物和导引（练功）结合起来，做到动静结合。

综上所述，中医骨伤流派对于慢性筋骨病的认识虽各有侧重，但都重视气血的疏通、筋骨的调治。

2．基于经筋气血理论的病因病机分析

（1）从气血理论论治慢性筋骨病：气与血是人体内两大基础物质，在生命活动中占有重要地位，如《素问·调经论》说：“人之所有者，血与气耳。”气属阳，能维持脏腑功能活动；血属阴，是濡养人体的基本物质，正如《难经·二十二难》所言：“气主煦之，血主濡之。”气与血关系密切，《不居集》：“气即无形之血，血即有形之气……一身气血不能相离，气中有血，血中有气，气血相依，循环不已。”气为血之帅，能够参与、促进血的化生，推动、调控血在脉中稳定运行；血为气之母，无形之气有赖于有形之血存在体内，并依附血的滋养。《素问·调经论》说：“血气不和，百病乃变化而生。”生理上血与气的密切关系，亦可导致病理上气血同病。伤气是由于外感风寒湿邪、跌仆损伤等因素，阻碍局部气的运行，表现为气滞、气虚等；伤血是外感风寒湿邪、跌仆损伤等因素导致局部瘀血痹阻不通。气的运行失常可导致血瘀，局部脉络瘀阻，也可阻碍气的运行。

慢性筋骨病与气血的关系十分密切。一方面，随着人体的衰老，会逐渐出现气血不足、肝肾亏虚，导致筋纵弛缓、筋肉不坚、荣养乏源、筋骨失养；另一方面，当人体受到外邪侵袭后，邪气注于经络，留于关节，导致气血运行紊乱，从而产生一系列病理改变。其病机多为气血失和、经脉失养，调和气血法为治疗该病的基本法则。

（2）从十二经循行角度阐述脏腑气血与筋骨的关系：《灵枢·逆顺肥瘦》：“手之三阴，从脏走手。”即手三阴经起于胸中，走向手指，与手三阳经交会。手三阴经所属脏腑包括心、肺两脏。《素问·经脉别论》：“浊气归心，淫精于脉。”脾胃运化的水谷精微经过心阳“化赤”而为血，心有总司一身血液运行及参与血液生成的作用。《素问·五脏生成》：“诸气者皆属于肺。”《素问·六节脏象论》又说：“肺者，气之本。”表明肺主司一身之气的生成和运行。心肺功能相互协调，保证气血正常运行以濡养经脉，若气血失和则易导致经脉失养。

阳明经为多气多血之经，《素问·痿论》云：“阳明者，五脏六腑之海，主润宗筋。”阳明盛，气血充，诸筋得以濡养，则关节滑利，运动自如；如阳明虚，不能化生水谷精微，则筋骨肌肉失养，发生痿证。足太阳膀胱经行于身体之后，所经部位筋肉分布最广。《素问·生气通天论》指出：“阳气者，精则养神，柔则养筋。”足太阳经气充足，经筋得其阳气温养，则肌筋刚健，关节活动自如；反之，则水亏筋失所养，发生痿证。

《灵枢·逆顺肥瘦》：“足之三阴，从足走腹。”即足三阴经起于足趾末端，走向腹部和胸部，在胸中与手三阴经交会。足三阴经所属脏腑包括肝、脾、肾。《素问·经脉别论》云：“食气入胃，散精于肝，淫气于筋。”肝藏血以濡养一身之筋脉，肝血不足则濡养功能减退而致肢体麻木、筋脉拘挛。《素问·痿论》曰：“脾主身之肌肉。”脾为后天之本，气血生化之源，若脾失健运，则肌肉失养、软弱无力。《素问·痿论》曰：“肾主身之骨髓。”肾精充足，骨髓化生有源，则骨骼坚强有力；若肾精不足则骨髓化生无源，导致骨骼失养。

（3）从经筋理论论治慢性筋骨病：经筋一词首见于《黄帝内经》，并有专篇论述。全身共有十二经筋，循行与十二经脉基本一致。经筋系统是古人运用当时解剖学知识，用当时的医学术语，以十二条运动力线为纲，对人体韧带学、肌学及其附属组织生理和病理规律的概括和总结。经筋病候可表现为“其痛当所过者支转筋”。慢性筋骨病的实质即是筋肉反复长期劳损，累及经筋循行路线而出现结筋病灶点，阻碍经络气血运行，从而出现相应症状。

（4）从本痿标痹角度论治慢性筋骨病：“痹”首见于《黄帝内经》，如《素问·痹论》曰：“所谓痹者，各以其时重感于风寒湿之气也。”“痿”亦见于《黄帝内经》，《素问·痿论》曰：“有所远行劳倦，逢大热而渴，渴则阳气内伐，内伐则热舍于肾，肾者水脏也，今水不胜火，则骨枯而髓虚，故足不任身，发为骨痿。”《素问·生气通天论》还提到“因于湿，首如裹，湿热不攘，大筋软短，小筋弛长，软短为拘，弛长为痿。”痹证多以邪实为主，痿证多以正虚为主；痹证多由实转虚，痿证多由虚引实。《医学入门》曰：“痹者，气闭塞不通流也，或痛痒，或麻痹，或手足缓弱，与痿相类，但痿属内因，血虚火盛，肺焦而成，痹属风、寒、湿三气侵入而成。”《医宗金鉴》提出“痿多虚，痹多实”。慢性筋骨病为筋骨劳损，脏腑功能衰退，气血虚弱引起的退行性病变，而非本于风寒湿邪，其病机为“本痿标痹”，即肝肾亏虚、筋骨失养为本，风寒湿痹阻经络，气血运行不畅，同时夹杂痰湿、血瘀为标。

3．基于筋骨平衡理论的病因病机分析

（1）筋与骨的内涵：筋相当于现代医学中的肌肉、肌腱、韧带、筋膜、腱鞘、滑囊、关节囊、神经和血管等的统称。《杂病源流犀烛·筋骨皮肉毛发病源流》将筋的主要功能描述如下：“筋也者，所以束节络骨，绊肉绷皮，为一身之关纽，利全体之运动者也。”由此可见，筋具有力学性能，主要功用是连属关节，主司关节运动。骨包括骨骼和关节，作为人体的主要构架，既可支持形体，又能保护内脏。又因筋附于骨上，大筋联络关节，小筋附于骨外，筋作用于骨，带动关节活动，故骨关节在运动过程中发挥着重要作用。

（2）慢性筋骨病的主要病因：不外内伤、外感两种。因其病位在筋骨，与五脏六腑相关，故多有外来暴力或劳损病史。梳理各骨伤流派学术思想，其内伤病因多以肝肾不足、脾胃虚弱、气血不足、痰浊、瘀血为主，而外感病邪则与风、寒、湿、热有关。因此，素体肝肾不足，长期劳损或外来暴力损伤筋骨，外感风寒湿邪，发而为病是其主要病因。

（3）筋骨失衡是慢性筋骨病的主要病机：生理状态下，“筋”与“骨”各司其职，维持骨关节各项生理功能活动。筋和骨任何一方遭受破坏，均可引起或诱发骨关节正常平衡状态的打破，从而形成筋骨失衡的病理状态。中医学中常见的筋骨失衡状态有“筋出槽”和“骨错缝”，两者是慢性筋骨病发生的关键病机。

二、现代医学认识

现代医学认为，慢性筋骨病主要分为脊柱退行性疾病、骨代谢相关疾病和骨与关节疾病三大类。脊柱退行性疾病是各种因素所致的脊柱局部生理曲线改变和椎间盘、椎间关节等退行性变化，导致脊柱椎体或小关节骨质及相关组织增生，出现一系列症状体征的疾病。骨代谢相关疾病是机体因先天或后天性因素破坏或干扰了正常骨代谢和生化状态，导致骨生化代谢障碍而发生的骨疾患。骨与关节疾病是关节软骨退行病变和继发性骨质增生为特征的慢性骨关节疾病，多见于中老年人，好发于负重较大的膝关节、髋关节、脊柱及远侧指间关节部位，临床上主要表现为关节疼痛和不同程度的功能障碍。

第二节　慢性筋骨病的辨证论治思维

一、从气血理论辨治慢性筋骨病

（一）辨气血虚实亏瘀，气血同治，两者兼顾

气血作为构成人体及维持生命活动的基本物质，外部因素伤及人体必然损及气血。气有虚实，血有亏瘀，亦可虚实夹杂，气滞血瘀者可出现肢体刺

痛，痛处固定，夜间为甚，伴局部瘀斑，舌质暗，脉弦等症状。气血亏虚者可出现头晕目眩，面色苍白，心悸气短，倦怠乏力，舌淡苔少，脉细弱。失血过多者，可致气血亡脱，危及生命。气虚血瘀者可出现肌肤麻木、疼痛、乏力，舌淡暗或青紫，苔薄白，脉微涩或微细。气能生血，血能载气，气血可相互影响，因此祛瘀的同时可添加补气行气的药物使祛瘀而不伤正，亦能增强祛瘀功效；补血的同时亦可添加补气药物，增强生血能力。

（二）辨气血应兼顾脏腑

气血受损又易伤及脏腑经络，脏腑经络受损亦会影响气血及病情的进展。败血归肝，可引起肝经郁火之胸胁作痛、瘀血泛注等症；肝木生火侮土，可造成脾虚；脾统血，脾虚则气血失摄，引起出血过多；脾为后天之本，气血生化之源，脾虚则气血生化乏源，影响愈合；肾与命门乃元气之根，且肾主骨生髓，肾气亏虚则骨生长缓慢，骨生而不坚。故治病时需了解气血与脏腑的关系，选择合适药物，使气血生化有源，行而有力，筋骨肌肉才能较快、较好地愈合。

（三）辨气血要根据病势的发展规律，顺势用药

“百病皆生于气”，疾病治疗应以调气为先，调气法有散邪热、扶正气的作用。病若在气，当以治气，病若及血，则气血同治。倘病尚未入血，但气分郁结严重，出现轻微疼痛或麻木等气血不和症状，可用药物稍以活血而达到调气作用，使气血调和；当疾病既在气分又在血分，郁结程度更加严重，胀痛明显，可用药物行气活血；当病已入血分，瘀血阻滞，此种瘀不仅是血液运行不畅，甚至出现癥瘕等实质性病理产物，则可用药物活血化瘀。

（四）辨气血要兼顾病程的进展特点，个体化施治

随着病程进展，气血关系亦随之变化，初期以实证为主，治以祛瘀，中后期渐转为虚证，故当偏重于补。临床辨证将气血与寒热、表里、虚实相结合，辨气血之病位、病性，病理产物以及相互影响，辨证精准，用药才可精确。同时，还需考虑患者的年龄、性别、工作及生活等相关影响因素，个体化施治。

二、从筋骨平衡理论辨治慢性筋骨病

筋骨平衡理论认为，经筋系统是具有维持人体运动和姿势的动态稳定结构，骨骼系统是具有维持人体运动和姿势的静态稳定结构。两者始终处于协调状态，以保证人体“骨正筋柔”。《素问·生气通天论》曰：“骨正筋柔，气血以流，腠理以密，如是则骨气以精。”当外邪客居或慢性劳损时，邪气盘踞关节，脏腑气衰，筋骨失养，从而导致“筋出槽、骨错缝”的病理状态，发为慢性筋骨病。筋骨失衡是慢性筋骨病变的核心要素。

“筋出槽”“骨错缝”均为筋骨失衡导致的结果。由于解剖上筋在外、骨在内，因此慢性筋骨病往往是筋的病变先发生，出现异常（即“筋出槽”），筋病日久则引起与之密切相关的骨的异常（即“骨错缝”）。《医宗金鉴·正骨心法要旨》曰：“若脊椎筋隆起，骨缝必错，则不可能俯仰。”表明筋的损伤易并发骨的损伤，骨损伤后不能正常地为筋提供支撑，导致筋“束骨利关节”的功能进一步减弱，造成恶性循环。因此，在临床上，不仅要关注“筋出槽—理筋”，同时也应注重“骨错缝—复位”。

南少林骨伤流派基于慢性筋骨病“气血失和、筋骨失衡”的病理模式，归纳出慢性筋骨病发病过程中的演变规律，从三期辨证慢性筋骨病。早期病理模式为筋主骨从，多为外感六淫之邪，正虚不显，病情轻浅，以筋的损伤为主，表现为肌肉痉挛、张力增高，骨性结构无明显改变，治以理筋和筋、调和营卫；中期病理模式为筋骨并重，外邪入里传变，正气逐渐耗损，筋骨同病，表现为肌肉、韧带的挛缩，肌纤维增粗，轻度骨质增生，治以松筋和骨；晚期病理模式则为骨病筋从，主要为筋、骨的损伤，多表现为肌肉、韧带的硬化，严重的骨质增生和骨关节移位，以治骨调筋论治。

第三节　慢性筋骨病治疗的发展趋势

1．**中医治疗慢性筋骨病的发展趋势**　随着社会人口老龄化程度的不断加深和慢性劳损的增加，慢性筋骨病患者群体不断扩大。慢性筋骨病已成为影响我国中老年人健康及生活质量的重要因素。由于疾病谱的变化，中医骨伤科学的研究重点已由急性创伤转向慢性筋骨病。针对慢性筋骨病病程长、多组织损害等特点，针刀、中药、针灸、练功等丰富的中医药疗法能够更好地发挥“整体调节、局部精准、综合干预”的优势，更适合脏腑功能减退、代谢功能较差、罹患骨关节病的广大中老年人群。

理论方面，在中医骨伤科学对于慢性筋骨病的研究中，“筋骨理论与治法”一直是研究的重要内容，传统教科书以“筋骨并重”为经典论述。随着近年来日益丰富的临床实践和更为广泛的学术交流，目前已经出现“筋主骨从”“筋滞骨错”等理论观点。我们遵循中医药内治与外治相结合的治疗方法，在临床中取得了较好疗效。这对于提高慢性筋骨病患者的生活质量，让广大患者重新走向社会，从而减少慢性筋骨病对家庭及社会的负担，具有重要意义。

2．西医治疗慢性筋骨病的发展趋势 随着科学技术的不断发展，以计算机辅助导航技术为代表的微创可视化技术日益成为西医手术治疗骨关节病的首选。未来将进一步深化微创可视化技术的优势，完善当前系统中的不足。而在非手术治疗中，更多提倡的是药物治疗与非药物治疗相结合。药物治疗包括非甾体抗炎药等，非药物治疗包括物理治疗、功能锻炼、患者教育、生活指导及人文关怀等。

对于慢性筋骨病，无论是中医治疗还是西医治疗，最终目标都是提高患者的生活质量。因此中医和西医应该兼容并蓄，共同发展，正确把握发展趋势，为诊疗慢性筋骨病贡献力量。

第二章

针刀 + 辨证诊疗技术

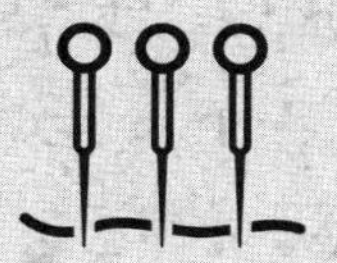

第一节　概述
第二节　指导思想
第三节　技术内涵
第四节　辨证施治
第五节　优势和特点

第一节 概述

针刀医学以“针刀为主、手法为辅、康复训练、配合药物、结合微创”为治疗原则，充分体现了综合疗法诊治复杂疾病的思路。然而，采用针刀治疗骨关节病时，如何恰当选择手法、药物、康复训练、骨科微创技术等“+”技术，是提高骨关节病临床疗效的关键问题。

笔者通过几十年临床经验积累和现代实验研究结果，结合南少林骨伤流派学术思想和现代生物力学研究基础，提出慢性筋骨病的病机特点为“气血失和，筋骨失衡，筋骨同病，以筋为先”，治则为“调和气血，调衡筋骨”，创立“针刀 + 辨证诊疗模式”，即依据中医辨证施治思维，针对慢性筋骨病“气血失和类型”及“筋骨失衡模式”的病机特点，有机结合针刀技术和南少林验方、手法、功法和骨科微创技术，采取辨证分型的对证治疗、辨证分期的顺势治疗和辨证分度的分级治疗，以期治愈疾病。

第二节 指导思想

一、经筋气血理论

《灵枢·本脏》:“是故血和则经脉流行，营覆阴阳，筋骨劲强，关节清利矣。”气血周流全身，运行不息，外可营养皮肉筋骨，内可灌溉五脏六腑。《素问·调经论》:“血气不和，百病乃变化而生。”气行则血行，气滞则血凝。气血失和，则无以循经运行而凝于关节，日久则筋骨失养。《灵枢·刺节真邪》提出:“一经上实下虚而不通者，此必有横络盛加于大经，令之不通。”经筋痹痛卡压经脉，造成经脉不畅、气血失调，出现虚实交错的病证。此“横络”即经筋反复劳损、结筋而形成的粘连条索。其如横行之丝络，坚紧地卡压在与其交错的经脉之上，使之不能正常地运行气血，造成上（来者）郁积、下（往者）空虚的病理与症候。

十二经筋起于四肢末端，结聚关节，散络肌肉。经筋气血的充盈依赖于肝脾肾密切的协同关系。五脏六腑之中脾主肌肉，全身肌肉形态及力量依靠脾之运化功能。《素问·痿论》曰:“阳明者，五脏六腑之海，主润宗筋……

故阳明虚则宗筋纵。”脾胃为后天之本、气血生化之源，经筋要发挥其正常的生理功能，需依赖脾胃化生水谷精微的充养。如脾胃虚弱，运化失常，则会导致肌肉失养，瘦削无力，经筋失稳，出现筋纵、筋结等表现。《素问·经脉别论》曰：“食气入胃，散精于肝，淫气于筋。”肝主疏泄，在体为筋，肝脏可将脾胃化生之水谷精微布散于筋，以维持经筋的正常生理功能。当脏腑功能失调，原有的化生、布散、滋养经筋等功能失常，就会出现筋急、筋纵等表现，在人体即反映为疼痛、筋结点。肝肾强则精血充，精血充则筋柔骨正，气血自流，人体乃健。年老体衰、房室不节、久病失养等因素可致肝肾渐亏，精血不足，筋骨失养而出现慢性劳损及各种退行性骨病；跌打闪挫导致骨损筋伤，内动于肝肾，精血亏虚，筋骨不荣，则筋伤不复、断骨不续、新骨不生。故肢体的运动有赖于肝肾所藏之精血，精血充足则筋骨得养，方能维持协调平衡，从而共同完成肢体活动。

筋骨的滋养与经筋气血密切相关。阳明经为多气多血之经，阳明盛，气血充，诸筋得以濡养，则关节滑利，运动自如；如阳明虚，不能化生水谷精微，则筋骨肌肉失养，发生痿证。《素问·痿论》亦有“治痿者独取阳明”之说。足太阳行身之后，所经部位筋肉分布最广，从项、背、腰、尻至下肢。足太阳经气充足，经筋得其阳气温养，则肌筋刚健，关节活动自如；反之，则水亏筋失所养，发生痿证。厥阴经为多血少气之经，其多血与肝主藏血、生血以调节血量密切相关。《素问·痿论》：“肝气热，则胆泄口苦筋膜干，筋膜干则筋急而挛。”肝所藏之血，通过足厥阴经脉的运行而到达同名经筋，并通过十二经脉的循行而营养周身肌筋关节，且足厥阴之筋络诸筋，能发挥对全身经筋的调节作用。又厥阴经所属之肝脏，有“阳常有余、阴常不足”之弊，易耗伤阴血，阴虚又易生热，灼伤阴液，使筋骨经脉失去濡养，而生痿证。少阴经为多气少血之经，肾藏精，主水，为作强之官，“其充在骨”，与肝同源。肾主水，水能生精，精可生髓，髓以养骨，故筋骨的生长、发育等均赖于肾中精气的滋养。少阴经少血，易形成阴虚之证，而致精枯筋痿；如经气不足，无力推动肾气，难以濡养经筋，也可发为筋痿。太阴经所属之脏腑包括肺、脾两脏。《灵枢·刺节真邪》：“真气者，所受于天，与谷气并而充身也。”《素问·经脉别论》：“食气入胃，浊气归心，淫精于脉。脉气流经，经气归于肺，肺朝百脉，输精于皮毛。”肺主治节，脾主运化，肺脾合气，共奏机体气机运行之功。故太阴经多气，使从肺产生的“宗气”与从脾产生的“后天之气”能够顺利充沛地濡养全身经筋。

“气血失和”一则多因感受外邪以致气血痹阻。《素问·痹论》曰：“风寒湿三气杂至，合而为痹。”《景岳全书》云：“盖痹者，闭也，以血气为邪所闭，不得通行而病也。”均阐释了此病机，即外感风、寒、湿等邪结于筋，阻滞气血运行，气血失和，不通或不荣则痛。二则多因劳损以致耗气伤血。《素问·宣明五气》提到：“五劳所伤：久视伤血，久卧伤气，久坐伤肉，久立伤骨，久行伤筋。”表明长期的过度劳累会耗气伤血而发病。三则体现在年老肝肾亏虚、气血不足以致筋骨失养而发病。《医林改错》指出：“元气既虚，必不能达于血管，血管无气，必停留而瘀。”元气为肾精所化，肾精不足，无源化气，筋骨失养，气不推血行，则气虚血瘀，瘀血入里致脏腑不受气血调和，无力拒邪，从而导致慢性筋骨疾病。

二、筋骨平衡理论

人体之筋附着于骨上，大筋联络关节，小筋附于骨外。骨居筋内，为全身之支架，筋位骨外，维持骨的正常位置，保证关节正常活动，筋骨的力学平衡依赖于气血的濡养。以膝痹为例，膝为筋之府，足三阳和足三阴经筋循行结聚于膝关节，约束骨骼，以利于关节屈伸，保持膝关节正常运动功能。当风寒湿邪痹阻，经筋气血运行不畅，或肝肾亏虚、气血不足，筋骨失养，使膝关节周围力平衡失调，则发生“筋出槽、骨错缝”。

“筋出槽”即筋失衡，是指筋的形态结构、空间位置或功能活动发生异常改变，表现为筋强、筋歪、筋断、筋走、筋粗、筋翻、筋弛、筋纵、筋卷、筋挛、筋转、筋离、筋长、筋缩等多种形式。“骨错缝”即骨失衡，是指骨关节正常的间隙或相对位置关系发生改变，引起关节活动范围受限。中医学中常见的筋骨失衡状态有“筋出槽”和“骨错缝”，两者是慢性筋骨病发生的关键病机。临床上，“筋出槽”者，未必“骨错缝”，但“骨错缝”则必有“筋出槽”。“筋出槽”不能“利关节”，则关节运动失调，日久发生传变，表病及里，筋病入骨，进而不能“束骨”，导致骨不正，即为“骨错缝”。“骨错缝”表现为骨与关节的改变，力学失衡，进而引起肌肉痉挛，加重筋伤。“筋出槽”到一定程度逐渐导致“骨错缝”，“骨错缝”反过来又加重“筋出槽”，如此反复，恶性循环，病情逐渐加重。筋骨失衡情况下，关节可发生不可控制的运动并伴随周围软组织损伤。关节周围大部分肌肉的起止点均附着于骨面，“骨错缝”导致关节移位，产生异常力矩，使周围肌肉出现异常应力集中。

筋束骨、骨张筋，筋和骨在人体中的关系密不可分，筋骨互相协作，共同维持机体的动态平衡。在机体运动中，肌肉将主动作用力和被动拮抗力作用于骨需要借助于韧带或肌腱，骨作为一个承载点，将周围的传导力整合，产生相互协调的统一运动模式。筋、骨相互协调是机体脊柱、关节等保持动态平衡的基础。筋提供动力及传导，骨提供着力点。筋附着于骨，才能发挥伸缩作用；骨通过筋的附着才能发挥其骨架支撑作用。两者在结构上关系密切，在功能上互相影响，共同主导人体的运动功能。生理上，筋骨互用平衡，机体脊柱、关节等功能保持协调。病理上，筋络骨，骨连筋，筋的运动失衡可导致骨病发生，如筋弛、筋痿、筋强、筋挛等可影响骨运动或支撑功能；反之，骨的损伤也能影响筋的正常功能，如骨蚀、骨痿、骨软等亦可引起筋失所依，导致筋痿、筋弛，甚至筋废等病理改变。

《素问·痹论》曰：“其留连筋骨间者疼久。”发病日久，最后都会出现筋骨并损。隋代巢元方《诸病源候论》云：“夫金疮始伤之时，半伤其筋，荣卫不通，其疮虽愈合后，仍令痹不仁也。”绝大部分慢性筋骨病为“筋伤”继发“骨损”。因此，经筋理论认为慢性筋骨病发病特点为“筋骨同病，以筋为先”。“以筋为先”强调了筋病在慢性筋骨病发病中的重要地位，对于该病的临床治疗具有重要的指导意义，即筋伤的诊治应先于治骨，通过恢复筋的力学作用，调整筋骨的异常应力，从而促进骨损恢复。

三、南少林骨伤流派学术思想

南少林骨伤流派源于福建少林寺武者的防伤治伤技能，后经过林如高老先生的传承与发扬，集结“禅”“医”“武”之大成，终为中医骨伤科的重要学术流派。南少林骨伤流派学术思想和临床经验先后被整理出版为多部著作，涉及验方、手法、功法诸方面。如今在学术带头人王和鸣教授的带领下，已经完成国家中医药管理局南少林骨伤流派传承工作室的建设。已经形成防治慢性筋骨病“动静结合、筋骨并重、通督扶阳、内外兼治、医患合作”的学术思想体系。

1．“禅医武，形神合一” 虚灵宁静，把外缘（外在事物）都摒弃掉，不受其影响；把神收回来，使精神返观自身（非肉身）即是“禅”。禅心运武，透彻人生，内心无碍无畏，表现出大智大勇的气概。禅医，实是将禅之理念精髓与中华传统医学相结合而形成的一门独特医学。禅医武一道，突出以“禅定”为基础法门，运用“气化”“导引”“点摩”等基础手法，进行诊断、治疗、调养。主要表现为：以功法为导、以医药为用、以禅修为髓，以提升生命力为归，其主要作用在于激活潜能，锻炼脏腑，改造体质。

2．动静结合 动指的是“武”，静指的是“禅”，各自分别有两层含义。“武”指武术功夫及功能锻炼。对医者，练习武术可以强身健体，气足神聚，更好地为患者施术；对患者，在治疗后期需要积极进行功能锻炼，方可提高康复进程。“禅”指内心保持清净，有智慧，有度量。对医者，修禅可以提高注意力，在看诊及治疗时心无旁骛，不因患者的身份、态度等受影响，专注于病情，找到治疗的关键；对患者，内心保持平静，能提高战胜病痛的信心和耐心，中医学提倡“平心静气，则肝气得舒”。

3．筋骨并重 筋与骨在结构上密不可分、功能上相互为用，筋束骨而利关节是对筋骨关系的高度概括。骨为身体主干，能够支撑肢体关节运动。筋能够连接骨，约束骨，协助肢体运动。筋、骨相互依存，相互为用，筋约束骨，骨提供筋的支撑附着点，因此，“筋骨平衡”是人体关节运动功能正常的基础，“筋骨失衡”则是慢性筋骨病的主要发病机制，即“筋出槽、骨错缝”，南少林理筋手法可以纠正这种病理状态，调筋治骨。

4．通督扶阳 即“通督强脊、扶固阳气”，督脉为人体“阳脉之海”，总督一身之阳气，督脉失调、经络之气受阻进而阳气不振，导致腰背疼痛、脊柱强直等病症。南少林骨伤流派通过运用手法及功法疏通督脉，以扶固人体阳气，强壮脊柱。

5．内外兼治 强调整体观念，治疗疾病采用内治法与外治法相结合的原则，内治法包括中药、功法以治病于本，调整机体状态，强身健体；外治法包括手法、贴膏、针刀、手术，直达病位，由此以外引内，外通内达，内外兼治，疗效更佳。

6．医患合作 即骨伤科疾病治疗中的医疗措施与患者主观能动性的密切配合。其精髓就是以患者的利益为出发点，体现了以人为本、医生与患者和谐共处的治疗理念，符合现代医学发展模式。

第三节　技术内涵

一、针刀技术

（一）概述

针刀疗法从 1976 年诞生以来，数万名医务工作者通过临床运用取得多项研究成果，理论和临床操作技术日趋完善。2001 年，朱汉章教授编著的《针刀医学原理》由人民卫生出版社正式出版，确立了针刀医学的四大基础理论。2003 年 9 月 16 日，由国家中医药管理局组织的《针刀疗法的临床研究》成果鉴定会，将“针刀疗法”正式命名为“针刀医学”，与会专家一致认为针刀医学作为一门新兴学科已经基本成熟。2004 年，由教育部组织，4 位院士参加的关于“针刀医学的原创性及其推广应用的研究”鉴定会，进一步肯定了“针刀医学在理论、操作技术、器械方面都是原创性的成果，特别是在诊疗技术方面达到了世界领先水平”。2004 年 11 月，在北京中医药大学召开了世界中医药联合会针刀专业委员会成立暨第一届学术经验交流会，创建了针刀医学走向国际的学术平台。在此期间，针刀医学也不断继承和创新，器械方面，具有代表性的有水针刀、激光针刀等。在针刀的精准定位和可视化引导上，运用超声、CT 等现代化影像技术，使针刀的操作定位更加精确，安全系数增高。

（二）针刀的作用原理和机制

1．针刀器械介绍　针刀是指在非直视下进行切割、剥离变性软组织，以改变组织微细结构为目的的一种微创手术器具，由针刀柄、针刀体和刀刃三部分组成。

2．针刀的作用原理与机制　针刀取中西医学之长，将中医针灸的“针”和西医外科手术刀的“刀”相结合，发挥两者的共同作用，其机制主要如下：

（1）针刺作用：针刀较针刺针粗，对组织的刺激强度大，可明显提高局部组织的兴奋性，起到疏通经络、活血行气的作用。

（2）松解与减压作用：针刀能够对局部粘连、瘢痕等病灶进行切割、剥离、松解，以解除粘连对感觉神经末梢的牵拉及压迫，从而恢复病变局部的生化和物理平衡。

（3）组织重塑作用：针刀能够对钙化病变的局部进行切割、铲削，在局部形成一个新鲜的创面，引起局部血管再生和侧支循环形成，使病变局部血液循环改善，加速组织修复，重新恢复原有功能。

（三）针刀的适应证和禁忌证

1．针刀疗法的适应证

（1）各种慢性软组织损伤性疾病，如腱鞘炎、肩周炎等。

（2）各种退行性疾病，如颈椎病、腰椎间盘突出症、膝骨关节炎等。

（3）神经卡压综合征，如腕管综合征等。

（4）与脊柱相关的慢性支气管炎、功能性心律失常、慢性胃炎等内科疾病。

（5）与脊柱相关的痛经、月经不调、慢性盆腔炎等妇科疾病。

（6）先天性斜颈、脑瘫、O形腿、X形腿等儿科疾病。

（7）鸡眼、胼胝、带状疱疹后遗症等皮肤科疾病。

（8）美容、减肥等。

2．针刀疗法的禁忌证

（1）凝血机制异常者。

（2）施术部位有红肿、灼热、皮肤感染、肌肉坏死或深部有脓肿者。

（3）有心、脑、肾等脏器衰竭者。

（4）有糖尿病、皮肤破溃不易愈合者。

（5）高血压血压控制不佳者。

（6）严重代谢性疾病，如肝硬化等。

（7）施术部位有重要神经血管或脏器而施术时无法避开者。

（四）针刀医学的发展方向

1．可视化发展

（1）精准定位：超声引导下针刀技术包括超声定点定位和实时监控两方面。超声图像能清晰地显示组织的结构层次，准确定位病变部位和类型。这是对病灶点的定位定性从传统触诊到超声可视化精准定位、评估的转变。

（2）可视化引导：超声下直视软组织，减少误伤血管和神经的危险；治疗前进行超声定位，治疗时针刀松解过程实时可见，能提高松解靶点的准确性。推广该技术可使针刀疗法更有依据性及规范性。

（3）存在问题：现阶段超声引导针刀治疗仍有诸多方面需要进一步摸索和完善。例如超声引导过程中因超声探头需紧贴施术部位皮肤，只有针刀运行的轨迹与探头扫描在相同平面上才能清晰显影；同时，超声引导下针刀操作对术者的超声图像辨识、脑海中解剖结构与图像转化，以及手眼配合熟练度方面都提出了较高要求。未来超声引导技术进一步完善及与针刀的结合运用将为临床治疗带来新的活力。

2．针刀器械的不断发展　针刀的组成包括针刀柄、针刀体和刀刃。临床中根据这三部分进行发展和创新，如根据针刀体的大小分为Ⅰ型针刀、Ⅱ型针刀和Ⅲ型针刀，根据针刀体的形状分为直形针刀和弧形针刀；针刀刃分为齐口形、燕尾形、楔形、凹槽形、斜面形、鸟嘴形、剪刀形、旋转形、剑刃形等。为增加临床操作的实用性，结合其他针具优势产生了复合型针刀刀具，如水针刀、激光针刀等。水针刀，针刀柄可连接注射器，刀体为空心状，刀刃常分楔形和斜面形，可在病变点注入相关药物或进行穴位埋线，以配合针刀松解术的治疗。激光针刀则在针刀柄与针刀体连接处，外置激光光纤耦合器，刀柄、刀体和刀刃通达可成为激光通路，也可用于注射药物。针刀器械的变革和发展，以提高临床疗效为核心，同时也推动着针刀相关理论的发展。

3．针刀操作的标准化制定　针刀作为一种广义的中医特色疗法，不能仅停留在对临床经验的总结上，更应对针刀疗法制定规范化、标准化的操作流程。标准化操作指按照四步进针刀规程进针刀后，达到病灶，在不同疾病的病灶处施行的剥离手法，又称内手法。针对病灶处的内手法众说纷纭，有横行剥离，有纵行剥离，有横行铲剥等。因此，可否对发病机制相似的疾病归类，统一制定相适应的施治手法，如骨性纤维管的内手法，大多是将纤维管表层纤维做部分切割，且刀口线均平行于管内容物，以不破坏管内容物为度。又如滑囊炎，通常将滑囊壁的浅深两层同时作十字切口，以达到减低张力和疏通滑液的目的。把具有相似解剖和组织特点的疾病归类，使操作有章可循，这是操作标准化的首要任务。

4．规范针刀操作的无菌要求及安全意识　针刀松解是闭合性手术，多在深部组织切割松解，绝大部分针刀手术需在麻醉下进行，有时甚至要深入关节腔、椎管内进行操作，对病变部位局部内环境的破坏较大，对无菌要求比常规针刺更严格，应避免手术部位感染造成深部脓肿、关节腔脓肿等。因此，在施术过程中，必须符合外科手术的无菌要求。在关节腔、椎管内治疗时，须符合骨科手术的无菌要求。

5．加强针刀医学自身学科建设

（1）加强针刀人才梯队的培养：针刀医学是一门新的医学学科，近20年来进入快速成长期。针刀专业人才的素质和质量是针刀医学发展的关键。

（2）加强基础理论及临床研究：针刀医学提出了一系列新理论，且已普遍应用于针刀治疗当中，具有良好的效果。但是还缺乏基础研究的支持。在今后的发展中，应当逐步加强基础研究以证明它的科学性；开展临床研究以扩大它的适应证。

（3）加快针刀临床示范基地的建设：针刀治疗经过多年的发展已经具备了一定的优势病种，也正不断地拓展适应证范围。随之也出现了各种流派学说，缺乏统一的标准规范。因此，加快针刀临床示范基地建设，加强针刀标准化、规范化推广普及迫在眉睫。

（五）调达针法与调衡刀法

针刀疗法将中医针灸的“针”和西医外科的“刀”相结合，既发挥“针”的作用，疏经通络、活血行气；又具有“刀”的作用，切割粘连、瘢痕，从而调理气血和力学平衡。根据针刀器具的特点，借鉴经筋关刺、恢刺等不同刺法的辨证思维，笔者创立了以“针刺”作用为主的“调达针法”和以“刀割”为主的“调衡刀法”。

1．调达针法 主要目的为行气血，其操作要领为快速透皮，缓慢进针到达浅筋膜层，行提插刀法（刀刃到达浅筋膜层后，切割第1刀，然后针刀上提0.5cm，再向下插入0.5cm，切割第2刀，如此反复进行）和纵疏横拨刀法（刀刃到达浅筋膜层后，针体上下左右摆动），直至出现明显的酸胀等针感或者针眼局部皮肤潮红后出针刀。

2．调衡刀法 分为至筋解结法与至骨调衡法，主要目的为调节筋骨平衡。至筋解结法，其操作要领为确定结筋病灶点，触摸其深度，快速透皮，在筋结点处纵向疏通剥离，稍微提起针刀纵切两三刀，有松动感出刀；至骨调衡法，其操作要领为缓慢进针刀，到达肌肉、韧带附着骨面，行铲拨刀法

（紧贴骨面，把附着在骨面紧张、挛缩的肌肉、韧带松解铲拨）和通透剥离刀法（将软组织从骨面上全部铲起，并尽可能将软组织互相之间的粘连疏剥开），直至刀下出现松动感后出针刀。

二、微创技术

（一）低温等离子消融术

1．概述　低温等离子消融术（low-temperature plasma radiofrequency ablation，LPRA）是一种经皮椎间盘内微创治疗方法，使用消融技术来消融和凝固椎间盘。

2．原理　在全程透视导引下，经皮精准穿刺至椎间盘，通过低温等离子促使髓核组织细胞由长链解链成短链，分解成碳水化合物及汽化物，被人体代谢吸收，从而使椎间盘内压力降低，促进突出部位回纳。

3．操作方法

（1）体位：患者取仰卧位固定于治疗床上，颈肩后垫枕，头部后仰，宽胶带固定两侧上肢及头部。

（2）操作要点：经 X 线透视定位椎间隙，根据椎间盘突出的方向将气管及颈动脉推向一侧，选取间隙另一侧为手术穿刺点。常规消毒铺单，局部浸润麻醉，在 X 线透视引导下将穿刺针准确穿刺至椎间隙，经穿刺针管置入等离子射频刀，开启等离子射频消融装置进行低温消融及止血。

（3）术后注意事项：术后常规禁食 6 ～ 8 小时，术后第 1 天可下地活动，颈托固定保护 2 周，并在术后 2 周开始颈部康复训练，避免颈部长期低头及过度疲劳。

4．适应证

（1）年龄小于 60 岁的椎间盘源性的下腰痛患者。

（2）腰椎间盘突出症，腰痛大于腿痛，椎间盘突出为包容性的患者。

（3）腰椎间盘纤维环部分撕裂（核磁证实），但无脱出的患者。

（4）椎间隙变窄小于 75% 的患者。

（5）颈椎间盘突出症，颈痛大于臂痛的患者。

（6）颈椎间盘纤维环部分撕裂（核磁证实），但无脱出的患者。

5．禁忌证　对于突出的椎间盘面积较大，伴有脊髓压迫现象，且 X 线提示椎间盘高度小于正常1/2的患者，以及CT或MRI显示骨性椎管狭窄、骨赘或后纵韧带为主要致压因素者。对伴有严重椎管狭窄和侧隐窝狭窄及髓核游离于椎管内，或伴有严重的全身性、心脑肾致命性疾病等患者，禁用低温等离子消融术。

6．**优势** 对突出的椎间盘进行消融，解除突出物对周围组织的压迫，保留了颈椎骨性结构和颈椎后纵韧带，避免周边正常组织的损伤，具有创伤小、安全性高、手术时间短、患者术后恢复快等优点。

（二）椎间孔镜技术

1．**概述** 椎间孔镜是一个配备有灯光的管子，从患者身体侧方或侧后方进入椎间孔，在椎间盘纤维环之外做手术，在内镜直视下使用各类抓钳摘除突出组织，镜下去除骨质，射频电极修复破损纤维环。皮肤切口仅7mm，一般情况下出血不到20ml，术后仅缝1针。是同类手术中对患者创伤最小、效果最好的椎间盘突出微创疗法。

2．**原理** 目前椎间孔镜技术一般分为YESS技术与TESSYS技术。

（1）YESS技术：YESS（yeung endoscopic spine system）技术是在原有腰椎侧后路经皮椎间孔内镜的基础上设计出来的，采用经Kambin安全三角进入椎间盘，在内镜监视下由椎间盘内逐步向外切除椎间盘组织，行椎间孔扩大成形的单通道或双通道技术，也被称作盘内技术。YESS手术操作比较简单，容易掌握，但适应证相对狭窄，难以摘除脱出和游离的椎间盘组织。

（2）TESSYS技术：TESSYS（transforaminal endoscopic spine system）技术是使用不同直径的逐级骨钻铰刀将椎间孔扩大成形，以便将孔镜进至椎管内硬膜前间隙，对受压神经进行直接减压的技术，也被称作盘外技术。TESSYS手术是经扩大后的椎间孔进入椎管，不但手术工作套管比较容易置入，而且不经过范围狭小的Kambin三角进入椎间盘内，有效避免和降低了穿刺与置管过程中对出行神经根和背根神经节的损伤。目前临床常用的是TESSYS手术。

3．**操作方法**

（1）体位及体表定位：患者取俯卧位，腰部以方形垫枕保护，腹部悬空，以减小腹压，并使腰部后间隙充分舒张。

（2）操作要点：在腰骶部正中及侧方髂嵴处各放置透视定位针1根，C形臂X线机下透视，精确地制定穿刺路线，再利用各种器械建立工作通道，最后将椎间孔镜选项系统置入，摘出突出的椎间盘髓核组织。

（3）术后注意事项

1）术后6小时教患者行直腿抬高训练，锻炼腰背肌，保持脊柱平直，做轴向翻身，防止发生脊柱侧弯、畸形。

2）术后嘱患者卧床4～6小时即可，之后戴腰围下床活动，术后腰围佩戴3周（勿超过1个月）。

3）术后3个月内避免过度体力活动和剧烈体育锻炼。

4．适应证

（1）能处理几乎所有类型椎间盘突出的患者，特别是巨大型、脱出型，伴有椎间孔狭窄和合并骨质增生、黄韧带肥厚、侧隐窝狭窄等椎管狭窄的患者。

（2）盘源性腰痛。

（3）术后复发，手术瘢痕及解剖结构不清而影响二次手术的患者。

（4）马尾神经综合征。

（5）对手术及麻醉无法耐受的老年患者。

5．禁忌证

（1）腰椎失稳型椎间盘突出症。

（2）多节段椎间盘突出。

（3）穿刺部位、路径、椎间隙有感染（治疗椎间盘术后感染或结核除外）。

（4）伴有脊柱畸形的病例。

6．优势

（1）适应证广：可以处理从颈椎到腰5骶1的所有节段，无年龄限制，几乎所有类型的椎间盘突出、椎间孔狭窄、椎管狭窄病例，术后复发概率很低。

（2）创伤小：与开放手术相比，椎间孔镜手术创口仅数毫米，仅需缝一针，美观。

（3）术后护理简单：仅需口服抗生素即可，恢复时间短；手术患者可以尽快回到工作岗位，保证高质量的生活。

（4）平均住院天数为3～5天：安全性高，局麻下完成手术，能与患者互动，不伤及神经和血管，术中出血极少，视野清晰，大大降低误操作的风险。

（5）运用成本低：手术无须内置物。提高手术疗效的同时，减轻患者经济负担。

（三）椎间盘突出射频消融术

1．概述　椎间盘突出射频消融术是通过特定穿刺导针精确输出超高频电波，使局部组织产生高温，起到热凝固或使椎间盘髓核消融萎缩作用，从而治疗椎间盘突出的技术。

2．原理　射频消融的治疗原理是通过射频汽化棒将射频电流通过毁损电极达到椎间盘髓核组织，使髓核内的胶原蛋白分子收缩，髓核组织被汽化萎缩，体积缩小，椎间盘内压降低，从而减轻对周围神经的压迫，达到盘内减压，靶点消融的治疗目的。

3．操作方法　在腰骶部正中及侧方髂嵴处各放置透视定位针 1 根，C 形臂 X 线机下透视，认准病变椎间隙、椎间孔、患侧上下椎弓根的位置，在体表标记，并沿椎弓根内侧缘作连线，穿刺针尖不能越过此线。术野常规消毒铺单，贴无菌膜，穿刺点局部浸润麻醉，并适当向纵深处麻醉，在 X 线透视引导下将导针准确刺至椎间隙，拔出穿刺针针芯，经穿刺针管置入等离子射频刀。启动等离子射频消融装置，汽化膨出的髓核。

4．适应证

（1）腰痛：椎间盘造影阳性，可复制疼痛；椎间盘高度＞ 75% 或椎间盘高度和邻近正常椎间盘相比＞ 50%；保守治疗 3 个月失败。

（2）根性疼痛：腿痛大于腰痛，直腿抬高试验阴性；MRI 证实突出物小（＜ 6mm），只有 1 ～ 2 个节段突出，CT 显示纤维环和后纵韧带没有破裂；椎间盘造影试验阳性；选择性神经根阻滞治疗失败。

（3）术后复发，手术瘢痕及解剖结构不清而影响二次手术的患者。

5．禁忌证

（1）纤维环破裂，椎间盘脱出或游离至椎管内。

（2）骨性椎管狭窄，椎间盘钙化、骨赘或后纵韧带骨化压迫脊髓或神经根。

（3）腰椎不稳需要进行椎间融合者。

（4）椎间盘高度丢失＞ 50%。

（5）精神异常或心理障碍者。

（6）出血倾向、严重心脑血管疾病。

6．优势

（1）适应证广：可以处理从腰 1 ～骶 1 节段，无年龄限制，几乎所有类型的椎间盘突出、椎间孔狭窄、椎管狭窄病例，术后复发率较低。

（2）创伤小：手术创口仅见针眼大小，美观。

（3）术后护理简单：仅需口服抗生素即可，恢复时间短；手术患者可以尽快回到工作岗位，保证高质量的生活。

（4）平均住院天数为 3 ～ 5 天：安全性高，局麻下完成手术，能与患者互动，不伤及神经和血管，术中出血极少，视野清晰，大大降低误操作的风险。

（5）运用成本低：提高手术疗效的同时，减轻患者经济负担。

（四）关节镜技术

1．概述　关节镜技术是将具有照明装置的透镜金属管通过很小的切口插入关节腔内，观察关节腔内的病变情况及病变部位，具有同时进行全面检查和清理病损部位两种功能。临床中应用最多的关节镜手术方式是关节镜清理术和镜下刺激软骨修复的微骨折术。

2．原理　关节镜清理术包括关节腔冲洗、滑膜切除、韧带松解、游离体取出、清除软骨碎片、切除骨赘、修整半月板及软骨微骨折。关节镜清理术治疗骨性关节炎（OA），通过清除增生嵌顿的滑膜、关节软骨碎屑，取出游离体，修整半月板，清除退变松动的关节软骨，促进关节内损伤的修复，可有效缓解关节疼痛，促进关节功能恢复，延缓关节退化及行关节置换术的时间。

3．操作方法

（1）体位：患者取仰卧位。

（2）操作要点：采用常规膝关节前外侧、前内侧入路，必要时用后内侧入路，进镜后按照顺序对膝关节腔进行检查。术中适当刨削增生的滑膜组织，修整或切除破裂、不稳定的半月板，对关节腔进行清扫，并通过大量生理盐水冲洗膝关节腔，清除关节腔内的致痛物质和关节软骨碎屑等。术毕排尽膝关节内液体，缝合伤口，纱布、绷带加压包扎。

（3）术后注意事项：术后予绷带或棉垫加压包扎患膝以改善出血情况，必要时予冰袋冷敷患膝以减轻出血以及周围组织肿胀，对于术中使用止血带时间长者，术后常规予低分子肝素钠注射液肌内注射以预防下肢血栓形成。

4．适应证

（1）关节内骨折复位和内固定。

（2）关节内游离体的摘除。

（3）急性创伤性血肿：X 线片未发现骨折，临床检查又无明显韧带损伤时可做关节镜检查、冲洗，明确诊断的进一步治疗。

（4）半月板损伤的部分切除，次全切除或全切除；半月板缝合及盘状半月板成形术。

（5）髌骨支持带的外侧松解、内侧关节囊的缝合。

（6）滑膜皱襞综合征的镜下皱襞切除。

（7）骨软骨骨折，剥脱性骨软骨炎的骨块复位固定。

（8）各种关节炎的关节清理，软骨成形、钻孔、骨软骨移植及滑膜切除，包括骨性关节炎、类风湿关节炎、晶体性关节炎、色素沉着绒毛结节性滑膜炎、滑膜软骨瘤病、血友病性关节炎、结核性关节炎及化脓性关节炎等。

（9）前后交叉韧带的修复和重建手术。

5．禁忌证

（1）关节局部皮肤感染：关节局部皮肤感染可通过关节镜带入关节，为施行关节镜手术的绝对禁忌证。

（2）关节间隙严重狭窄：有关节间隙严重狭窄的患者，关节镜难以进入，镜下手术比较困难。对晚期病变关节镜手术的效果也需要考虑。

（3）出血性疾患：有严重出血性疾病或出血倾向的患者，要保证在出血倾向得到控制下才能手术。

（4）侵犯骨骼的病变：一些慢性关节炎的晚期，如色素沉着绒毛结节性滑膜炎和类风湿关节炎，病变已经侵犯软骨下骨，关节镜手术不能清除侵入骨质内的病变。

6．优势

（1）切口小，不易感染，皮肤瘢痕极小，可避免晚期因关节表面和运动部位瘢痕引起的刺激症状。

（2）属于微创手术，手术安全，痛苦小，可重复手术，不影响关节以后做其他手术。

（3）术后反应较小，术后早期即可活动和使用肢体，避免长期卧床并发症，减少护理人员和费用。

（4）一次关节镜手术可同时治疗多种疾病，如膝关节手术可同时进行关节清理术、滑膜皱襞切除术等。

（5）适应证广，适用于关节内的各种病变；禁忌证少，如身体条件差不能行常规手术，但不一定禁忌关节镜手术。

（6）并发症相对较少。

（7）基本不影响关节周围肌肉结构，术后可早期进行功能锻炼，防止关节长期固定引起的失用和并发症。

（8）可以在近乎生理环境下对关节内病变进行观察和检查，可对关节进行动力性检查，提高诊断能力，某些疾病如滑膜皱襞综合征，是通过关节镜才确立的。

（9）关节镜可施行以往开放性手术难以完成的手术，如半月板部分切除术等。

三、南少林验方

（一）颈椎病

1．营卫不和证

【方药】颈舒汤。

【组成】葛根 15g，桂枝 12g，白芍 12g，桑枝 12g，威灵仙 12g，伸筋草 12g，炙甘草 9g，生姜 9g，大枣 3 枚。

【方解】方中以葛根为君药，其性甘、辛，升阳解肌，生津润燥，以缓解项背之急；桂枝，其性辛、甘、温，发汗解肌、温通经脉功效显著；白芍性酸、寒，敛阴、和营、止痛，能缓解颈项部肌肉痉挛；生姜、大枣调和营卫；方中加用善于祛上肢风湿、利关节的桑枝及祛风、通络、止痛的威灵仙、伸筋草；再加以甘草调和诸药，诸药合用，以加强调和营卫之效。

【用法】水煎煮，早晚餐后内服，每日 1 剂。

【加减】风寒盛者加入附子补火助阳，逐风寒湿邪；风湿盛者加泽兰、紫苏叶、羌活祛风除湿。

2．气滞血瘀证

【方药】颈椎病方。

【组成】黄芪 30g，丹参 15g，白芍 20g，木瓜 9g，葛根 20g，天麻 9g，延胡索 9g，威灵仙 9g，淫羊藿 9g，川续断 12g，牛膝 9g，甘草 3g。

【方解】颈椎病系颈椎及周围筋肉损伤或退行改变，使气血、经络受阻，因而引起颈肩臂疼痛、麻木或头晕、猝倒等症状。治疗应益气活血，补肾壮骨，通络止痛。方中黄芪、丹参益气活血，为君药。白芍养血，柔肝止痛；延胡索活血化瘀，消滞止痛，二者为臣。佐以淫羊藿、川续断、牛膝补益肝肾、强壮筋骨；木瓜、威灵仙祛风胜湿，通络止痛；葛根发表解肌，引药至头项；天麻祛风通络，止头晕头痛。甘草调和诸药，为使。

【用法】水煎煮，早晚餐后内服，每日 1 剂。

【加减】痰瘀交阻、眩晕甚者则加苍术、半夏、茯苓、泽泻，祛寒湿，化痰饮。

3．气虚瘀血证

【方药】慢颈痛煎。

【组成】黄芪 15g，葛根 10g，蔓荆子 9g，白芍 10g，升麻 5g，当归 10g，川芎 10g，炙甘草 3g。

【方解】《医方集解》：“五脏皆禀气于脾胃，以达于九窍；烦劳伤中，使冲和之气不能上升，故目昏而耳聋也。李东垣曰：医不理脾胃及养血安神，治标不治本，是不明理也……此足太阴、阳明、少阴、厥阴药也，十二经脉清阳之气，皆上于头面而走空窍，因饮食劳役，脾胃受伤，心火太盛，则百脉沸腾，邪害空窍矣。”方中黄芪甘温，益气升阳固表，为君；葛根、升麻、蔓荆子轻扬升发，能入阳明，鼓舞胃气，上行头目，中气既足，清阳上升，则九窍通利，耳聪而目明矣，为臣药；佐以白芍敛阴和血，当归、川芎行气、活血通络；甘草和脾胃，调和诸药，为使。

【用法】水煎煮，早晚餐后内服，每日 1 剂。

【加减】气虚重加党参益气升阳；血瘀重加血竭、地龙活血通络。

4．气血两虚证

【方药】颈复宁丸。

【组成】肉苁蓉 15g，巴戟天 15g，骨碎补 12g，川续断 12g，生地黄 10g，鸡血藤 10g，木香 6g，羌活 6g。

【方解】方中肉苁蓉、巴戟天补肾阳，益精血，强筋骨，为君药；骨碎补、川续断补肾强骨，续伤止痛，为臣药；佐以鸡血藤、生地黄补血活血，舒筋通络；木香、羌活行气止痛，健脾消食，为使药。诸药共奏补益肝肾、养血活血、理气止痛之功效。

【用法】制丸口服，每次 6g，每日 2 次，用开水或可加适量黄酒服。

（二）肩周炎

1．寒湿痹阻型

【方药】温通解凝汤。

【组成】制川乌 12g，桂枝 9g，当归 12g，生地黄 15g，炒白芍 12g，姜黄 9g，延胡索 9g，丹参 9g，羌活 12g，独活 12g，香附 9g，秦艽 12g，忍冬藤 12g，甘草 3g。

【方解】制川乌温经散寒，祛风湿，治痹证尤宜，为君药。桂枝温经散寒、通络止痛，丹参活血化瘀，延胡索为血中气药，尤善治一身上下内外各种疼痛，三者为臣药。佐以香附行气通滞，又为气中血药，合延胡索，其通滞止痛之力尤著；当归、生地黄、白芍补血活血；姜黄和血行气，调和一身之血气，合桂枝横通肢节，引诸药直达病所；秦艽、羌活、独活、忍冬藤祛风除湿。甘草调和诸药，为使药。诸药共奏温经通络、活血止痛、祛风解凝之功。

【用法】水煎煮，早晚餐后内服，每日 1 剂。

【加减】若肢体筋脉收缩抽急，不能舒转自如，加透骨草祛风散寒、舒筋活络。

2．气滞血瘀型

【方药】肩周炎方。

【组成】羌活 6g，姜黄 6g，当归 12g，白芍 9g，黄芪 12g，防风 6g，延胡索 9g，桑枝 20g，桂枝 20g，炙甘草 3g，生姜 5 片。

【方解】本方是在《百一选方》蠲痹汤的基础上，将赤芍改为白芍，加延胡索、桑枝、桂枝而成。方中黄芪益气固表，为君；姜黄、当归、延胡索行气活血止痛，为臣；佐以白芍柔肝止痛，羌活、防风、桑枝祛风通络，桂枝、生姜散寒温经；甘草缓急止痛，调和诸药，为使药。

【用法】水煎煮，早晚餐后内服，每日 1 剂。

【加减】兼寒证者，加用上肢宣痹洗剂（黄芪 30g，桂枝 20g，刘寄奴 12g，当归 10g，红花 10g，羌活 10g，鸡血藤 20g，威灵仙 10g，防风 12g，千年健 15g），水煎熏洗，每 2 日 1 剂，每日熏洗 2 次。

3．气血两虚型

【方药】黄芪当归附子薏苡仁汤。

【组成】黄芪 30g，当归 10g，制附片 6g，薏苡仁 15g，鸡血藤 15g，白芍 10g，川芎 10g，干姜 6g，桂枝 10g，威灵仙 10g，仙鹤草 15g，甘草 5g。

【方解】本方由《金匮要略》黄芪桂枝五物汤加减化裁而来。方中黄芪益气升阳固表，为君；当归、附子、薏苡仁补气血、温经络、祛寒湿、止痹痛，为臣；佐以川芎、白芍、鸡血藤助当归养血通络，干姜温里散寒，桂枝、威灵仙温经祛寒除痹，仙鹤草又称“脱力草”，与补气血之药合用，可调补气血，亦有除风湿之用；甘草调和诸药，为使。

【用法】水煎煮，早晚餐后内服，每日 1 剂。

（三）腰椎间盘突出症

1．气滞血瘀型

【方药】腰腿痛煎。

【组成】川续断 12g，杜仲 12g，赤芍 9g，当归 9g，川芎 9g，桃仁 9g，乌药 9g，乳香 9g，没药 6g，木通 6g，苏木 6g，甘草 3g。

【方解】腰部疼痛，牵及下肢，痛如针刺、刀割，腰部活动明显受限，舌或有瘀斑，脉弦者，属气滞血瘀证。方中当归、桃仁、川芎、赤芍、乳香、没药、苏木活血止痛，祛瘀生新；杜仲、川续断补益肝肾，接骨续筋；乌药理气消滞，木通通脉消肿，甘草调和诸药。合用可使瘀血消散，经脉畅通，腰部活动自如。

【用法】水煎煮，早晚餐后内服，每日 1 剂。

【加减】血瘀严重、周身刺痛加水蛭、延胡索破血消癥；若便秘、腹胀、气滞加麻仁、厚朴、陈皮化气行滞。

2．气虚血瘀型

【方药】腰突通络汤。

【组成】黄芪60g，白术12g，田七15g，当归9g，牛膝12g，红花9g，独活12g，木瓜12g，桑寄生9g，全蝎2g，土鳖虫9g，细辛3g，白芍12g，苏木9g。

【方解】方中用黄芪与白术为伍，具健脾益气、温中升阳之功，为君药。田七、当归、牛膝、红花、土鳖虫活血通络，为臣药。佐以独活、木瓜、桑寄生祛风湿、止痹痛；白芍养血活血，柔肝养筋；细辛发散阴经风寒、搜剔筋骨风湿而具止痛之力。苏木入血分，长于行血通经，为使药。诸药合用，共奏益气活血、化瘀通络之功。

【用法】水煎煮，早晚餐后内服，每日1剂。

【加减】气虚明显者，加党参、太子参以益气通络；若疼痛游走不定加防风、地龙通络活血。

3．气血两虚型

【方药】补肾强筋汤。

【组成】淫羊藿15g，巴戟天15g，补骨脂15g，熟地黄15g，枸杞10g，桑寄生30g，狗脊30g，杜仲10g，穿山龙15g，川续断10g，当归10g。

【方解】腰部筋骨劳损，筋肉无力，筋脉拘挛，长期日久经络痹阻明显，正气日虚，腰部气血无力。明代戴思恭《秘传证治要诀及类方》曰："腰者肾之所附，皆属肾，有寒有湿，有风有虚，皆能作痛……妇人血过多，及素患血虚致腰痛者，当益其血。"故本方淫羊藿、巴戟天、补骨脂补肾壮阳为君；熟地黄、枸杞、桑寄生滋肝养筋，狗脊、杜仲补肾壮腰、祛风活络为臣；穿山龙、川续断、当归活血通络止痛为佐。

【用法】水煎煮，早晚餐后内服，每日1剂。

【加减】面色不华者加白芍、牛膝养血；若阳虚、畏寒怕冷加肉桂、菟丝子。

（四）腰椎椎管狭窄症

1．肝肾不足型

【方药】椎管狭窄方。

【组成】鹿角胶6g，黄芪20g，骨碎补9g，川续断12g，泽兰9g，丹参9g，土鳖虫9g，地龙9g，鸡血藤9g，延胡索9g，杜仲9g。

【方解】方中鹿角胶、骨碎补、川续断、杜仲补益肝肾，强壮筋骨；黄芪益气补中，气行则血行；丹参、泽兰、土鳖虫、地龙、鸡血藤活血化瘀，软坚散结；延胡索活血散瘀、理气止痛，全方共奏活血通络、强筋壮骨之功。

【用法】水煎煮，早晚餐后内服，每日 1 剂。

【加减】间歇性跛行者加僵蚕、蝉衣；下肢麻木甚者加全蝎、乌梢蛇。

2．肝肾阴虚型

【方药】芍膝猪苓汤。

【组成】猪苓 20g，茯苓 20g，泽泻 12g，滑石（包煎）15g，阿胶（烊化）10g，白芍 20g，牛膝 10g。

【方解】茯苓甘淡，渗脾肾之湿；猪苓甘淡，泽泻咸寒，泻肾与膀胱之湿；滑石甘淡而寒，体重降火，气轻解肌，消除表里上下之湿：阿胶甘平滑润，滋阴清热；白芍和血缓急止痛；牛膝入脾肾经而引药下行。诸药合用清热利水，而阴分不伤，和血宁络而督脉通利，最宜年老肝肾阴虚、湿热内结之腰腿痛者。

【用法】水煎煮，早晚餐后内服，每日 1 剂。

【加减】湿热甚者加苍术、黄柏。

（五）股骨头坏死

1．气滞血瘀型

【方药】骨痹化瘀汤。

【组成】土鳖虫 12g，煅自然铜 9g，骨碎补 12g，全蝎 6g，三七 9g，丹参 12g，当归 9g，牛膝 12g，红花 6g，黄芪 30g，白芍 12g，鸡血藤 12g。

【方解】方中土鳖虫、全蝎、牛膝、三七、丹参、当归、鸡血藤、红花诸药参合，共奏活血化瘀之功；煅自然铜、骨碎补壮筋生骨；黄芪健脾益气生新；白芍补血敛阴，与当归、丹参相须为用，更能行血补血，柔肝止痛。诸药合而为方，活血化瘀、壮骨生新之功效彰显。

【用法】水煎煮，早晚餐后内服，每日 1 剂。

【加减】气滞作痛甚者加枳实、乌药以行气化滞；湿盛加羌活、寄生祛风除湿。

2．气虚血瘀型

【方药】髋痛煎。

【组成】黄芪 15g，当归 15g，透骨草 15g，补骨脂 10g，炒杜仲 10g，肉桂 10g，乳香 10g，没药 10g，熟地黄 10g，地龙 10g，木瓜 10g，土鳖虫（冲服）3g，三七粉（冲服）3g。

【方解】方中黄芪、当归、熟地黄补气生血；补骨脂、炒杜仲、肉桂补肝肾强筋骨；乳香、没药、土鳖虫、三七粉活血化瘀，通络止痛；地龙、木瓜、透骨草疏经通络，祛风湿。

【用法】水煎煮，早晚餐后内服，每日 1 剂。

【加减】血瘀甚加赤芍、香附活血解郁；痰湿者加半夏、茯苓祛湿化痰。

3．气血虚弱型

【方药】养血化骨汤。

【组成】黄芪 60g，白术 12g，白芍 12g，当归 12g，川芎 12g，熟地黄 12g，枸杞 12g，血竭 6g，地龙 9g，莪术 9g，川续断 12g，补骨脂 12g，鹿角胶 10g，伸筋草 12g，牛膝 12g。

【方解】缺血性股骨头坏死，乃素体气血虚弱或外伤日久气血难复所致。治当益气补血，强筋壮骨。方中重用黄芪，与白术、白芍相须为用，健脾益气、敛阴生血，为君。当归、川芎养血补血，又兼活血，为臣。佐以血竭、地龙、莪术、伸筋草活血化瘀，舒筋通络；补骨脂、熟地黄、川续断、枸杞、鹿角胶补益肝肾，强筋壮骨。诸药共奏益气健脾、生血壮骨之功效。

【用法】水煎煮，早晚餐后内服，每日 1 剂。

【加减】腰膝酸软者加杜仲、桑寄生以补益肝肾。

（六）膝骨关节炎

1．肾阳虚痹型

【方药】骨刺汤。

【组成】鹿衔草 9g，淫羊藿 6g，肉苁蓉 9g，骨碎补 9g，鸡血藤 9g，穿山龙 9g，白花蛇舌草 9g，南五加 6g。

【方解】鹿衔草既能祛风湿，又入肝肾而强筋健骨，《滇南本草》谓其可填精补髓、延年益寿，治筋骨疼痛之症；淫羊藿长于补肾壮阳、强筋骨，亦可祛风除湿，《分类草药性》谓其补肾而壮元阳；肉苁蓉味甘能补，甘温助阳，为补肾阳、益精血之良药，《神农本草经》谓其可养五脏，益精气；骨碎补可温补肾阳，强筋壮骨，《药性论》谓其主骨中疼痛，五劳六极；以上四药配伍，补肾壮阳、强筋壮骨，以治其本。鸡血藤可行血散瘀、舒筋活络，《本草纲目拾遗》谓其最活血，可暖腰膝；穿山龙善于走窜，内达脏腑，外通经络，能通利经络、透达关节，《本草经疏》谓其能行瘀血，通经络；以上两味共为舒筋活络之用。白花蛇舌草可清热解毒，消炎止痛，南五加可祛风湿，《名医别录》谓其主腰脊痛、两脚痛痹风弱。诸药配伍，共奏祛风散寒、通络止痛之效。

【用法】水煎煮，早晚餐后内服，每日 1 剂。

【加减】风寒盛者加入附子补火助阳，逐风寒湿邪；风湿盛者加泽兰、紫苏叶、羌活祛风除湿。

2．气滞血瘀型

【方药】骨增汤。

【组成】威灵仙 9g，透骨草 9g，血竭 9g，川芎 9g，三棱 6g，乳香 6g，没药 6g，秦艽 9g，独活 9g，羌活 9g，牛膝 9g，白术 9g，白芍 9g，防风 9g，防己 6g。

【方解】此方以活血化瘀，搜风通络，消刺止痛为治疗原则。方中威灵仙性猛善走，宣通十二经络，对关节疼痛、屈伸不利尤为有效；透骨草活血舒筋、消肿止痛，两药配合通经络、利关节，为君药。血竭、川芎、三棱、乳香、没药活血祛瘀，为臣药。佐以秦艽、牛膝、独活活血舒筋通络；防风祛周身之风，羌活疏散肌腠风湿之邪而发表，条达肢体，畅通血脉；白术可治风寒湿邪留滞肌肉、筋骨之痹痛。防己祛风化湿利水，为使药。诸药合用，共奏活血化瘀、疏风通络之功效。

【用法】水煎煮，早晚餐后内服，每日 1 剂。

【加减】若偏热者加益母草、蒲公英；偏寒者加桂枝、肉桂；偏湿者加薏苡仁、苍术、黄柏；偏阴虚者加枸杞子、山药；偏阳虚者加鹿角胶、巴戟天；偏血虚者加阿胶；肝气郁结，久郁化火者加合欢皮、郁金、茯神等解郁安神。

3．气虚血瘀型

【方药】骨密汤。

【组成】黄芪 15g，白术 9g，茯苓 9g，巴戟天 9g，淫羊藿 6g，杜仲 9g，肉苁蓉 6g，鹿茸 6g，补骨脂 9g，枸杞 9g，山药 9g，当归 9g，赤芍 9g，牛膝 9g，五味子 6g。

【方解】此方以补益肝肾、养血活血、通络止痛为立方原则。方中黄芪、白术、茯苓健脾益气，补血生新；巴戟天、淫羊藿、杜仲补益肝肾、温阳祛寒，肉苁蓉、鹿茸、补骨脂、枸杞、山药活血通络、补脾益气，当归、赤芍活血补血，使以牛膝引药下行、五味子牵制药性，全方共奏补益肝肾、养血活血、强筋壮骨、化瘀通络之功。

【用法】水煎煮，早晚餐后内服，每日 1 剂。

【加减】若偏血瘀者加丹参；若病程日久，由气虚损及肾阳，选药川续断、附子、肉桂之属以补肾阳、强筋骨、散寒止痛、温经通脉；若疼痛肿胀较明显者加乳香、泽兰、骨碎补、防己，以活血止痛、利水消肿。

（七）痛风性关节炎

1．湿热内蕴型

【方药】痛风灵汤。

【组成】黄柏 12g，苍术 12g，牛膝 12g，薏苡仁 12g，萆薢 12g，忍冬藤 15g，山慈菇 3g，延胡索 9g，车前子（包煎）12g，灯心草 3g。

【方解】痛风性关节炎是以关节急性剧痛和红肿反复发作、血尿酸增高、痛风石形成为主要特征的一种病症。《类证治裁·痛风历节风论治》认为痛风是“初因寒湿风郁痹阴分，久则化热攻痛”，治宜清热利湿，舒筋止痛。本方是在清热利湿的良方——四妙丸（《成方便读》）的基础上化裁而得。方中黄柏善祛下焦之湿热，为君药；苍术燥湿健脾，牛膝祛风湿且引药下行，薏苡仁利湿舒筋，共为臣药；佐以萆薢分清利湿，忍冬藤、山慈菇清热解毒，延胡索活血止痛，车前子、灯心草利尿排毒，为使药。

【用法】水煎煮，早晚餐后内服，每日 1 剂。

【加减】关节肿胀明显者，加泽泻 10g、防己 10g。

2．湿热瘀阻型

【方药】清痹凉血汤。

【组成】鸡角段（大青根）20g，臭牡丹 20g，生地黄 15g，玄参 15g，黄柏 10g，牡丹皮 10g，知母 10g，萆薢 15g，桑枝 5g，忍冬藤 15g，土茯苓 15g。

【方解】痛风性关节炎发作时，足、踝、腕等关节皮肤发红色暗、肿胀灼热，行走艰难，疼痛剧烈如虎啃之，昼轻夜重，身热烦渴，舌质红，苔薄黄而腻，脉弦数。本方用鸡角段、臭牡丹清热解毒，为君：生地黄、玄参、牡丹皮、黄柏、知母泻火凉血、活血化瘀，为臣；佐以忍冬藤、桑枝，取其藤枝通达脉络，祛风通络作用；土茯苓为使，既发挥其解毒渗湿、通利关节之药力，又取其降血尿酸的功用。

【用法】水煎煮，早晚餐后内服，每日1剂。

【加减】关节皮色晦暗者加桃仁、红花各10g，丹参15g。

3．痰湿痹阻型

【方药】治痛风方。

【组成】制川乌（先煎）15g，制半夏10g，浙贝母10g，桂枝10g，白芍10g，薏苡仁30g，萆薢10g，土茯苓20g，川牛膝10g，秦艽15g，炙甘草10g。

【方解】本方立法为温通化痰、散结消肿、通络止痛。制川乌、制半夏、浙贝母温经散寒、化痰散结消肿、通络止痛为君，薏苡仁、萆薢、土茯苓利湿泄浊消肿为臣，佐以桂枝助川乌温经通络止痛；白芍养阴清热，防乌、桂之温燥；秦艽、川牛膝清热通络，炙甘草调和诸药，且能解药之毒性，为使，后期还可酌加健脾补肾之品。

【用法】水煎煮，早晚餐后内服，每日1剂。

【加减】疼痛剧烈者，加虎杖10g。

4．急性发作期

【方药】清利化瘀汤。

【组成】防己12g，忍冬藤12g，薏苡仁20g，苍术12g，黄柏9g，怀牛膝9g，葛根12g，细辛3g，土茯苓9g，白术12g，当归9g，丹参9g，威灵仙12g，陈皮6g。

【方解】方中以苍术、黄柏、薏苡仁、怀牛膝之四妙丸原方，收清热利湿、通利关节之功；更以防己、土茯苓加强祛湿消肿之力，细辛芳香气浓，性善走窜，能温经散寒止痛；忍冬藤、威灵仙与当归、丹参相伍，既清利湿热，又祛湿通络；白术健脾渗湿，葛根舒筋解痛，以利关节；陈皮行气理气。诸药相伍，则湿热能祛，关节通利，肢痛大解。

【用法】水煎煮，早晚餐后内服，每日1剂。

5．缓解期

【方药】益气渗湿汤。

【组成】黄芪 30g，白术 12g，苍术 12g，防己 12g，桑枝 9g，忍冬藤 9g，木瓜 12g，牛膝 12g，牡丹皮 9g，秦艽 9g，知母 9g，红花 6g，全蝎 6g。

【方解】痛风日久，反复发作后，气血多虚弱无力，“病入骨髓，不移其处”，常见关节疼痛固定不移，皮肤紫暗，瘀结明显，治当益气健脾渗湿，兼通络活血。方中重用黄芪，与白术相须为君药，健运脾气，益气化湿；苍术、防己、忍冬藤渗湿利水消肿，为臣药，佐以桑枝、木瓜、牡丹皮、秦艽通络止痛，红花、全蝎活血散结，化瘀止痛。诸药合用，共奏健脾益气、化湿通络止痛之功。

【用法】水煎煮，早晚餐后内服，每日 1 剂。

6．急性发作期（外用）

【方药】化湿止痛散。

【组成】雷公藤 20g，络石藤 50g，土茯苓 50g，大黄 30g，栀子 30g，威灵仙 50g，萆薢 50g，汉防己 50g，赤芍 30g，地龙 30g，乳香 5g，没药 5g，延胡索 30g。

【方解】痛风性关节炎急性发作时，湿热毒邪蕴阻经脉，多见关节红肿热痛明显，治当清热利湿解毒，活血化瘀通络。方中以雷公藤、络石藤祛风除湿，通利关节，消肿止痛为君，大黄、栀子活血祛瘀，清利湿热，解毒排瘀为臣，以土茯苓、萆薢、汉防己利湿泄浊、通络止痛；赤芍、地龙、乳香、没药活血化瘀止痹痛，延胡索理气止痛为使。诸药合参，共解湿热毒邪蕴阻诸症。

【用法】共研为细末，贮瓶备用。使用时取上药末适量，陈醋现拌呈糊状，外敷关节肿胀处，无菌纱布包扎固定，每日 1 次，每次 3 ～ 5 小时。

（八）强直性脊柱炎

1．外邪痹阻

【方药】宣痹汤。

【组成】防风 6g，桂枝 6g，苍术 6g，制川乌 3g，制草乌 3g，当归 9g，薏苡仁 30g，络石藤 9g。

【方解】方中防风、桂枝祛风散寒、温通经络共为君药；二乌辛热、祛风除湿，以祛经络中的寒湿；络石藤苦寒通络以去风湿热；苍术、薏苡仁燥湿除痹；当归补血活血止痛。诸药配伍，共奏祛风除湿、散寒通络之效。

【**用法**】水煎煮，早晚餐后内服，每日 1 剂。

【**加减**】风邪较甚者加秦艽、羌活、独活以祛风通络；寒邪较甚者加制附子、干姜以散寒通络；湿邪较甚者加防己、木瓜以除湿通络；病久气血虚弱者加黄芪、熟地、何首乌以补养气血。

2．瘀血阻络证

【**方药**】身痛逐瘀汤。

【**组成**】秦艽 3g，川芎 6g，桃仁 9g，红花 9g，甘草 6g，羌活 3g，没药 6g，当归 9g，五灵脂 6g，香附 3g，牛膝 9g，地龙 6g。

【**方解**】方中以桃仁、当归、川芎活血祛瘀，为君药；红花、没药、五灵脂、香附理气化瘀止痛；羌活祛风除湿止痛；秦艽祛风除湿、舒筋活络；地龙通经络而利关节；怀牛膝活血祛瘀、补肝肾、强筋骨；当归补血；甘草调和诸药。全方共奏活血祛瘀，祛风除湿，蠲痹止痛之功。

【**用法**】水煎煮，早晚餐后内服，每日 1 剂。

3．气血虚弱证

【**方药**】八珍汤。

【**组成**】人参 30g，白术 30g，白茯苓 30g，当归 30g，川芎 30g，白芍 30g，熟地 30g，炙甘草 30g。

【**方解**】本方所治气血虚弱证多由久病失治而致，治宜益气与养血并重。方中人参与熟地相配，益气养血，共为君药。白术、茯苓健脾渗湿，助人参益气补脾；当归、白芍养血和营，助熟地滋养心肝，均为臣药。川芎为佐，活血行气，使地、归、芍补而不滞。炙甘草为使，益气和中，调和诸药。用法中加入姜、枣为引，调和脾胃，以资生化气血，亦为佐使之用。

【**用法**】加入适量生姜、大枣，水煎煮，早晚餐后内服，每日 1 剂。

（九）类风湿关节炎

1．风寒湿痹证

【**方药**】蠲痹汤。

【**组成**】羌活 15g，独活 15g，海风藤 15g，桂枝 15g，秦艽 15g，当归 9g，川芎 6g，桑枝 15g，乳香 9g，木香 9g。

【**方解**】本方通治风寒湿三气，合而成痹者。方中羌活祛风湿，止痛，行上力大，善入足太阳膀胱经，以除头项肩背之痛见长；独活入肾经，行下力专，尤以腰膝、腿足关节疼痛属下部寒湿者为宜，两药同为君药，配以秦艽、海风藤、桑枝祛湿通络，伍当归、川芎、桂枝活血温经，以散寒湿、除痹痛；乳香、木香理气除湿止痹。

【用法】水煎煮，早晚餐后内服，每日 1 剂。

【加减】风盛，加防风、白芷各 9g 以疏风；寒盛，加附子（先煎）9g、细辛 3g 以温阳散寒；湿盛，加萆薢 15g、薏苡仁 30g 以祛湿。

2．风湿热痹证

【方药】大秦艽汤。

【组成】秦艽 15g，当归 9g，羌活 15g，石膏（先煎）30g，防风 15g，白芷 15g，川芎 6g，白芍 15g，生地黄 15g，白术 15g，黄芩 9g，细辛 3g。

【方解】方中重用秦艽祛风散邪清热，通经活络，为君药。更以羌活、防风、白芷、细辛等辛散之品，祛风散邪，加强君药祛风之力，共为臣药。以当归、白芍、川芎养血活血，使血足而筋自荣，络通则风易散，寓有“疏风必养血，治风先治血，血行风自灭”之意，并能制诸风药之温燥；脾为气血生化之源，故配白术益气健脾，以化生气血，寓有“扶正御风”之意；生地、石膏、黄芩清热凉血，是为风邪郁而化热者设，以上共为方中佐药。

【用法】水煎煮，早晚餐后内服，每日 1 剂。

【加减】热邪不重，头重胸闷，舌苔腻，脉滑数，加藿香、佩兰各 9g 以芳香化湿；热毒盛，加蒲公英 15g、忍冬藤 30g 以清热解毒；湿浊甚，加土茯苓 15g 以清热化湿；热灼伤阴，加玄参 15g、牡丹皮 15g 以清热养阴。

3．寒热错杂证

【方药】桂枝芍药知母汤。

【组成】麻黄 9g，桂枝 15g，防风 15g，知母 9g，赤芍 15g，防己 9g，土茯苓 15g，威灵仙 15g，独活 15g，川芎 6g，细辛 3g，甘草 6g。

【方解】本方用于治疗风寒湿痹，邪有化热之象。方中取麻、桂发散风寒，解在表之寒热，为君药。细辛、防风与桂麻相合，表散风寒。佐以知母养阴清热，防辛温药燥化太过；赤芍清热活血；威灵仙、防己增强祛湿热之力；独活、川芎祛风胜湿止痛；土茯苓通利关节，甘草和胃调中，全方合用有通阳行痹、散风化湿之效。

【用法】水煎煮，早晚餐后内服，每日 1 剂。

【加减】寒象明显，加附子（先煎）12g、姜黄15g以加强温经散寒通络；热象多于寒象，伴口干苦，可减少麻黄、桂枝、细辛用量；上肢痛甚，独活改羌活，加姜黄12g、桑枝30g以通上肢经络；下肢痛甚，加忍冬藤30g、络石藤30g、川牛膝9g以引药下行，加强清热通络止痛之功。

4．痰瘀痹阻证

【方药】身痛逐瘀汤合指迷茯苓丸。

【组成】当归9g，秦艽15g，桃仁9g，红花9g，香附15g，地龙9g，五灵脂（包煎）9g，没药9g，羌活15g，川芎6g，牛膝9g，甘草6g，法半夏9g，枳壳15g。

【方解】方中以桃仁、当归、川芎活血祛瘀，为君药；红花、没药、五灵脂、香附理气化瘀止痛；羌活祛风除湿止痛；秦艽祛风除湿、舒筋活络；地龙通经络而利关节；怀牛膝活血祛瘀、补肝肾、强筋骨；当归补血；甘草调和诸药。共奏活血祛瘀，祛风除湿，蠲痹止痛之功。更加半夏燥湿化痰，配伍枳壳理气软坚润下。

【用法】水煎煮，早晚餐后内服，每日1剂。

【加减】痰瘀不散，疼痛不已，加白花蛇3g、全蝎3g、蜈蚣5g以搜剔络脉；神疲乏力，面色无华，加黄芪15g、党参15g以益气扶正；痰瘀化热，加忍冬藤30g、牡丹皮15g以清热化痰；肢凉畏风，加麻黄9g、桂枝15g、细辛3g以温经散寒。

5．肾虚寒凝证

【方药】独活寄生汤。

【组成】独活15g，桑寄生15g，秦艽15g，防风15g，细辛3g，肉桂1.5g，杜仲15g，熟地黄15g，牛膝15g，当归9g，川芎6g，白芍15g，党参15g，黄芪15g，茯苓15g，甘草6g。

【方解】方中用独活、桑寄生祛风除湿，养血和营，活络通痹为君药；牛膝、杜仲、熟地黄补益肝肾，强壮筋骨为臣药；川芎、当归、白芍补血活血，党参、茯苓、甘草益气扶脾，均为佐药，使气血旺盛，有助于祛除风湿；又佐以细辛搜风治风痹，肉桂祛寒止痛，使以秦艽、防风祛周身风寒湿邪。诸药合用，是为标本兼顾、扶正祛邪之剂。

【用法】水煎煮，早晚餐后内服，每日1剂。

【加减】肾虚严重，加补骨脂15g、骨碎补9g、淫羊藿15g以补肾阳，祛风湿；寒甚，加附子（先煎）12g、干姜9g以散寒止痛；肢体僵硬，加白僵蚕9g、木瓜30g、薏苡仁30g以祛风渗湿解痉。

6．气血亏虚证

【方药】黄芪桂枝五物汤。

【组成】黄芪15g，桂枝15g，白芍15g，熟地黄15g，苍术15g，薏苡仁30g，威灵仙15g，鸡血藤30g，夜交藤30g，青风藤30g。

【方解】本方主要用于治疗血痹肌肤麻木，方中黄芪益气固表为君，得桂枝固表而不留邪；桂枝散风寒而温经通痹，得黄芪散邪而不伤正，且通脉温阳之力大增；白芍养血和营而通血痹，与桂枝合用，调和营卫而和表里，二者共为臣药；佐以青风藤、夜交藤、鸡血藤舒筋活血，苍术、威灵仙、薏苡仁理脾祛风燥湿。

【用法】水煎煮，早晚餐后内服，每日1剂。

【加减】关节冷痛较剧，加附子（先煎）12g散寒止痛；上肢痛，加片姜黄15g通上肢经络；下肢痛，加川牛膝9g以引药下行；关节强直、畸形，加全蝎3g、蜈蚣5g、蜂房9g、乌梢蛇9g活血搜邪，并加补骨脂15g、续断15g等补肾壮骨。

四、南少林功法

（一）颈部功法

1．颈部保健操

（1）苍龟缩颈（图2-1）

【动作要领】如乌龟将头颈缩回躯体一样。双臂下垂，置于体后，头颈极度后仰，同时极度耸肩、扩胸，两目直视头顶正上方，此过程吸气，使项背部肌肉强力收缩持续5秒，然后呼气完全放松回位。连续做30次为1组，每日早晚各做1组。

【功用】此操可锻炼到颈背后肌群，激活颈夹肌、头半棘肌、斜方肌上中束、菱形肌等颈背后肌群，从而增强颈椎的稳定性。

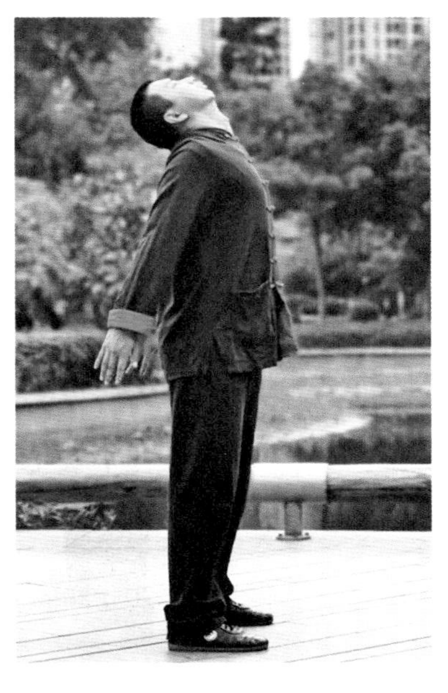

图2-1　苍龟缩颈

（2）大鹏展翅（图 2-2）

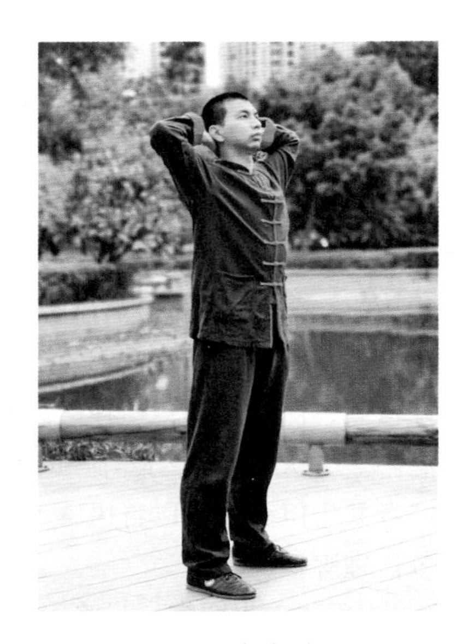
图 2-2 大鹏展翅

【动作要领】双臂外展，双手十指交叉，掌心扣于头后部，肩臂向前下用力压头、头项部用力后仰，以相对抗。持续 5 秒钟，然后完全放松回位。连续做 30 次为 1 组，每日早晚各做 1 组。

【功用】此操可锻炼到颈伸肌群，等长激活斜方肌、竖脊肌（颈段）、枕下肌群、颈夹肌、头半棘肌等颈伸肌群。

（3）白鹅引颈（图 2-3）

【动作要领】如天鹅伸展长颈吞食。在矢状面上以下颌引领头颈，做前伸、后缩的环状运动。连续做 30 次为 1 组，每日早晚各做 1 组。

【功用】下颌前伸时，上颈部后伸而下颈部前屈，即双侧胸锁乳突肌与头后小直肌、头上斜肌、头后大直肌等上颈部小伸肌群共同收缩；下颌回缩

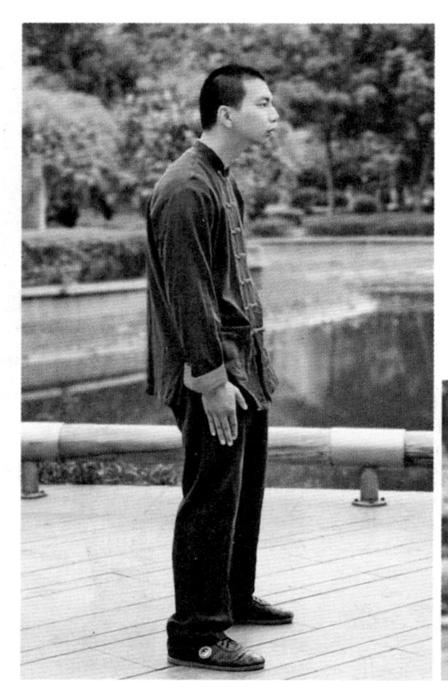
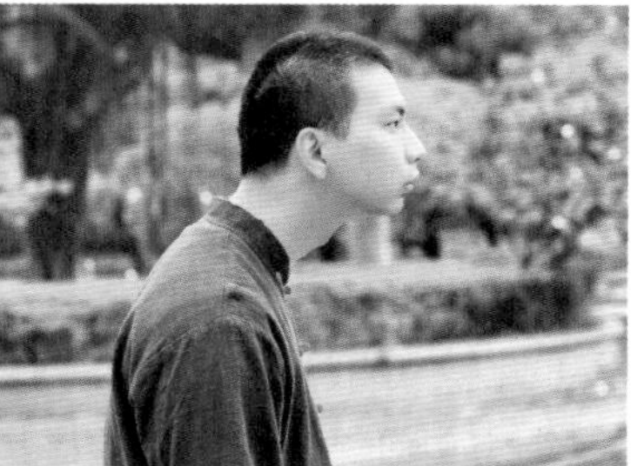
图 2-3 白鹅引颈

时，上颈部前屈而下颈部后伸，屈颈肌群与下颈部等小伸肌群收缩，通过颈部前伸、后缩的环转运动交替锻炼颈部小肌群，提升颈部的活动度。

2．颈部功法

（1）颈项争力（图 2-4）

【练习方法】

预备式：两脚开立，略宽于肩；两手叉腰，眼视前方。

①头向左转，目视左方，还原成预备式。

②头向右转，目视右方，还原成预备式。

③抬头，目视上方，还原成预备式。

④低头，目视下方，还原成预备式。

⑤头向左侧屈，目视前方，还原成预备式。

⑥头向右侧屈，目视前方，还原成预备式。

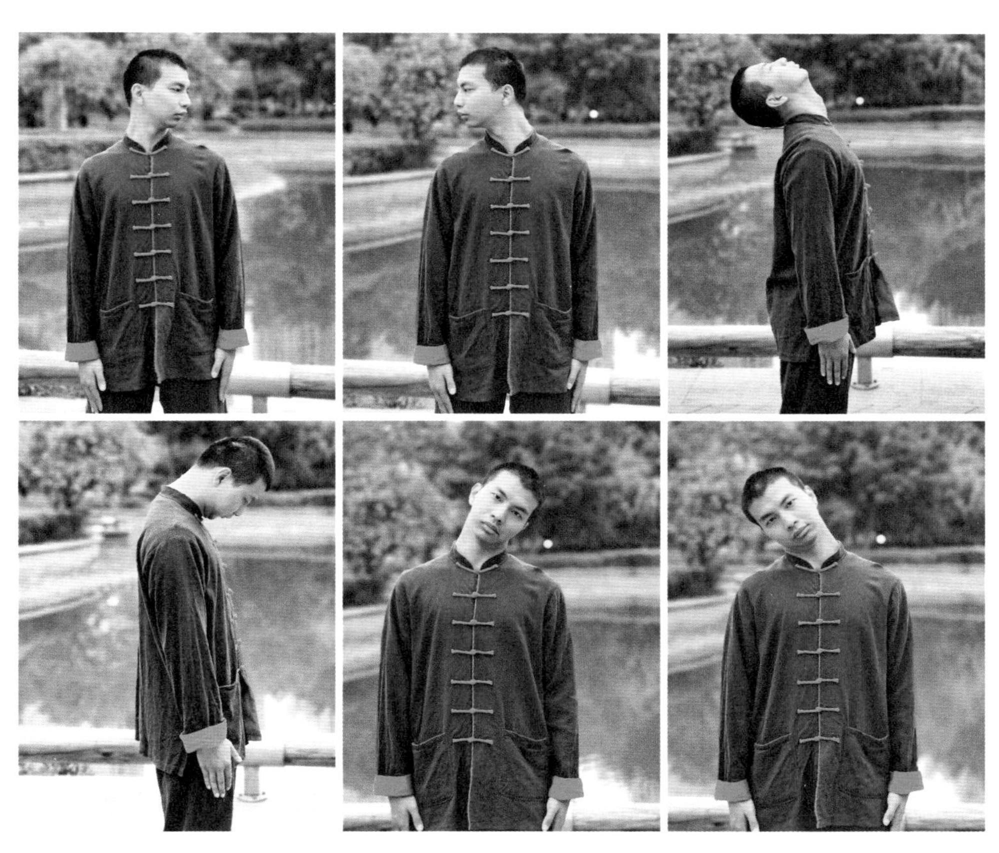

图 2-4　颈项争力

【学练要点】头在前屈、后伸、旋左、旋右、左右侧屈时，应在保持上体正直的同时尽力加大幅度，使颈部肌肉产生酸胀感为宜。

【功用】通过颈部充分运动，可以牵伸颈前、后及侧方肌肉群，提高肌肉的柔韧性；具有行气活血，强壮筋骨，牵伸挛缩和粘连组织，消除颈部活动障碍，增加颈部活动幅度，恢复颈部功能等作用。

（2）左右开弓（图 2-5）

【练习方法】

预备式：两脚开立，稍宽于肩；两虎口相对成圆形，掌心向前，离面部约 30cm，眼视前方。

①左手呈拉弓手，屈肘往左侧拉，同时头向右转，眼随右手。还原成预备式。

②右手呈拉弓手，屈肘往右侧拉，同时头向左转，眼随左手。还原成预备式。

【学练要点】两手侧拉开至最大幅度，两肩胛用力后缩时，要防止挺胸，使颈项、肩背部肌肉有酸胀感，并可放射至两臂肌群，同时胸部有舒畅感。

【功用】该式能充分锻炼上背部肌肉，增加下颈段的稳定性，并扩大颈椎活动度。两肩胛用力后缩可使菱形肌、肩胛提肌及斜方肌得到充分锻炼，使胸背肌群保持平衡，提升颈椎的稳定性。同时充分地展肩扩胸，可刺激督

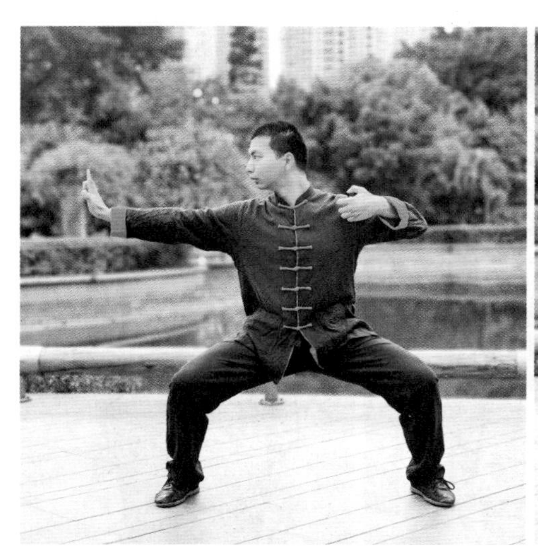

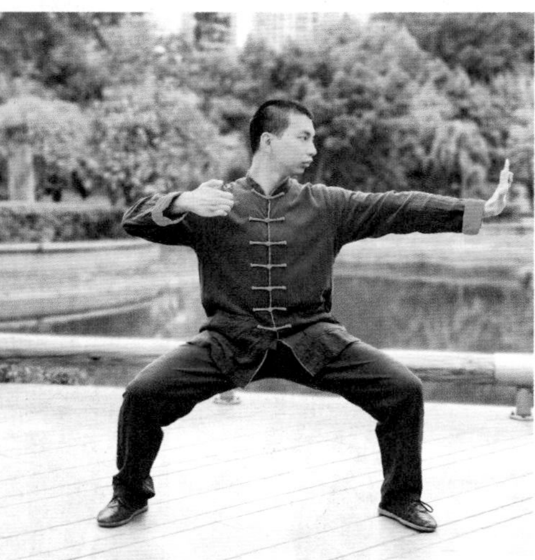

图 2-5　左右开弓

脉和其他背部腧穴，及手三阴和手三阳经，增强颈部与上肢力量，提高身体的平衡协调能力，矫正不良姿势。

（3）双手伸展（图 2-6）

【练习方法】

①两脚开立，稍宽于肩；两臂屈肘，轻握拳于体侧；眼视前方。

②两拳松开，两臂上举伸直，掌心向前；抬头挺胸，眼随左手。

③两拳松开，两臂上举伸直，掌心向前；抬头挺胸，眼随右手。

【学练要点】两臂垂直上举靠近头侧，脚跟不能提起，抬头挺胸，颈、肩、腰、背部有酸胀感。

【功用】通过舒展上肢及颈部肌肉，疏通经络，运行气血，增强颈部后伸及上肢力量。

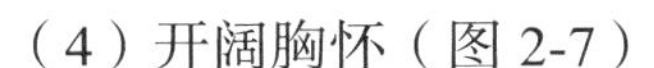

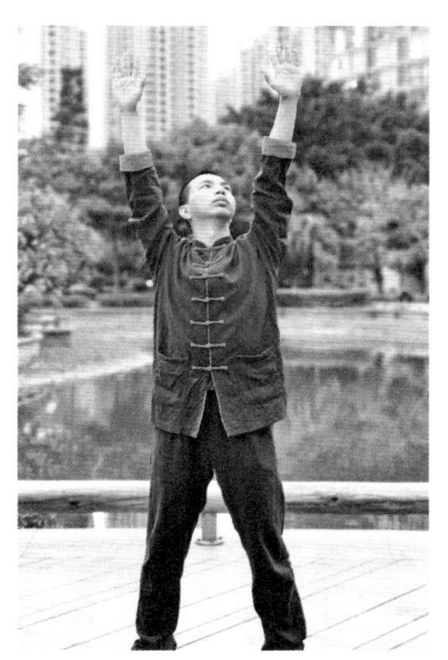

图 2-6　双手伸展

（4）开阔胸怀（图 2-7）

【练习方法】

预备式：两脚开立，稍宽于肩；两手掌交叉于腹前，掌心向里。

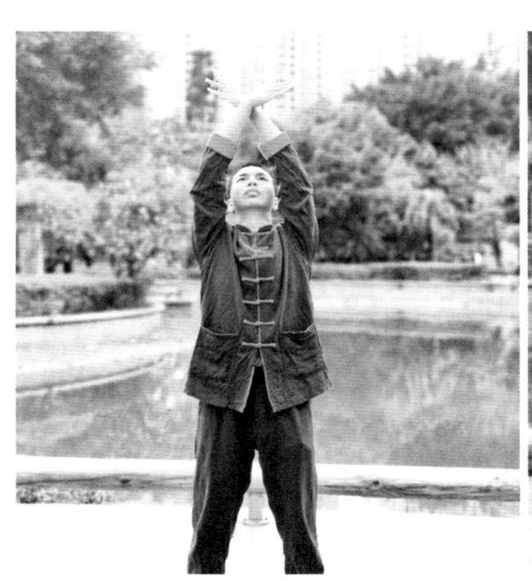

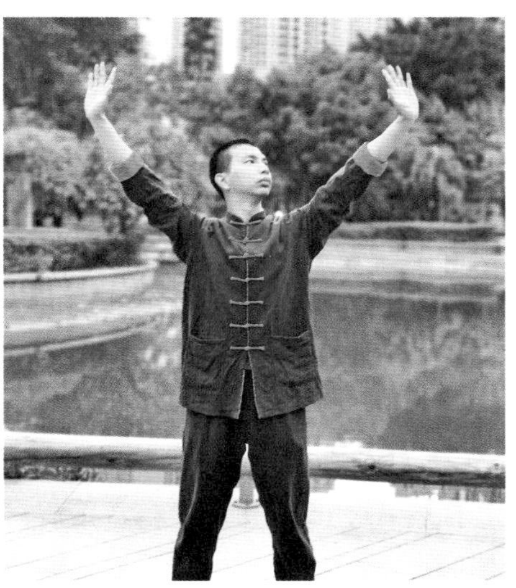

图 2-7　开阔胸怀

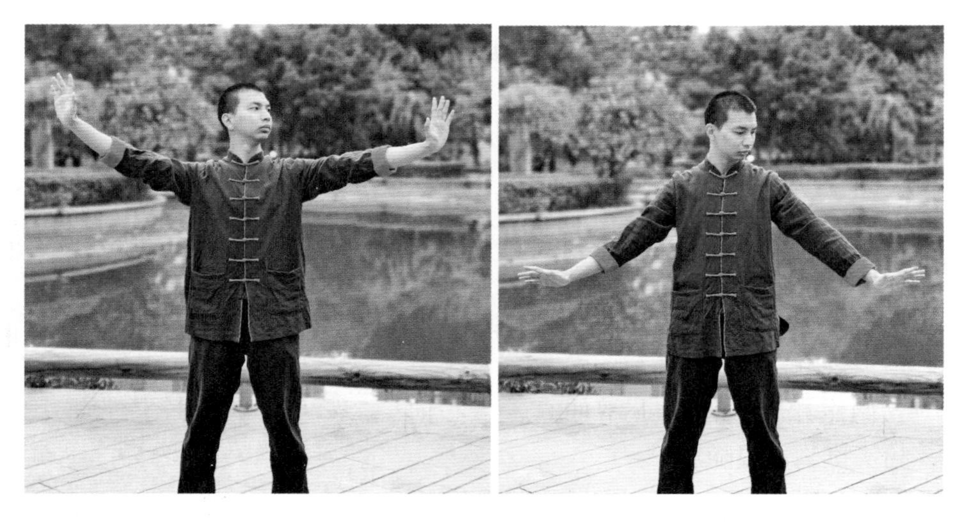

图 2-7 开阔胸怀（续）

①两臂交叉上举，目视双手。

②两手翻掌经体侧画弧下落，眼随左手下移，还原成预备式。

③两臂交叉上举，目视双手。

④两手翻掌经体侧画弧下落，眼随右手下移，还原成预备式。

【学练要点】两臂向上伸展时，充分直臂伸展，分开后，眼睛交替随视左右手；上举抬头时，颈、肩、腰有酸胀感。

【功用】该式能锻炼上肢及肩颈部肌力，扩大肩颈活动度。通过两手交叉上举，缓慢用力，保持牵伸，伸展上肢各关节周围肌肉、韧带，同时可使“三焦”通畅，气血调和；目光随双手运动而移动，在锻炼颈部后伸和旋转肌群的同时可增加颈椎活动度，对防治肩部疾患和预防颈椎病具有良好的作用。

（5）展翅飞翔（图 2-8）

【练习方法】

预备式：两脚开立，稍宽于肩；两臂垂于体侧。

①两臂屈肘上提经体后侧成“展翅”

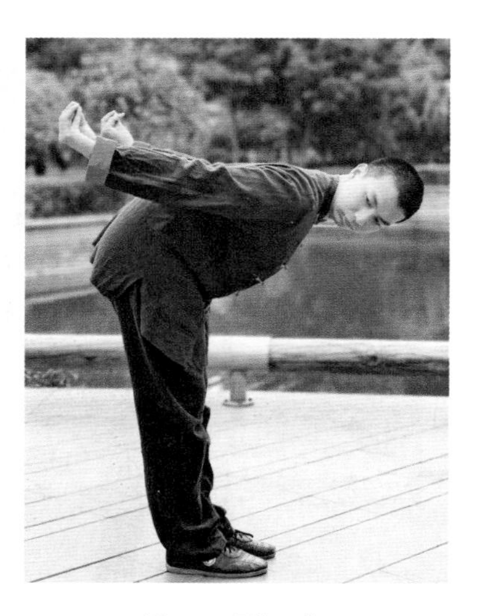

图 2-8 展翅飞翔

状，肘高于眉，手背相对；眼随左肘上提。

②身体回正，两肘下落，两手在面前成立掌，掌心斜相对，再经体前徐徐下按，还原成预备式。

③身体前屈，两臂经体后上提，肘高于眉，手背相对呈“展翅状”，眼随右肘上提。

④身体回正，两肘下落，两手在面前成立掌，掌心斜相对，再经体前徐徐下按，还原成预备式。

【学练要点】提肘下落时注意肩关节环转活动；两肘上提时，不能耸肩，要体会肩部和两胁有酸胀感。

【功用】该式能锻炼颈部后伸环转功能，同时锻炼腰背核心肌群，通过上体前屈、肩关节后伸等动作能有效锻炼腰背部核心肌群，可滑利肩、肘关节，舒展关节周围软组织；颈部的后伸及左右环转可增强颈部肌肉力量，并疏通颈部气血。

（6）铁臂单提（图 2-9）

【练习方法】

①两脚开立，略宽于肩；两臂垂于体侧。

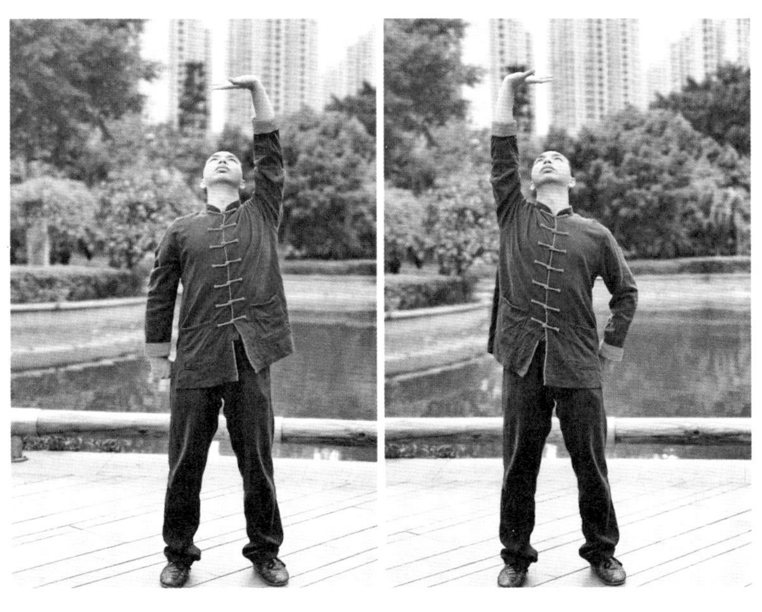

图 2-9　铁臂单提

②左手臂经体侧举至头上方成托掌，抬头，眼随左手；同时右臂下垂，肘微屈，半握拳，拳眼靠髋部。

③左手臂经体侧下落，肘微屈，半握拳，拳眼靠髋部；右手臂经体侧举至头上方成托掌，抬头，眼随右手。

【学练要点】手臂上举时要伸直，尽可能举到顶点，眼要始终随上举手背移动。上举托掌抬头时，同侧颈部有酸胀感，并觉胸部舒畅。

【功用】该式能锻炼上肢肌力，增强颈椎的灵活性与稳定性。通过左右上肢一紧一松地上下活动，可以牵拉颈部周围肌肉，使颈部各椎骨间的小关节及小肌肉得到锻炼，有利于预防、治疗颈部和肩部疾患。

（7）双手托天（图 2-10）

【练习方法】预备式：两手交叠，十指交叉于下腹前，掌心向上。双手上托至颈前部，翻掌继续上托，挺胸抬头，眼随手动。两臂撑直时，头部还原前视，两臂带动上体向左侧屈体一次。上体回正，在两臂的带动下向右侧屈体一次。上体回正，两臂分开，经两侧下落，还原成预备式，重复 6 次，恢复预备式。

【学练要点】上体侧屈时，两臂必须伸直，上体不能前倾或转体，以使颈部和腰部两侧肌肉有明显酸胀感，并放射至肩、臂、手指。

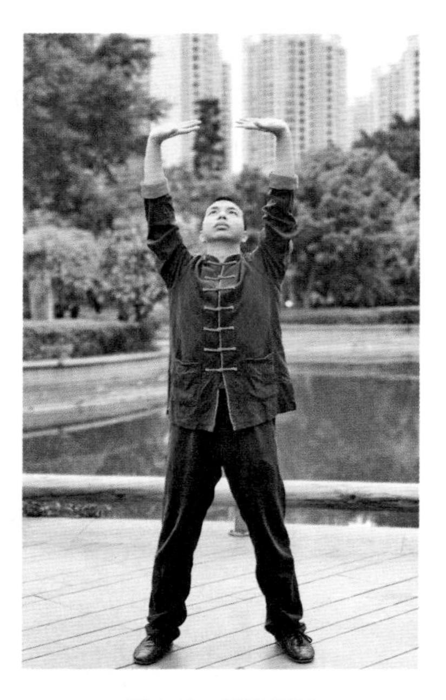

图 2-10 双手托天

【功用】本动作通过上肢向上撑举，前伸上肢关节，可改善肩关节活动，提高上肢及颈部肌肉力量，在身体极度牵伸的同时侧屈，可有效舒缓颈、胁和腰部两侧肌群，并可调理“三焦”气机，将手足三阴经之气发动，促进血液循环。

（8）头手相抗

【练习方法】

①两脚开立，稍宽于肩。

②双臂外展，双手十指交叉，掌心扣于头后部，肩臂向前下用力压头，

头项部用力后仰，以相对抗。持续 5 秒，然后完全放松回位。连续做 30 次为 1 组。

【学练要点】肌肉收缩时头部不偏向任何方向，保持在中立位，初练者最好能对着镜子练习，使相应的肌肉产生酸胀感为宜。

【功用】该式通过等长收缩锻炼颈部肌力，保护椎体稳定性。用上臂力量对颈部进行后伸抗阻运动训练，增强伸颈肌群的强度并增加颈椎前后的稳定性。同理也可根据需要双手扣于前额部或单手撑在颞部进行锻炼。

（二）肩部功法

1．青龙探爪势（图 2-11）

【练习方法】预备式：两手握固，两臂屈肘内收至腰间，拳轮贴于章门穴，拳心向上；目视前方。然后右拳变掌，右臂伸直，经下向右侧外展，略低于肩，掌心向上；目随手动。右臂屈肘、屈腕，右掌收回右肩上方，变“龙爪”，指尖向左，经下颏向身体左侧水平伸出，目随手动；躯干随之向左转约 90°；目视右掌指所指方向。“右爪”收回，成预备式，换另一侧进行。左右各重复 3 次，恢复预备式。

【功用】本动作通过肩关节的充分水平外展内收运动，带动躯干转体，在增大肩关节活动度的同时，可改善腰部及下肢肌肉的活动功能，同时牵伸

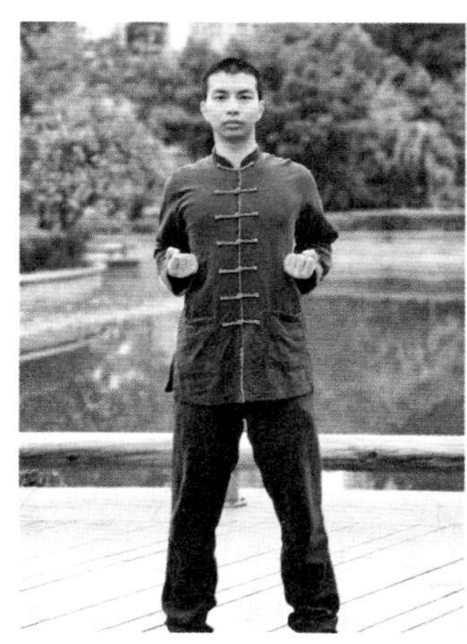
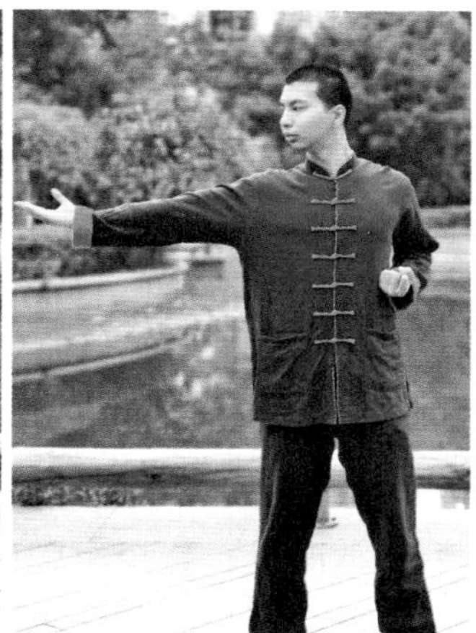
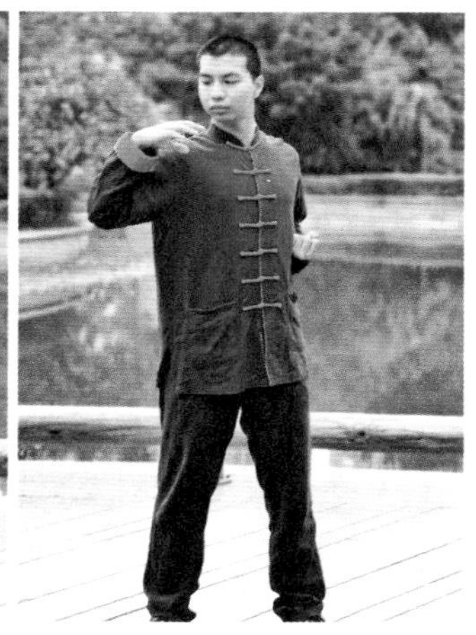

图 2-11　青龙探爪势

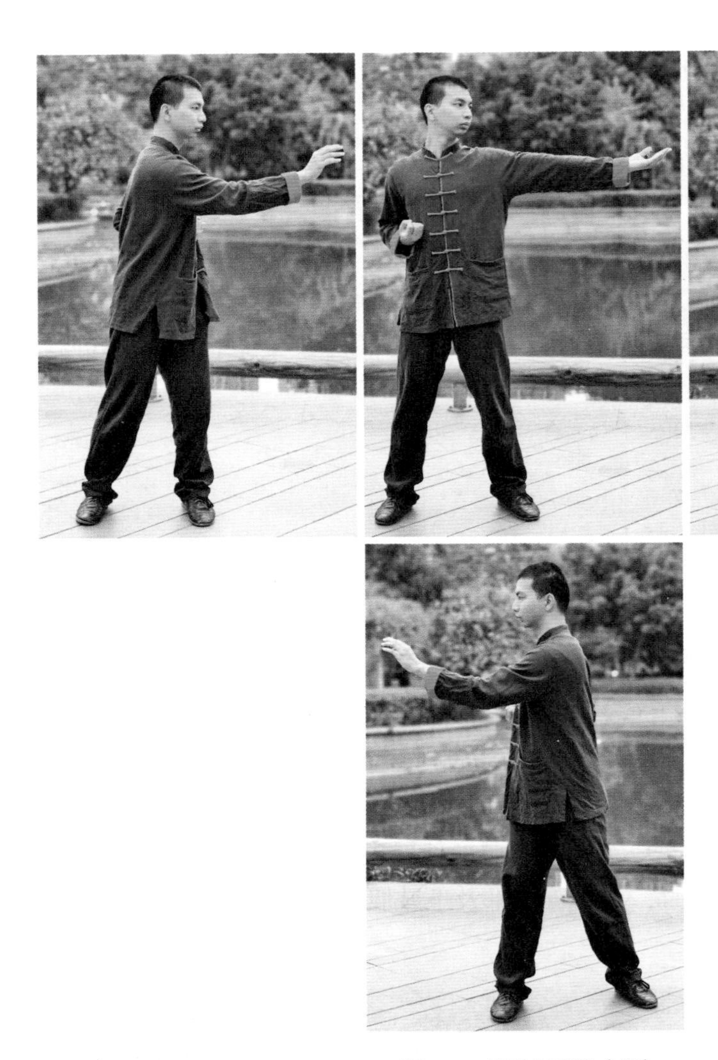

图 2-11 青龙探爪势（续）

两胁经筋。中医认为“两胁属肝”“肝藏血”，通过转身、左右探爪及身体前屈，可使两胁交替松紧开阖，达到疏肝理气、调畅情志的功效。

2．云手（图 2-12）

【练习方法】初练者可两手分别练习。以左手为例。预备式：松腰沉胯，沉肩坠肘，平视前方。左手翻掌向上，移至小腹前，手上托的同时翻掌向外。左手以肘为轴由上往左画弧，同时左脚尖外摆，右脚跟外蹬，重心略向左移，眼随手动，身随手转。左手伸至将到极致时左腕外撑。随后左手自然

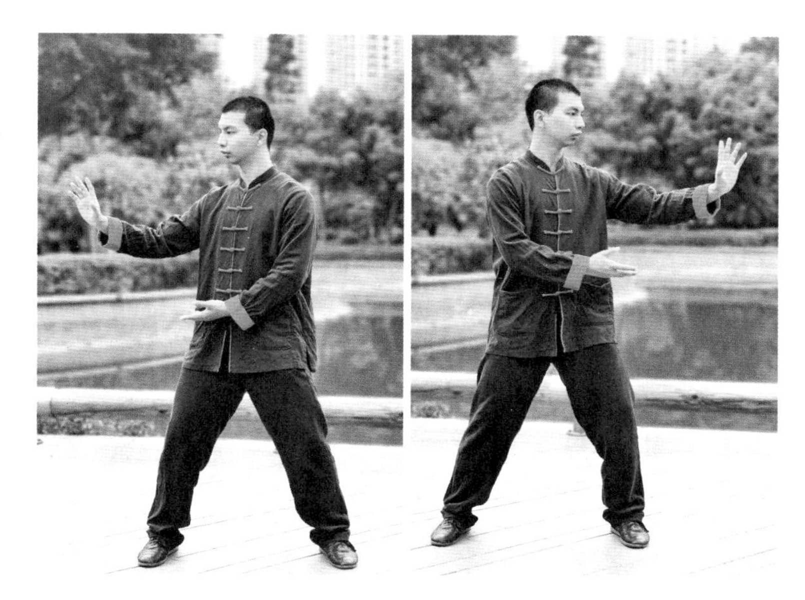

图 2-12　云手

往下画弧内收至小腹前，同时左脚跟外蹬，右脚尖外摆，重心略向左移，身微右转。如此循环动作。

【学练要点】练习时应做到动作柔和，连贯缠绕；劲力均匀，呼吸配合；意念集中，以意导动；舒展自如，动作协调；刚柔相济，柔中寓刚；眼随手动，手足相随。两手同做时，一手顺时针，一手逆时针，上下相对，左右相随。左右各做 12 周，恢复预备式。

【功用】本动作通过眼、手、脚、身协同运动，以腰为枢，以身带臂，在活动肩肘的同时，对提高脊柱的稳定性也有良好疗效；疏通经络，动静结合，意气相随，刚柔相济，使身心兼修，气血调和，改善肢体功能。

3．云摆导引（图 2-13）

【练习方法】

①患者取站立位，两脚开立与肩同宽，两臂自然下垂。

②两臂均外展，右臂由前向左肩方向做内收运动，手碰到左肩头为止，虎口张开紧对肩头，肘尖尽力内合贴近胸前正中。同时左臂由后方内收，手背旋至腰部中线贴紧。

③两臂均放松外展，左臂由前向右肩方向做内收运动，手碰到右肩头为止，虎口张开紧对肩头，肘尖尽力内合贴近胸前正中。同时右臂由后方内

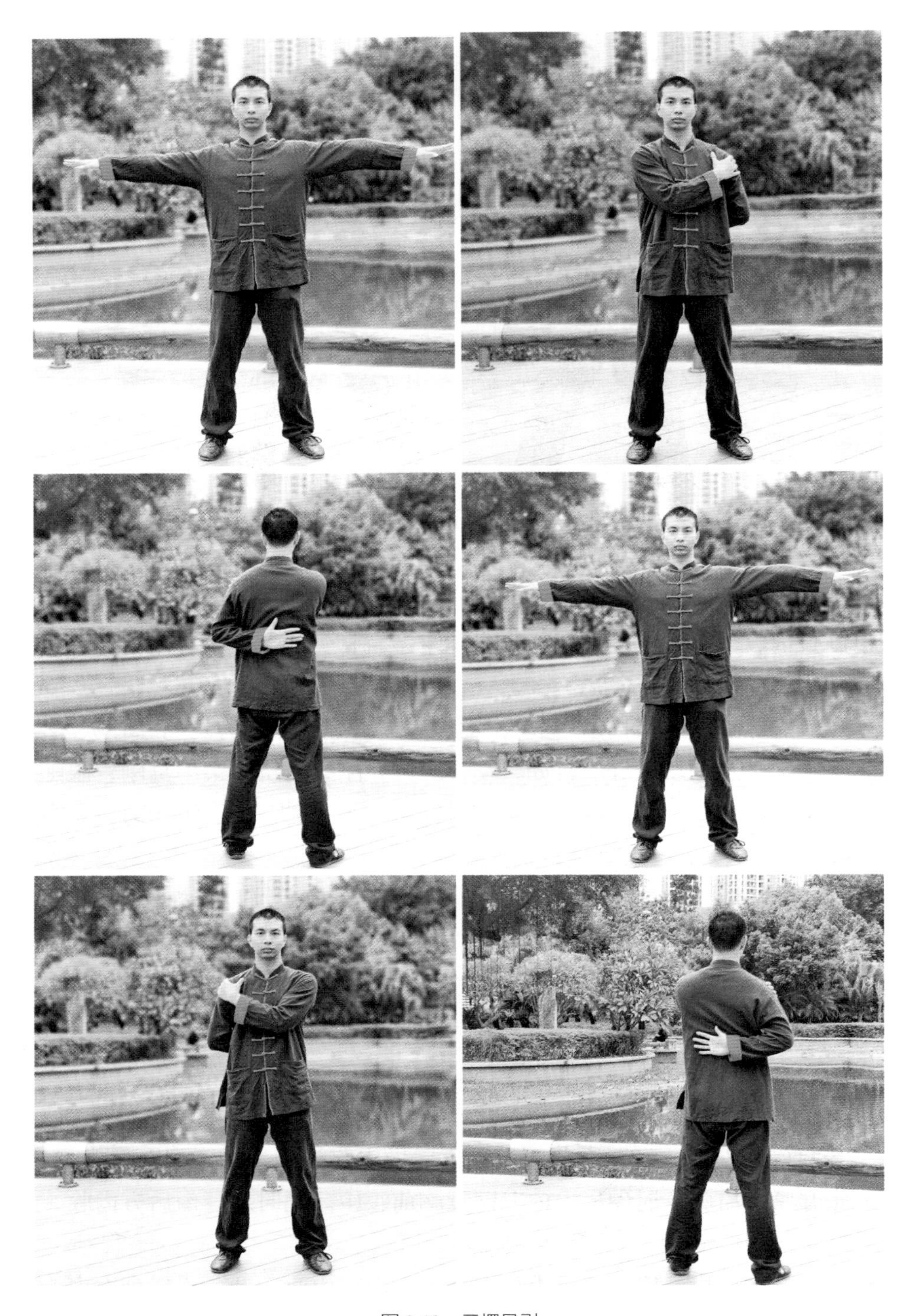

图 2-13 云摆导引

收，手背旋至腰部中线贴紧。锻炼时两侧手臂需同时运动，前后呼应，动作时全身自然放松，不能屏气，可由手臂带动轻微转体。

【功用】该式通过肩关节的摆动，充分锻炼了肩关节的外展、内收、前屈、后伸等运动，提升肩关节的活动度。同时能使手的三阴、三阳经经络舒畅，引血来经，从而起到使血容筋、筋能束骨的功效。适用于肩、背部与胸部筋伤或局部骨关节损伤，形成筋缩、粘连，肩臂部疼痛、活动受限等症。每日锻炼 2 ～ 3 次，左右各云摆 1 次为 1 节，症状轻微者每次 10 ～ 20 节，症状重者可先做 3 ～ 5 次，之后逐渐增加。

4．横抬俯仰（图 2-14）

【练习方法】

①患者取站立位，两脚开立与肩同宽，两臂自然下垂。

②两臂充分外展上抬，当抬到极限位置时放下。

③两臂充分前屈上举，当举到极限位置时放下，上举前身体可向前俯，上举时身体可稍后仰。

【学练要点】锻炼时不宜过猛，运动到极限位置时可略做停留再缓缓放下，如存在肩臂肌肉萎缩可适当负重练习。

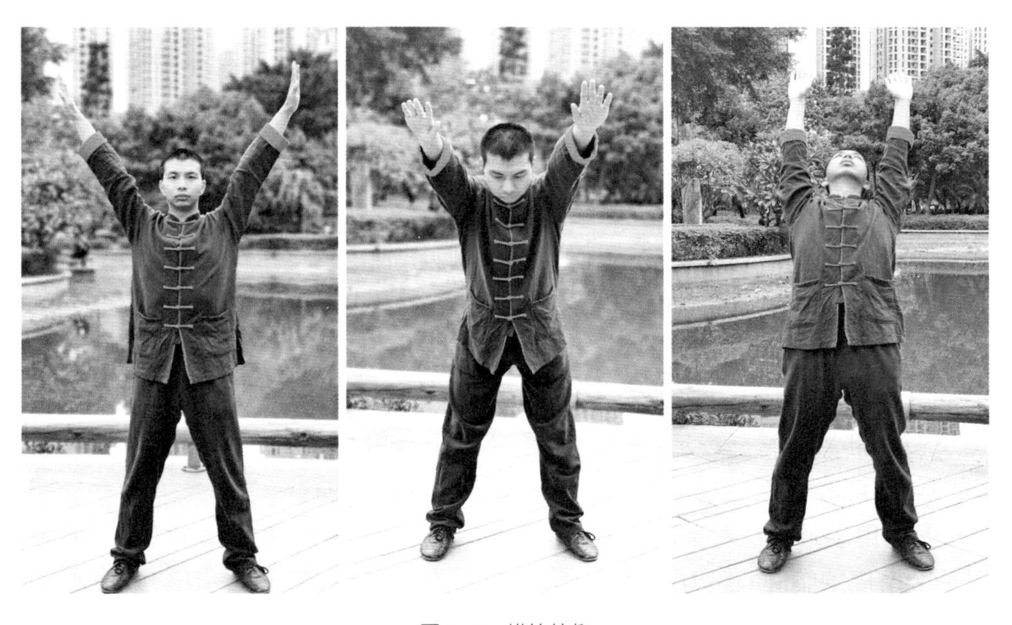

图 2-14　横抬俯仰

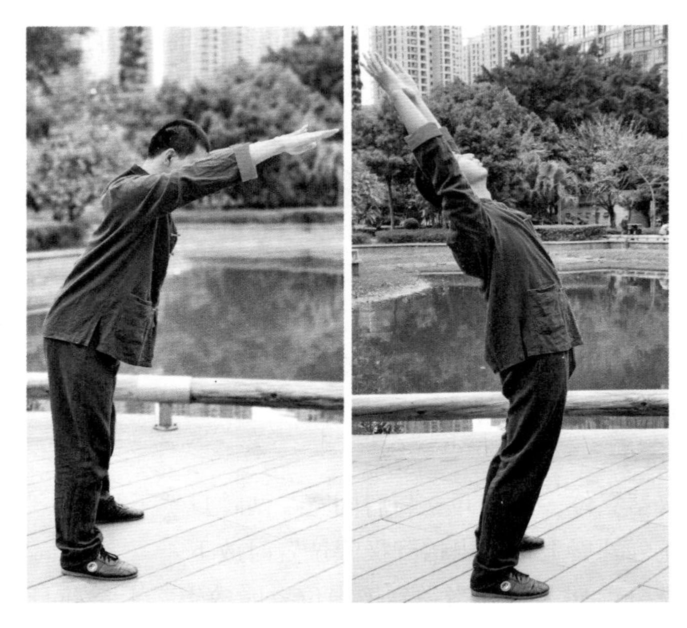

图 2-14 横抬俯仰（续）

【功用】该式能充分锻炼肩关节的外展上抬和前屈上举功能，牵分粘连筋膜，增加肩关节自主活动度，提升三角肌、胸大肌、肱二头肌等相关肌群的肌力。适用于肩关节及其周围软组织损伤引起的筋膜粘连、活动受限或肌肉萎缩。每日锻炼 2 ～ 3 次，抬起放下为 1 节，症状轻者每次 10 ～ 15 节，症状重者可先做 5 ～ 10 次，之后逐渐增加。

5．轮肩导引

【练习方法】

①患者取站立位，两脚一前一后，前脚屈曲，后脚伸直，呈弓步。

②健侧手撑腰部，患侧手握空拳，患臂以肩为轴，由前向后环转 10 周，再由后向前环转 10 周。

【学练要点】练习前需先注意环境是否安全，轮肩前先站立稳定。练习时健侧腰部需撑紧，患肩放松。轮转的节奏、幅度可根据患者的病情、体质调整。初练者如无法自主完成，可由助手行摇法辅助。

【功用】通过肩关节的环转运动，使其获得各个方向的活动机会，同时提升肩关节周围肌群的肌力。并通过大范围的运动使手三阴经、三阳经气血通畅。适用于肩周炎或肩部损伤后形成的筋膜粘连或肌肉萎缩。每日锻炼 2 ～ 3 次。

6．双展翅（图 2-15）

【练习方法】

①患者取站立位，两脚开立与肩同宽，两臂自然下垂。

②两臂内收，腕部交叠于小腹前。两臂同时向上抬高过头顶，而后双手分别由两侧下落。

【学练要点】练习时肘部应保持伸直，并充分扩胸展肩。左右臂可互相辅助完成动作。锻炼时可能出现肩部疼痛或手指麻木，为正常现象。

【功用】通过肩关节环转运动，增加肩关节各个方向的活动度。主要锻炼了肩关节前举上抬功能。并疏通局部气血，对肩关节肿胀、活动受限有较大帮助。每日锻炼 2 ～ 3 次，每次环转 10 周。

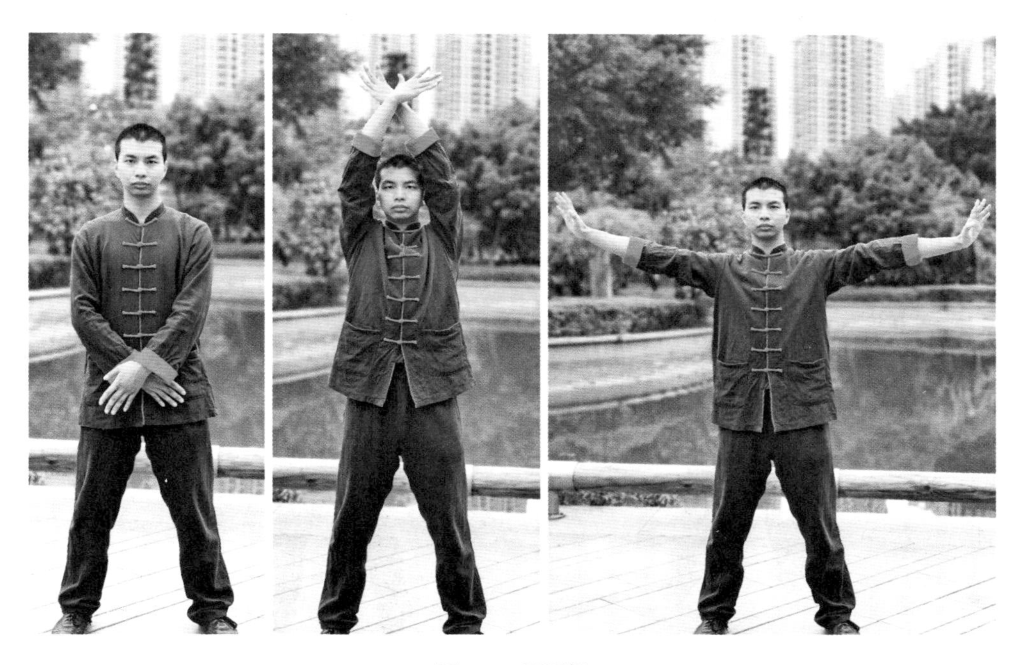

图 2-15　双展翅

（三）腰部功法

1．腰部保健操

（1）双手托天理三焦（图 2-16）

【练习方法】两手交叠，十指交叉于腹前，掌心向上。双手上托至颈前部，

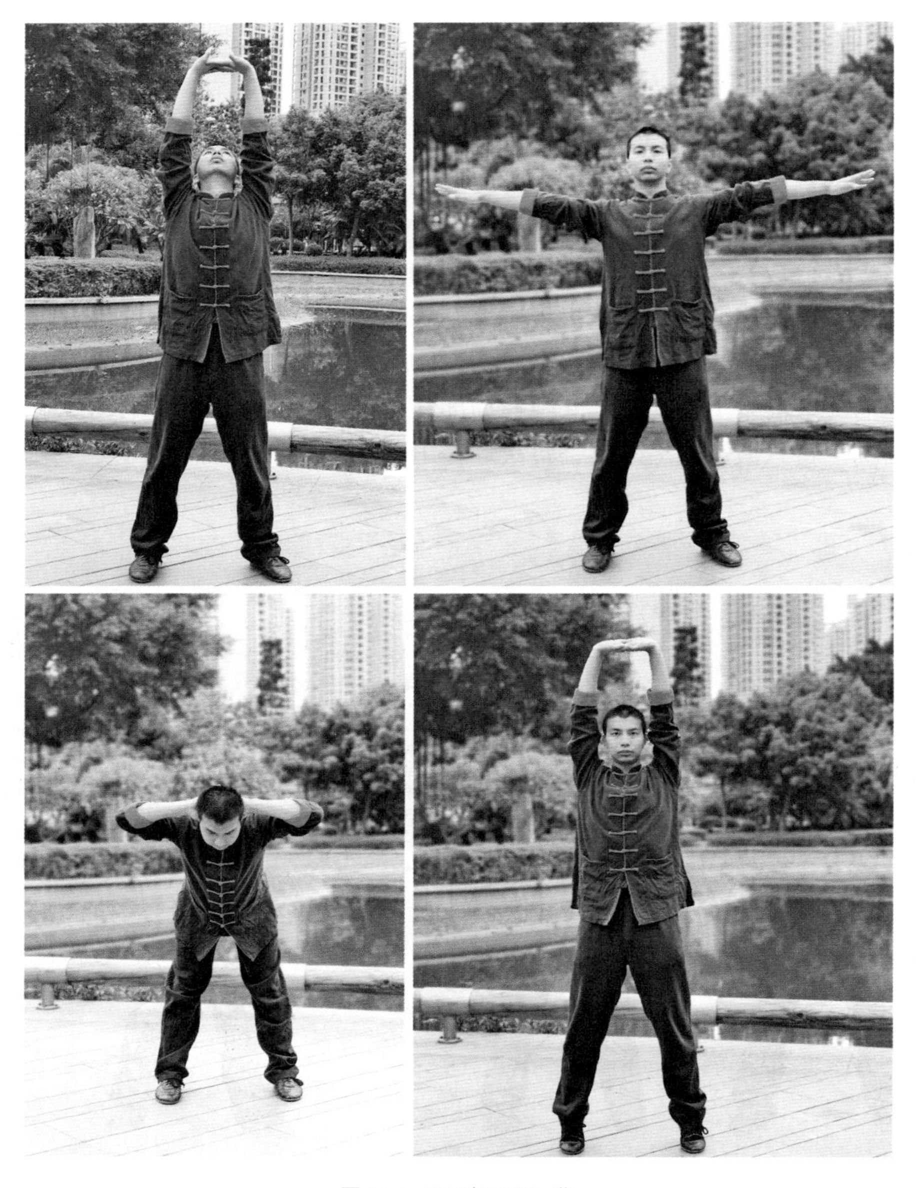

图 2-16 双手托天理三焦

翻掌继续上托，挺胸抬头，眼随手动。两臂撑直时，头部还原前视，两臂自两侧下落，向体侧分开下落，侧平时，上身前俯，两手在头后下方十指交叉互握。上身抬起，两臂上撑，提踵、抬头，眼视手背。两手左右分开，下落至体侧；脚跟下落着地；眼平视前方。还原成预备式，重复 6 次，恢复预备式。

【学练要点】两手上托时，掌根用力上顶，腰背充分伸展。脚跟上提时，两膝用力伸直内夹，可以加强身体平衡。

【功用】本动作通过上肢向上撑举，配合上身的俯仰运动，可提高脊柱稳定性、改善肩关节活动，提高上肢及腰部肌肉力量，两手上托，充分拔长机体，拉长胸腹部，使胸腔和腹腔容积增大，而头部后仰更加扩张了胸部，两手分开从体侧徐徐落下，有利于气机的下降。一升一降间，使气机运动平衡。

（2）五劳七伤往后瞧（图 2-17）

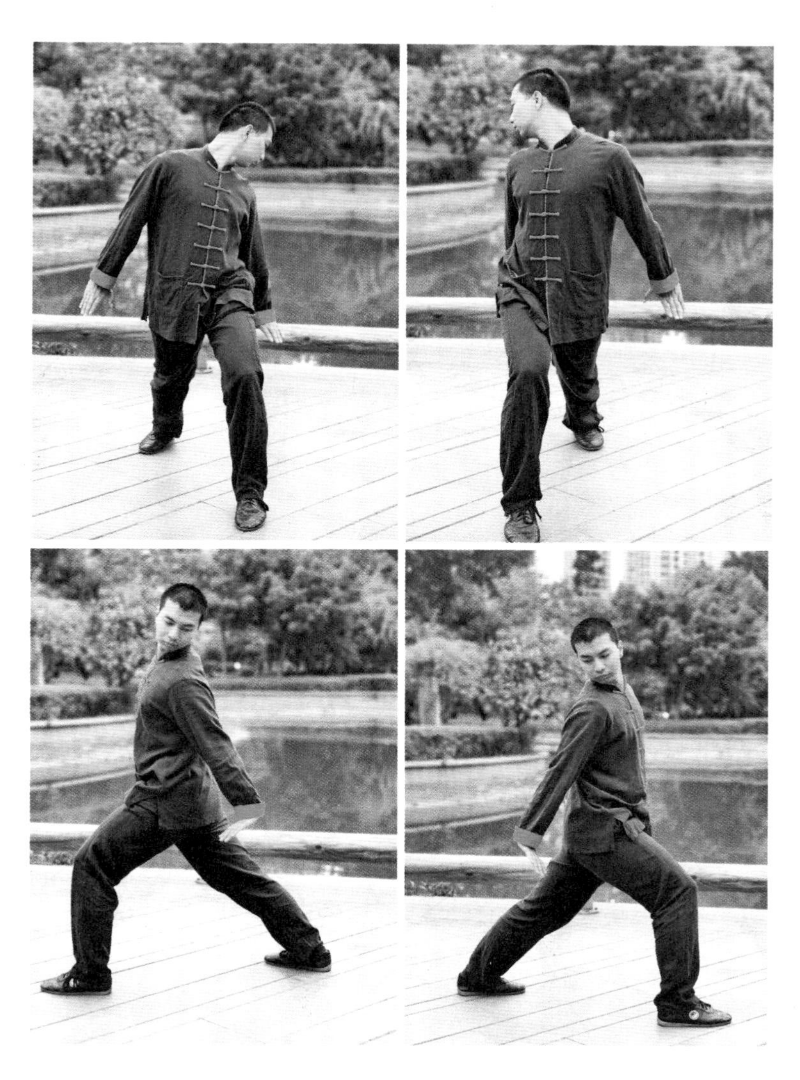

图 2-17 五劳七伤往后瞧

【练习方法】左脚向左前跨一步，成左弓步，两掌后撑，手心向下。上半身经左侧向后转，直到极限，头亦到极限，眼睛看右侧脚后跟，停留数秒。恢复预备式，做右式。左右各做 3 次，恢复预备式。

【功用】本动作通过整个脊柱的尽力扭曲旋转，维持脊柱旋转功能，提高脊柱稳定性，并锻炼半棘肌、腹斜肌、多裂肌、回旋肌等参与脊柱旋转的肌群。整个脊柱的极度扭转、拉伸交替，有助于通经活络，改善全身气血状态，胸部拧转有益于心肺两脏；腰部拧转有强腰健肾、调理脾胃的作用。

（3）摇头摆尾去心火（图 2-18）

【练习方法】左脚向左平跨一步，屈膝下蹲，成马步。两手经体侧上举，

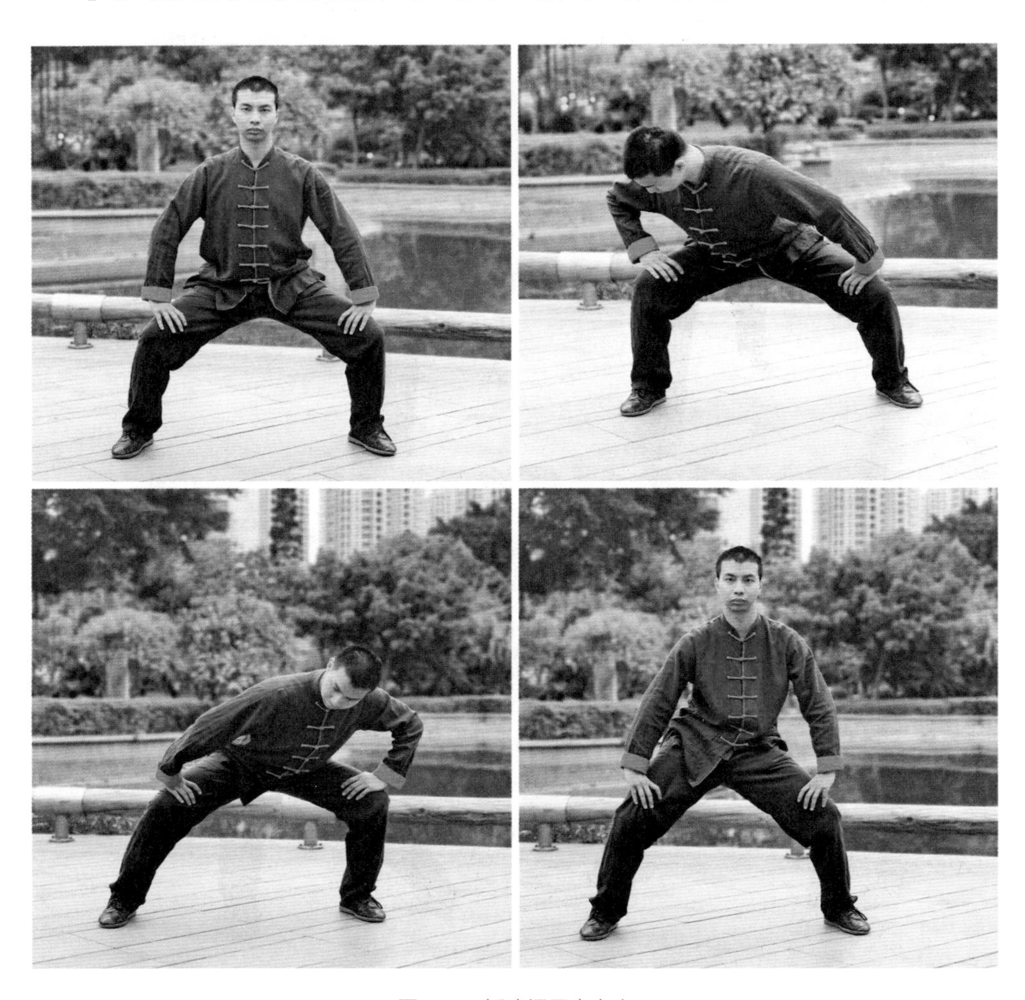

图 2-18 摇头摆尾去心火

在头前交叉下落，分别按于膝上，虎口向里；眼视正前方。上身右侧屈至极限，重心移至右脚，视线不离右脚尖，最大幅度向左摇转，右腿蹬伸，重心移至左脚。头顺势环转一周。拧腰切胯，臀部由右至前经左往后画圆，同时身体恢复中正。上身左倾做左式。左右各做 3 次，恢复预备式。

【学练要点】上体左右摆动，手、眼、身、步、呼吸配合要一致，头部和臀部得相对运动，对拉拔长，要有韧劲。两手不离膝，两脚不离地。

【功用】本动作通过摇头摆臀、拧转腰胯的运动，牵动全身，锻炼腰部的屈伸功能。下肢弓马步变化，对腰膝酸软等下肢疾患有作用。

（4）双手攀足固肾腰（图 2-19）

【练习方法】两手体前上举至头顶，掌心向前挺胸拔背。两手下按，自胸前腋下反穿，由背、腰、腿向下摩熨，上身随手前俯，两膝伸直，手指攀握足踝。两手沿足跟外侧画弧，按足背。两手前举，两臂夹耳，此时随上举的手臂起身。直到身体正直，重复上述动作 6 次后，恢复预备势。

【功用】本动作通过腰部的前屈后伸，可以充分伸展腰腹肌群，有效增强躯干前屈、后伸肌群的力量与脊柱屈伸活动度。双手攀足，可以牵拉腿后部肌群，能提高腰腿柔韧性，防治腰肌劳伤和坐骨神经痛等病症。双手能疏

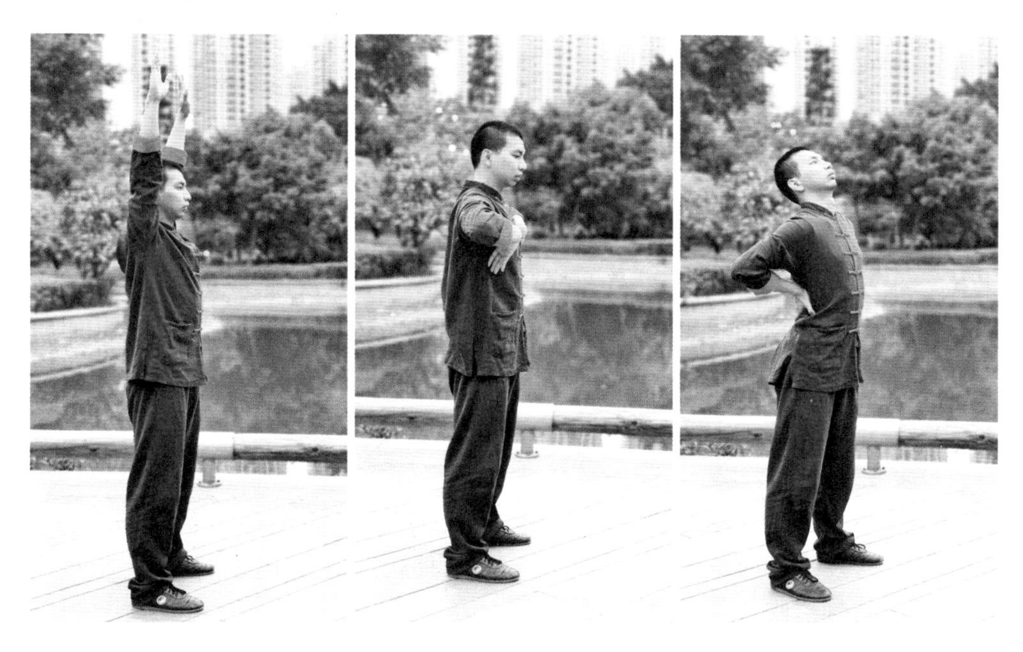

图 2-19　双手攀足固肾腰

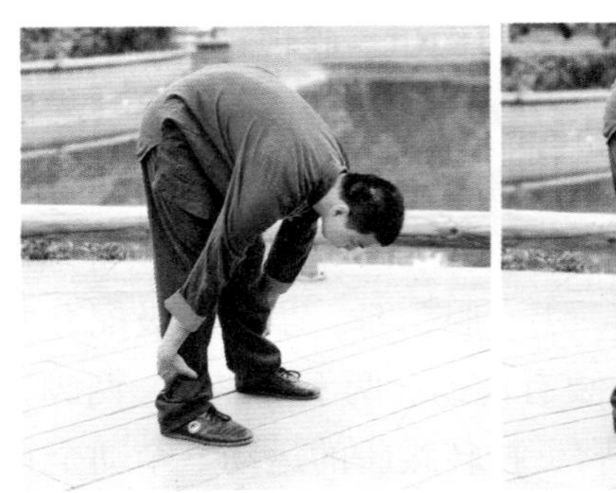
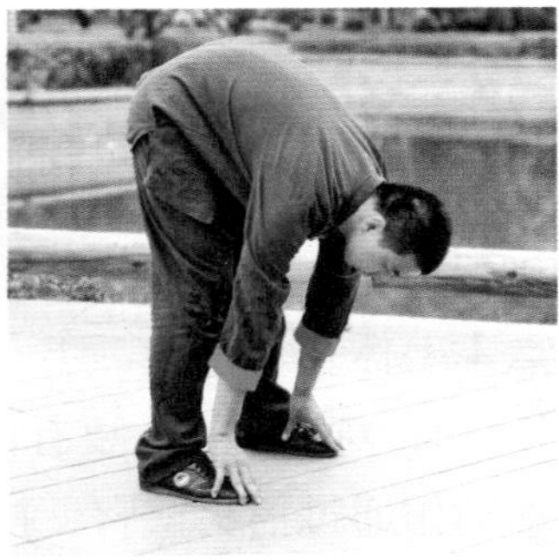

图 2-19 双手攀足固肾腰（续）

通背、腰及腿后经络，活跃局部气血，辅助脊柱前俯后仰，刺激督脉，可达固肾壮腰之作用。

2．腰部练功法

（1）飞燕腾空（图 2-20）

【练习方法】

①患者俯卧位，双上肢置于身体两旁，两腿伸直。

②上身与双腿同时背伸，上肢后伸，形似飞翔的燕子。

③坚持数秒后缓慢放松，上身及双腿缓缓放下，还原成俯卧姿势。

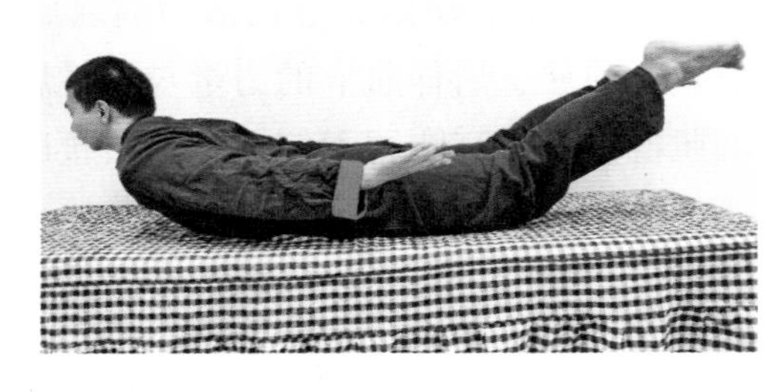

图 2-20 飞燕腾空

【学练要点】锻炼时动作宜缓，特别在放松时不宜直接放下，以免受伤。初练者可放一物于后腰感受肌肉的收缩，上身和下肢分别抬起。每日锻炼 2 ～ 3 次，每次练习 10 ～ 15 次。

【功用】该式通过抬起上身、下肢对腰肌进行锻炼，能有效地增强腰肌肌力，增加腰椎稳定性，预防腰痛。适用于胸腰部损伤中期、腰椎间盘突出症等。

（2）臀桥（图 2-21）

【练习方法】

①患者仰卧位，屈髋屈膝，双脚并拢紧贴臀部。

②后腰发力使腰部拱起，以头为支点，使腰部离开床面，使劲将腰臀往前拱动，直到极限。

③坚持数秒后缓缓收回。

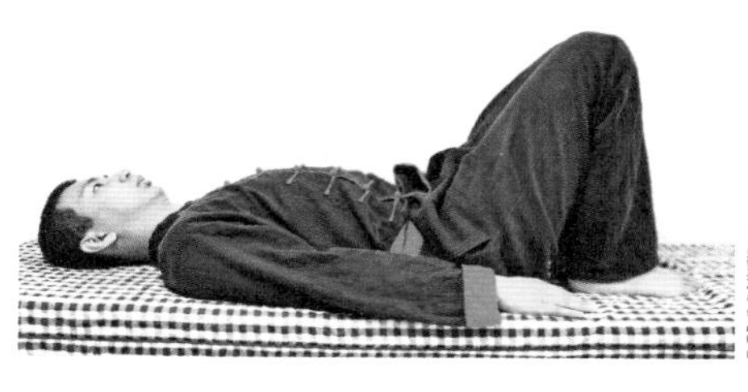
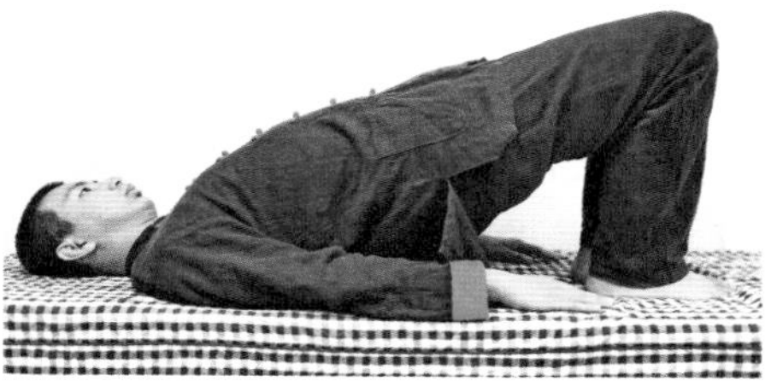

图 2-21　臀桥

【学练要点】向上拱起时应缓慢，尽力做到极限，但不能屏气，回收时动作宜缓，不能直接往下砸，以免受伤。初练者可以肩胛为支点，拱起和回落时用手肘支撑辅助。进阶可用手撑在头顶作为支点，呈下腰状，拱起时两脚逐步向头部移动缩小距离。每日锻炼 2 ～ 3 次，每次练习 10 ～ 15 次。

【功用】该式通过拱动腰部，对腰肌进行负荷训练，在增强腰肌肌力的同时能牵伸腹部筋膜，有效增加肩、腰、髋等关节的活动度，提高躯干的柔韧性，同时促使督脉、足太阳膀胱经等经脉的循行。适用于腰脊疼痛、局部有轻度后凸畸形、腰椎间盘突出症等。

（3）转腰推掌（图 2-22）

【练习方法】

①患者取站立位，两脚开立与肩同宽，双手握拳于腰侧。

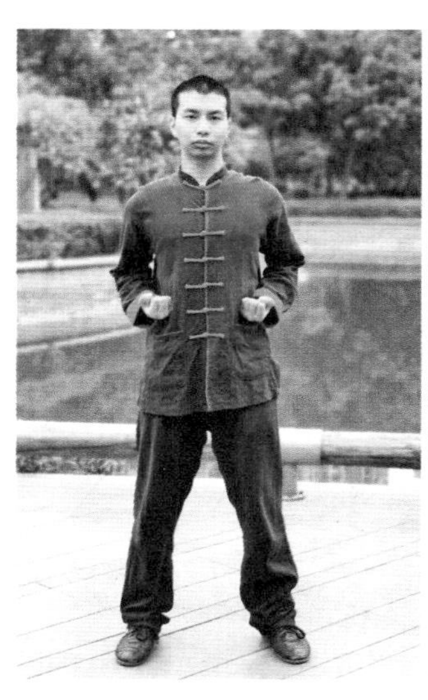
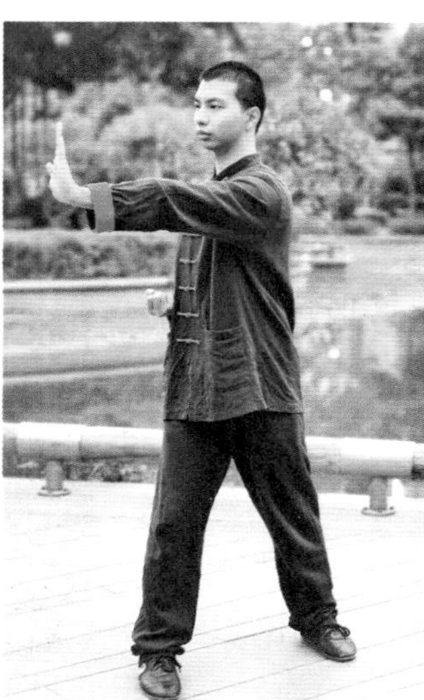
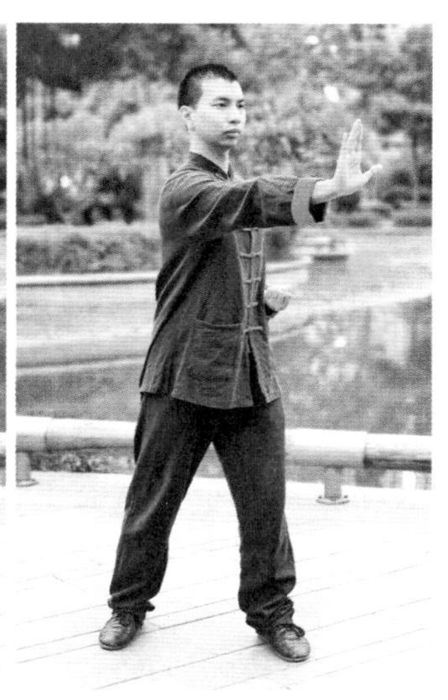

图 2-22　转腰推掌

②左手由拳变立掌向前推出，掌心向前，同时上体右转，右肘尽力向后顶；眼视右前方。

③还原后做右式。

【学练要点】转腰推掌时，上体正直，不能前倾后仰，转腰旋转达到最大幅度，使颈、肩、腰、背部有酸胀感。每日锻炼 2 ～ 3 次，每次练习 10 ～ 15 次。

【功用】该式借助上肢带动上身的左右扭转，锻炼腰部的旋转功能，增强腰肌肌力，改善腰椎稳定。并通过腰的扭动，刺激背部腧穴，起到疏通经络，行气活血的作用。适用于腰部旋转活动受限者。

（4）悬手和腰

【练习方法】

①患者取站立位，两脚开立与肩同宽，两臂上举至 180°，抓握在横杆或门框上，可稍微借力。

②依靠腰部和下肢的力量，先使腰部由左向右顺时针方向转动，而后再由右向左逆时针方向转动。

【学练要点】双手悬挂高度应适中，以两手握紧后足跟能着地站平为宜，同时向上借力，牵张上肢及脊部肌肉、减轻腰椎压力。腰部转动时要求动作协调、柔和有节奏。躯体尽量放松，不可屏气。转动幅度由小及大。每日锻炼 2 ～ 3 次，每次练习左右各转动 5 ～ 10 次。

【功用】该式通过在半悬挂状态下扭转腰部，逐步松解脊柱骨节粘连，加大腰椎间关节、骶髂关节等关节的活动度，在牵伸状态下活动腰部能舒展腰腹经络，活跃局部气血，促进腰部损伤修复。适用于腰椎间盘突出症、腰椎畸形、腰肌疼痛乏力等。

（5）抬腿起坐（图 2-23）

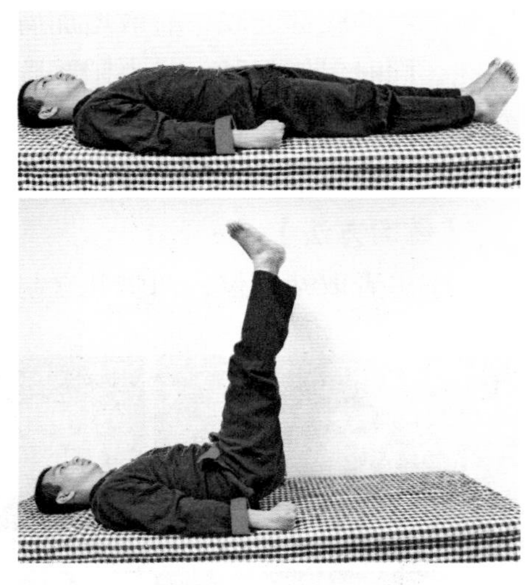

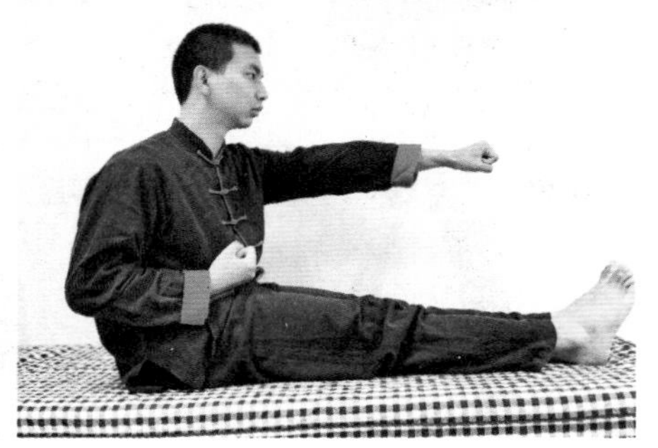

图 2-23 抬腿起坐

【练习方法】

①患者采取仰卧位，两腿伸直，两足并拢，两手握紧拳头。

②两腿伸直，尽量向上抬起。当上抬到 90° 位置时，稍停片刻。

③两腿同时放下，与此同时，上身顺势昂首起坐，双手交替向前出拳。

④最后上身缓缓躺平。

【学练要点】双腿放下与昂首起坐的动作需紧密结合、同时完成。出拳时腰背需尽量前屈，两肩放松，两拳要用力出击，配合腰身拧转。每日锻炼 2 ～ 3 次，每次练习左右各转动 5 ～ 10 次。

【功用】该式通过抬腿和仰卧起坐的动作锻炼腰腹肌群，提升腰椎稳定性。通过用力出拳带动腰身前屈、拧转，提升腰椎前屈和左右旋转的功能。

（6）俯卧背伸（图 2-24）

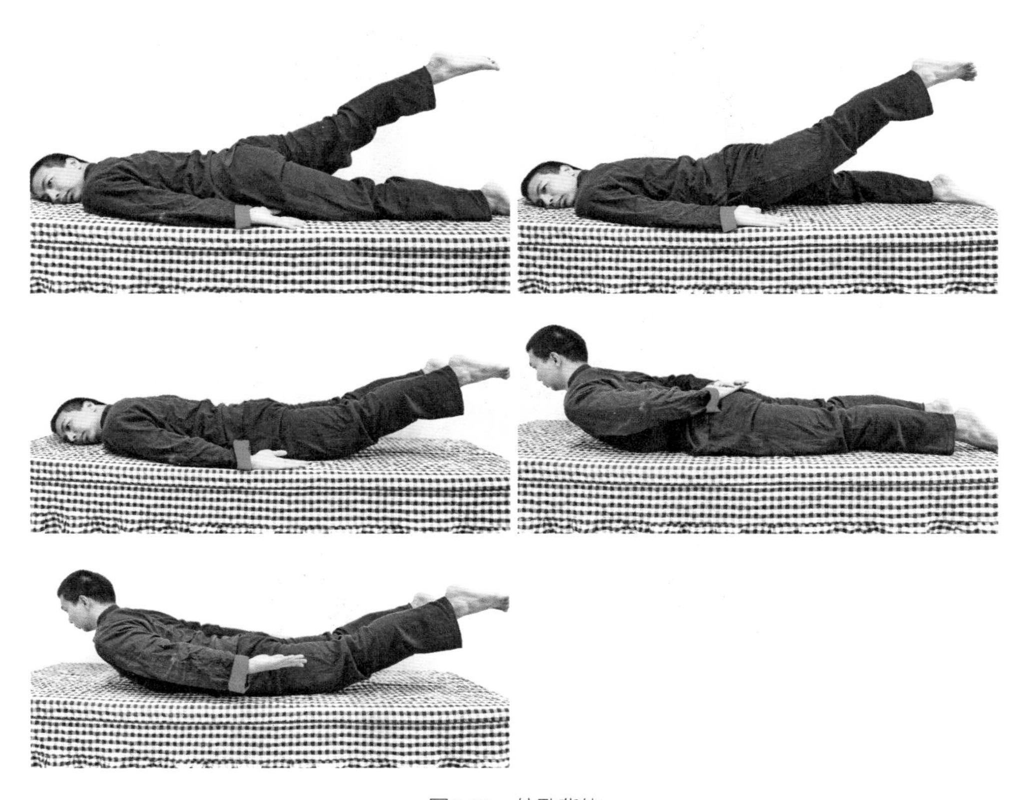

图 2-24　俯卧背伸

【练习方法】俯卧，头转向一侧。两腿交替向后做过伸动作；两腿同时做过伸动作；两腿不动，上身躯体向后背伸；上身与两腿同时背伸。还原，自然呼吸。

【功用】本法是腰背锻炼的最基本动作，对腰部功能有重要作用，可在疾病早期就开始锻炼。

（7）风摆荷叶（图 2-25）

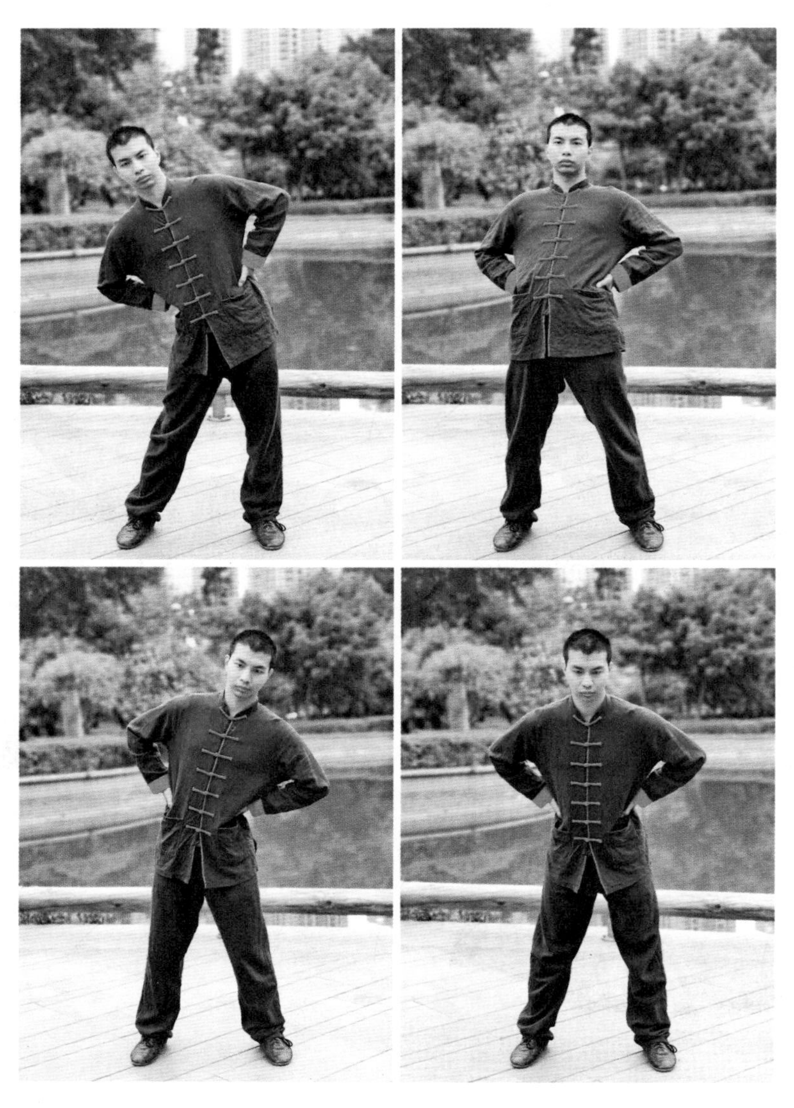

图 2-25 风摆荷叶

【练习方法】两脚开立，比肩稍宽，两手叉腰，拇指在前。腰部自左向前、右、后做回旋动作；再改为腰部自右向前、左、后回旋，两腿始终伸直，膝部勿屈，两手轻托护腰部，回旋的圈子可逐渐增大。

【作用】锻炼腰部肌肉，疏通气血，缓解腰部功能活动受限。

（8）扶膝推掌（图 2-26）

【练习方法】两脚开立，比肩稍宽，两手下垂。上身下俯，两膝稍屈，右手向右上方撩起，头随之向右上转，眼看右手，左手虚按右膝；上身仍下俯，两膝仍稍屈，左手向左上方撩起，头随之向左上转，看左手，右手下放虚按左膝。头部左或右转时吸气，转回正面时呼气，转动时不要用力，手臂撩起时动作要慢，手按膝不要用力。

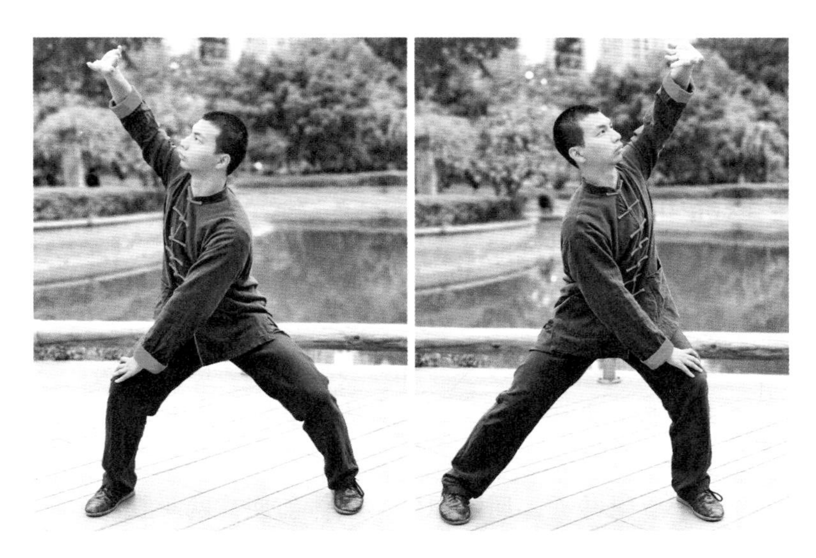

图 2-26 扶膝推掌

【功用】增强腰背肌肉力量及灵活性，具有固肾、舒展全身筋脉等作用。

（9）左右下伏（图 2-27）

【练习方法】两脚开立，比肩稍宽，两手叉腰。四指在前，两肘撑开。右腿屈曲下弯，左腿伸直；还原；左腿屈曲下弯，右腿伸直；还原。上体伸直，两眼平视前方，初练时膝部不必过分下弯。

【功用】增强腰部、髋部、腿部的肌力及韧带力量，同时可辅助治疗髋关节及附近肌肉的萎缩、疼痛。

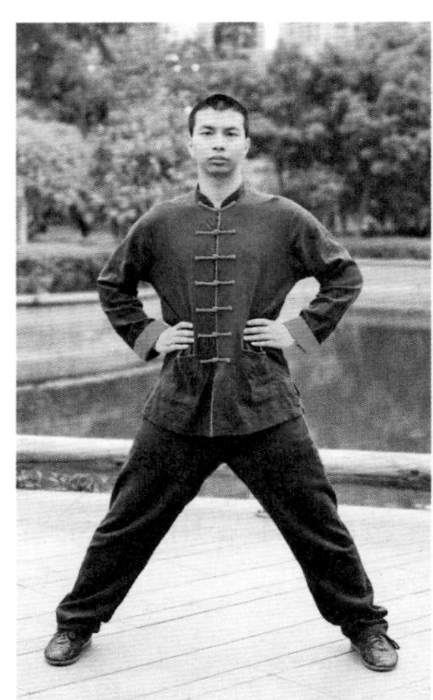
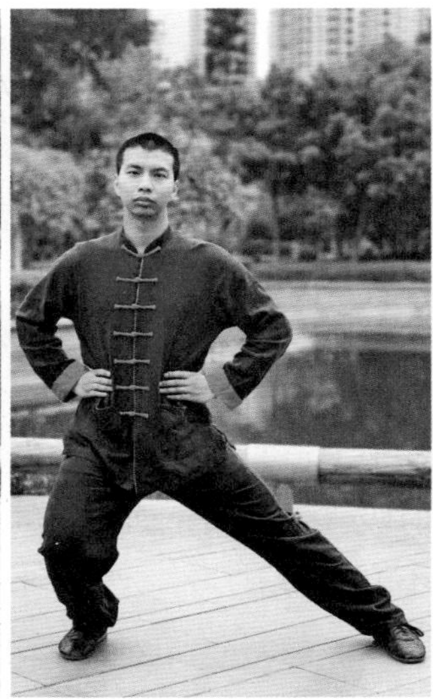
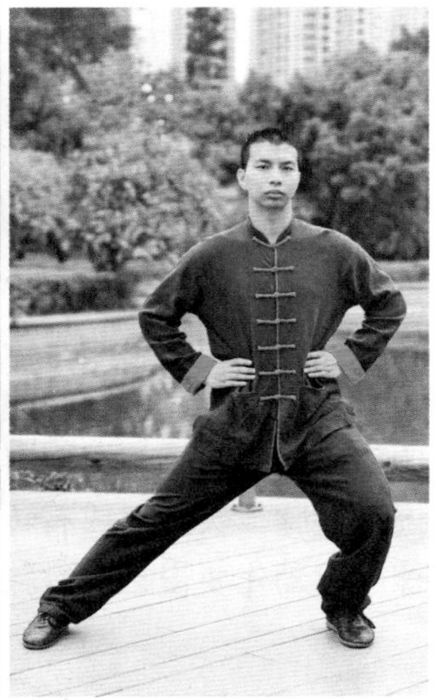

图 2-27 左右下伏

（四）髋部功法

1．髋部保健操

（1）预备式

【练习方法】全身放松，两脚开立，与肩同宽，两腿微屈，含胸拔背，虚领顶劲，舌顶上腭，两眼微闭，两手自然垂于体侧。

（2）左右转膝（图 2-28）

【练习方法】双腿并立，屈髋屈膝，上体前屈，两手扶膝，眼视前方。两膝顺时针方向环转 16 周，再逆时针方向环转 16 周。恢复预备式。转膝速度宜缓，动作连贯均匀，幅度尽可能大。

【功用】本式通过膝关节的环转运动，滑利髋、膝、踝关节，增加滑液分泌，改善软骨功能，提高下肢灵活性。

（3）俯蹲伸腿（图 2-29）

【练习方法】双腿并立，上体前俯，两手扶膝，指尖相对，双腿伸直，目视前方。屈膝下蹲，两手相叠下按脚背。两手不离脚背，两腿尽力伸直，仰颈目视前方，持续 5 秒。双手循双腿外侧上捋，同时上身缓缓直立。重复上述动作 6 次。恢复预备式。

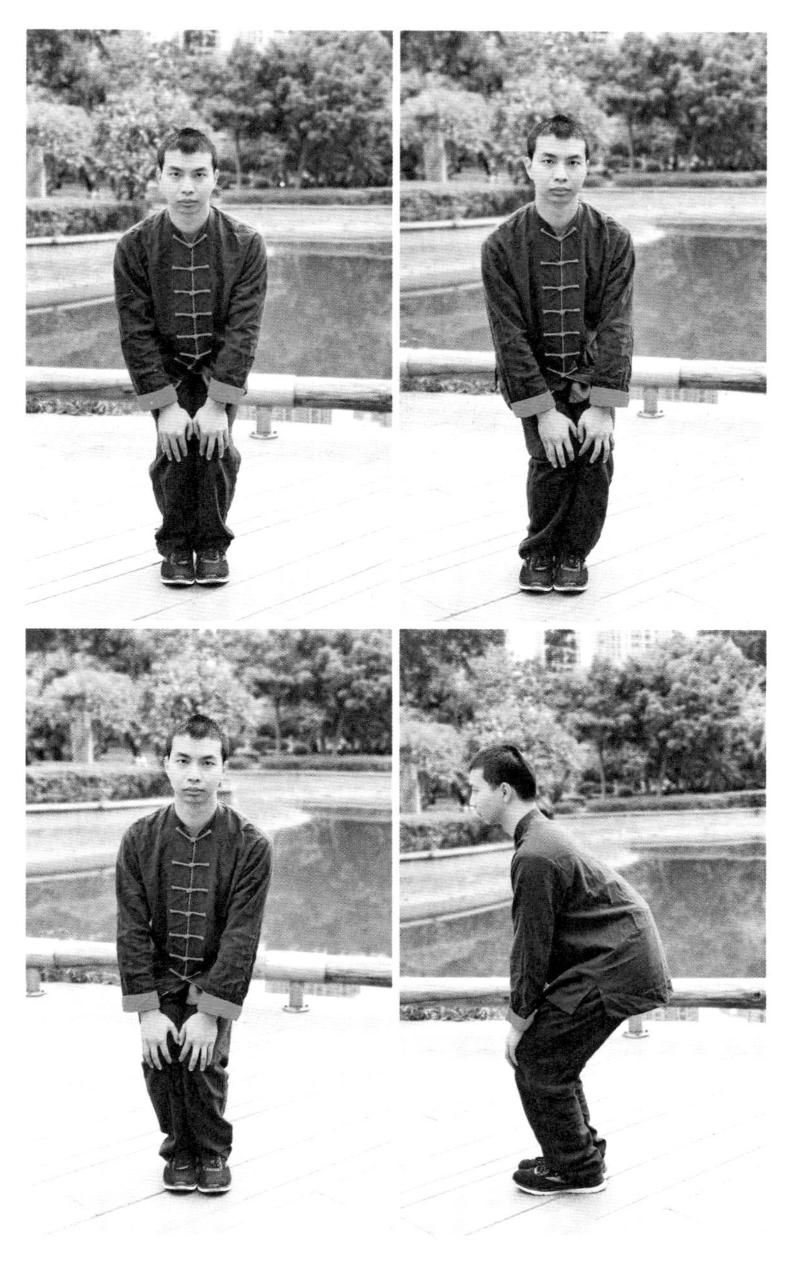

图 2-28　左右转膝

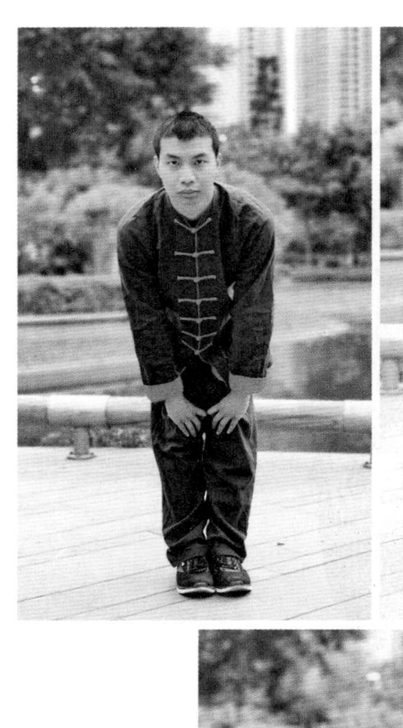
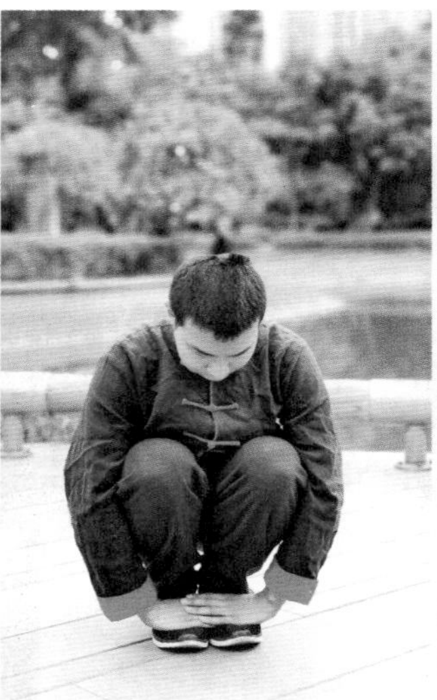
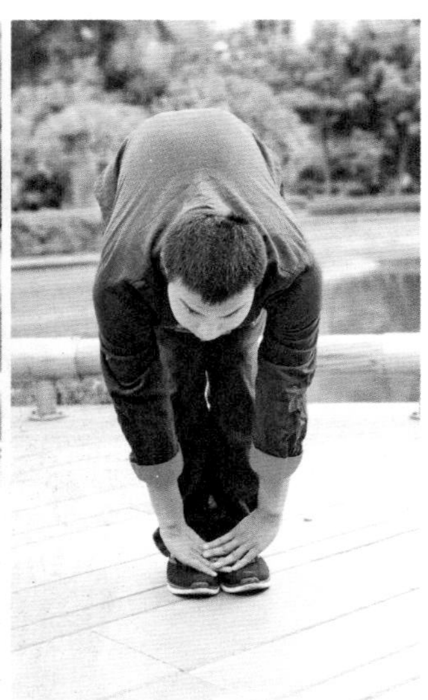
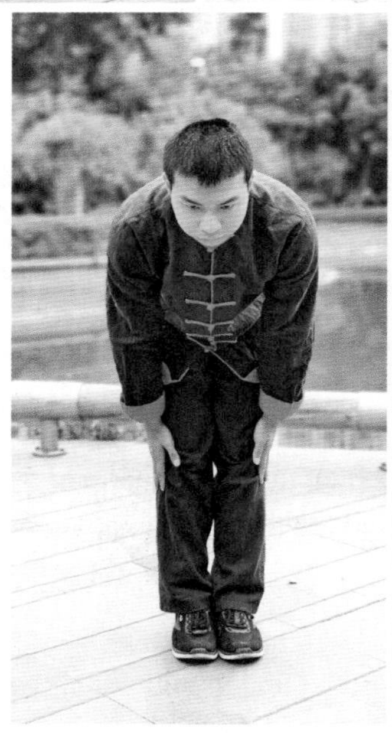
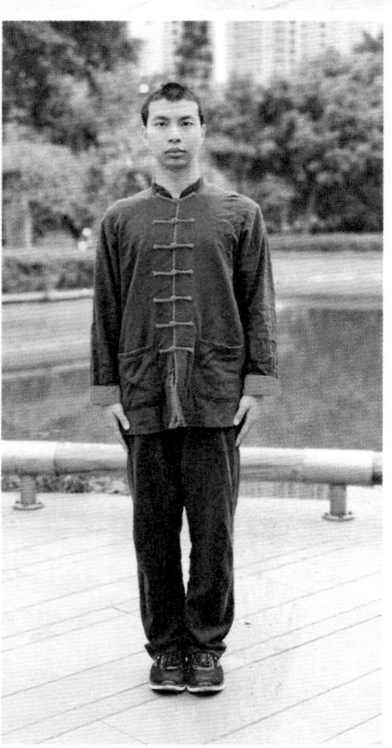

图 2-29 俯蹲伸腿

【功用】本式通过蹲起动作，可增强腰背肌及下肢肌群力量，结合俯仰、摩熨，疏通活跃督脉及足三阳经气血。

（4）雄关漫步（图 2-30）

【练习方法】双腿并立，两手叉腰。左脚向前一步，右脚跟提起，挺胸，

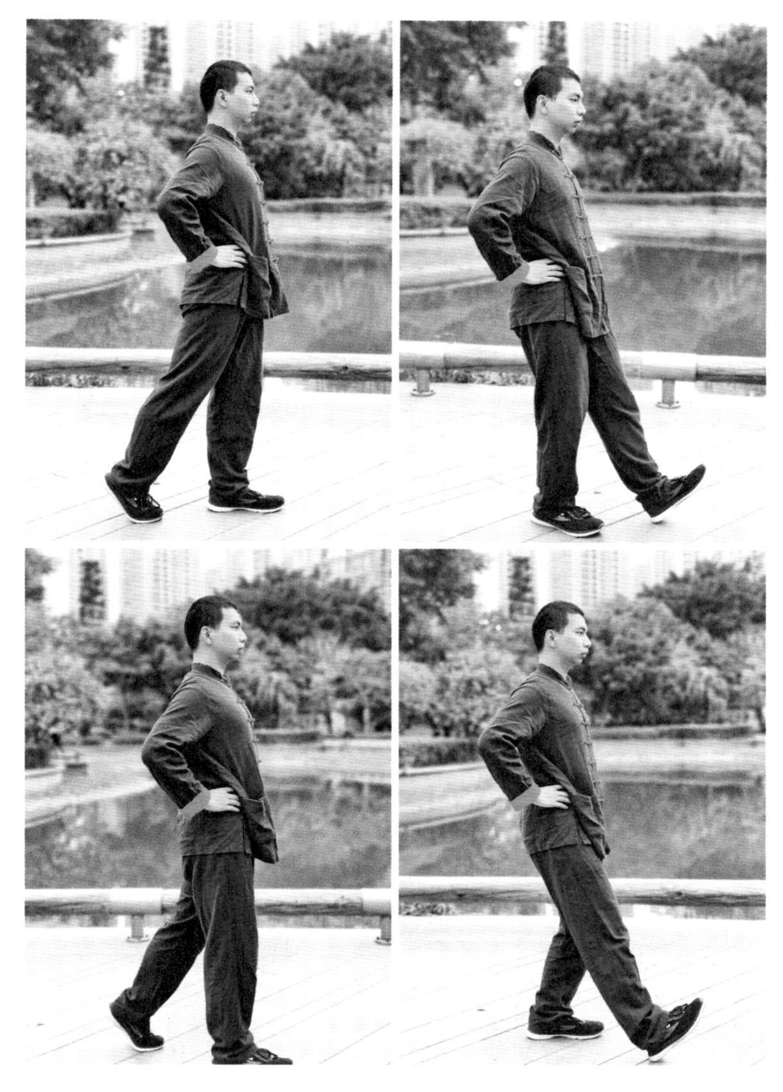

图 2-30　雄关漫步

重心移至左脚。右脚跟着地，稍屈右膝，左脚跟着地，脚背向上背屈，重心后移至右腿。重心前移至左腿，右脚向前一步，左脚跟提起，挺胸，重心移至右脚。左脚跟着地，稍屈左膝，右脚跟着地，脚背向上背屈，重心后移至左腿。左右各迈 6 步，恢复预备式。

【功用】本式通过全身的整体协调运动增强腰背肌肉及下肢肌群力量；恢复机体功能，提高运动协调能力；强腰固肾，增加腰、膝、踝关节的灵活性。

（5）胸前抱膝（图 2-31）

【练习方法】双腿并立，左脚上一步，身体重心移至左腿，呈左弓步，右脚跟踮起，两臂前举，手心相对，抬头挺胸。两臂经体侧下落，同时提右膝，两手紧抱右膝尽量靠拢胸部，上体挺直，左腿伸直独立。两臂前上举，右腿后落。重心移至右腿，左腿后退还原成预备式。重复右式，左右各重复 3 次。恢复预备式。

【功用】本式通过重心移动和独立动作，增强下肢肌肉力量，提高机体平衡及协调能力；挺身独立抱膝，增加髋膝关节的活动度，舒筋通络，强筋壮骨。

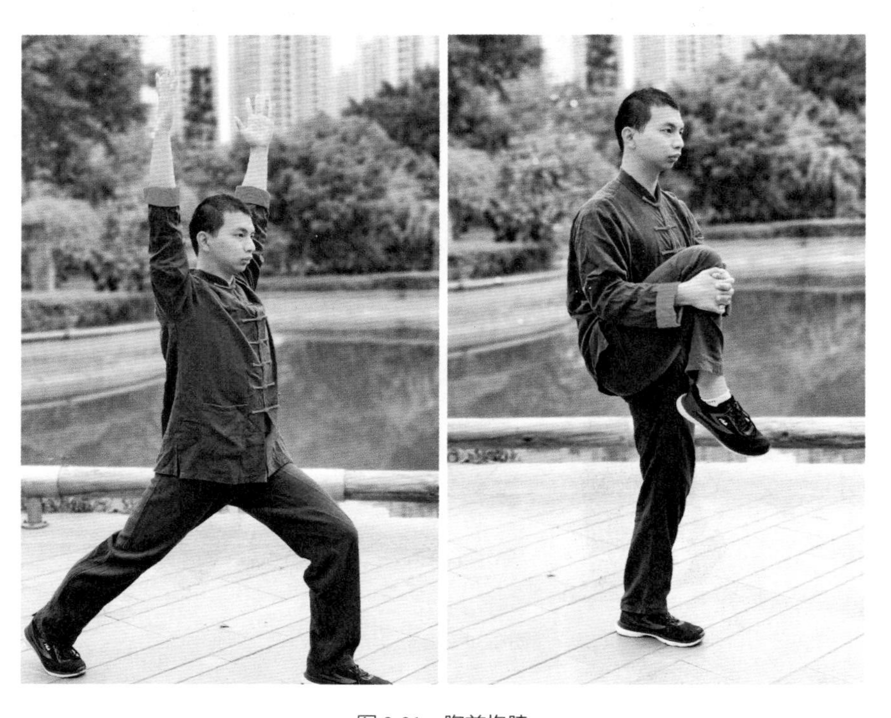

图 2-31　胸前抱膝

2．髋部练功法

（1）踏空导引（图 2-32）

【练习方法】患者仰卧位，双手置于体侧，髋关节与膝关节同时屈曲，小腿悬于空中。左腿伸髋伸膝，右腿屈髋屈膝，至极限后左腿屈髋屈膝，右

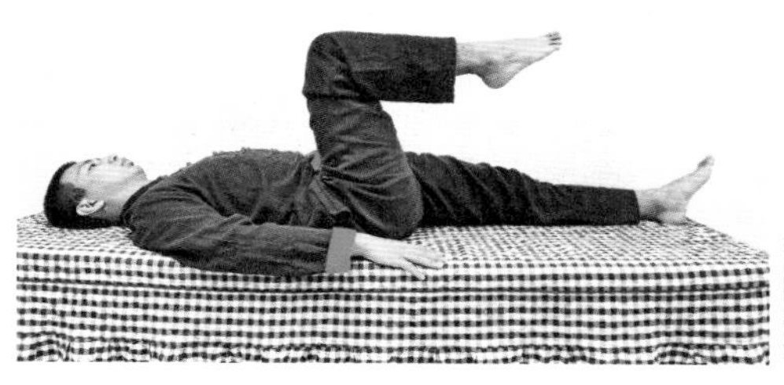
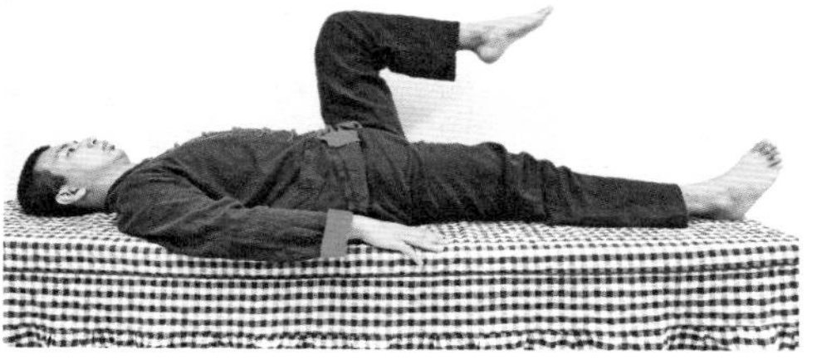

图 2-32 踏空导引

腿伸髋伸膝。

【学练要点】髋膝关节交替屈伸时动作宜缓，伸髋伸膝时应尽力伸直，屈髋屈膝时大腿应尽力贴近胸腹。左右各 10 ～ 15 下为一组，每天训练 2 ～ 3 组。

【功用】本式通过无负重的髋膝关节屈伸运动，充分锻炼髋膝关节的屈伸功能，能有效增强下肢肌力，增加髋膝关节活动度。

（2）独立甩腿（图 2-33）

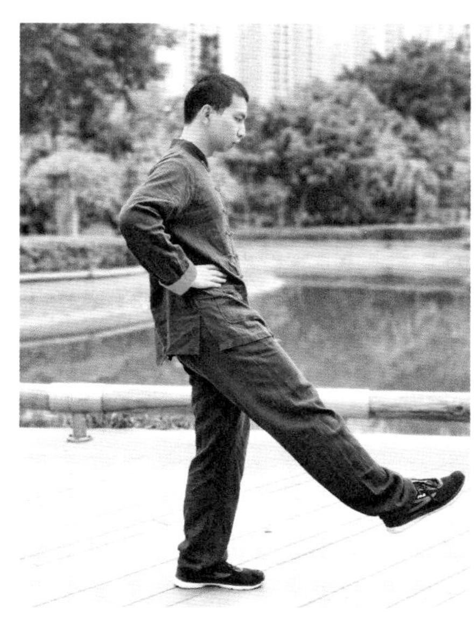
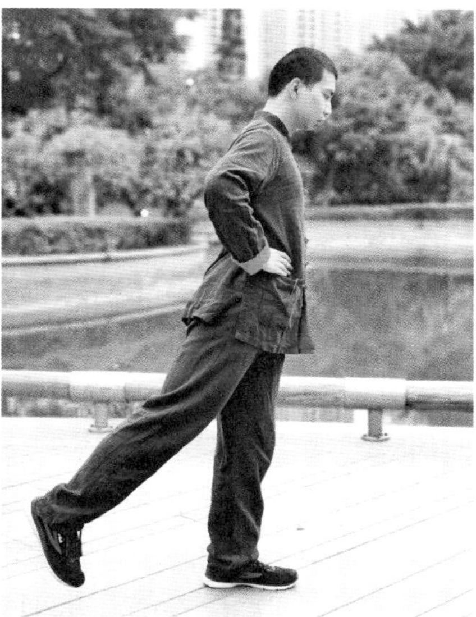

图 2-33 独立甩腿

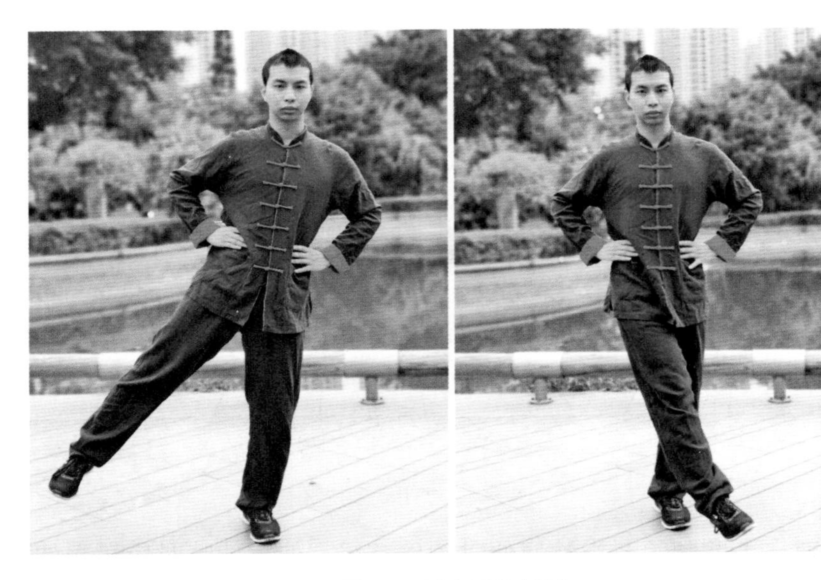

图 2-33 独立甩腿（续）

【练习方法】患者直立，两脚开立，双手撑腰，两目向前平视。重心移向健侧，使患侧下肢离地，先前后踢动，再左右横展摆动。

【学练要点】进行训练时需注意环境安全，也可寻扶手稳定身体。摆动患肢时应保持身体正直稳定并尽力活动到极限。前后踢动和左右摆动各完成一次作为 1 节，每次 5 ～ 10 节，每日锻炼 2 ～ 3 次。

【功用】本式通过晃动髋关节，恢复髋关节功能，所有动作包括前屈、后伸、内收与外展，可在无负重状态下增加髋关节活动度，并能松解髋部粘连，舒筋活络，滑润关节。适用于髋关节活动受限或关节疼痛者。

（3）三起三落（图 2-34）

【练习方法】患者直立，两臂屈肘，两手握拳护于两胁。两膝逐步屈曲下蹲，同时两手前推并放开拳头，掌心向下，两目平视。当髋关节不能再屈曲时，停留片刻。翻掌向上用力后收同时握拳，慢慢立起，待立直时两拳正好收回两胁。

【学练要点】蹲起过程中，躯干应保持原式，切勿随着蹲起俯仰。上肢的推收与下肢的蹲起应自然协调，缓慢均匀。全程自然呼吸，不能屏气。一蹲一起为一节，每次 3 ～ 6 节，每日锻炼 2 ～ 3 次。

【功用】本式通过屈伸动作，有效增强下肢肌力，锻炼髋膝关节的屈伸

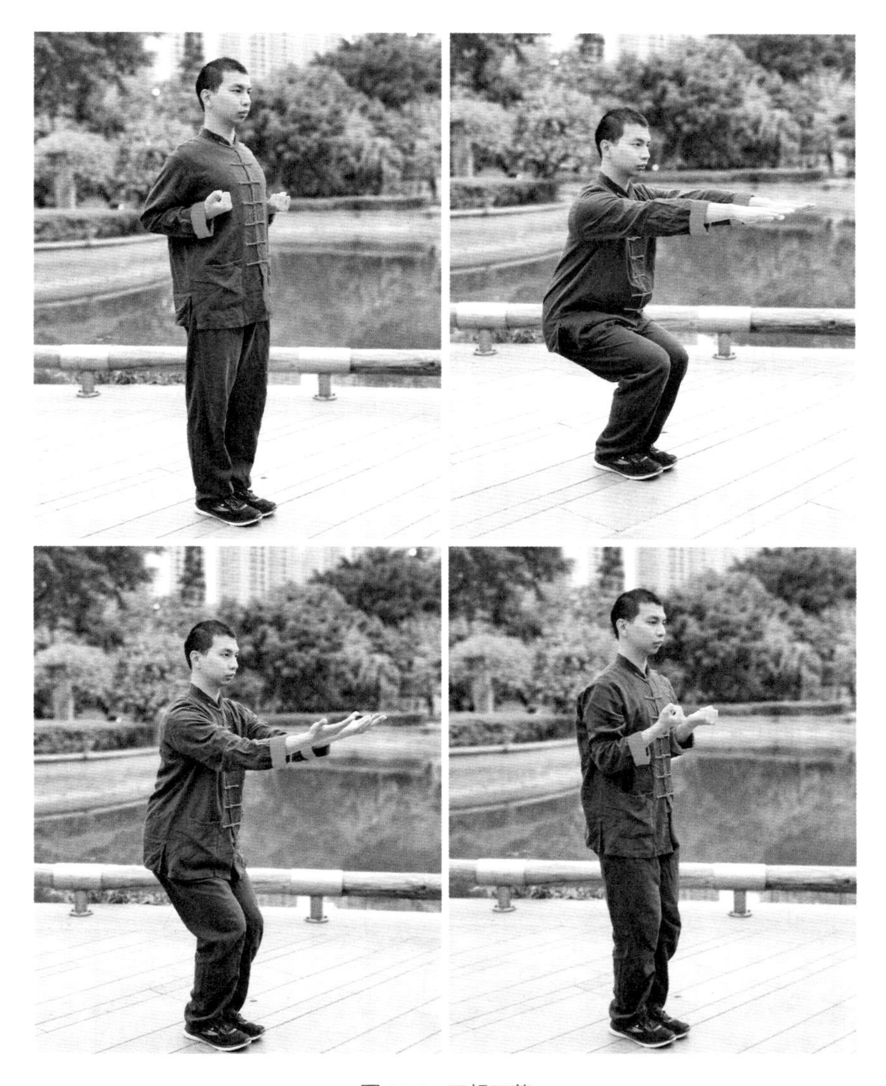

图 2-34　三起三落

功能。并能疏通足三阴、足三阳经，运通气血。适用于髋关节活动受限或下肢肌力下降者。

（4）展膝导引（图 2-35）

【练习方法】患者仰卧位，双腿并拢，屈髋屈膝，足底放于床面。两膝分开向两侧外展，达到极限后固定数秒，再将两膝合拢到原位。

【学练要点】练习时应全身放松，自然呼吸。外展里合为 1 节，每次

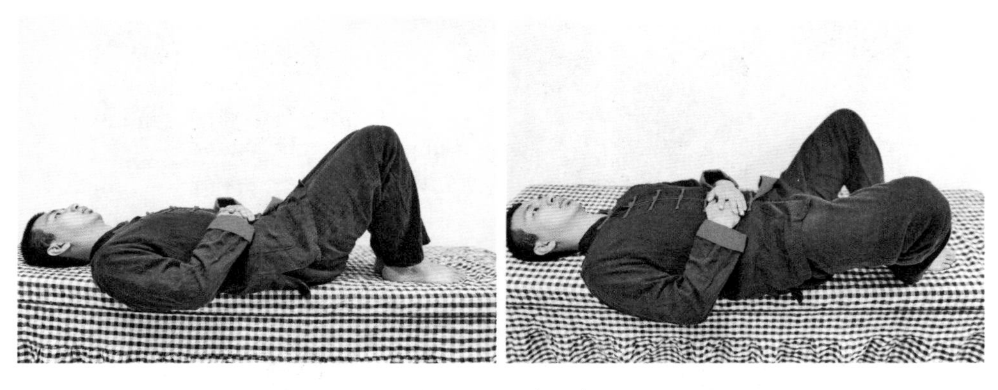

图 2-35 展膝导引

10 ～ 15 节，每日锻炼 2 ～ 3 次。

【功用】本式锻炼髋关节外展功能。适用于髋关节损伤后外展内收功能受限者。

（五）膝部功法

1．弹膝导引（图 2-36）

【练习方法】患者站立位，两脚并立，屈髋屈膝，上体前屈，两手扶膝。两膝同时用力使膝关节猛然向后挺直，从屈曲位变为过伸挺直位。在向后挺直的同时，两足所站的位置也跟着向后移动。

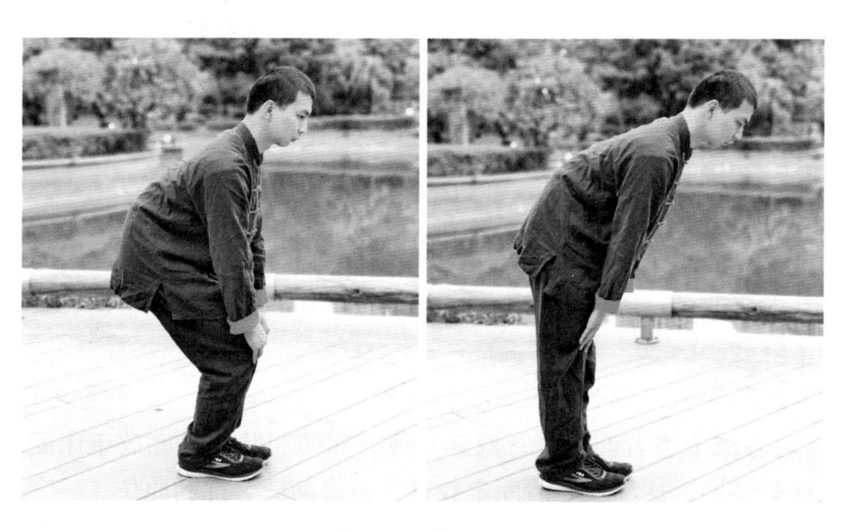

图 2-36 弹膝导引

【学练要点】突然挺直时膝关节可能有活动响声，或稍有疼痛感，这都是正常现象。一屈一挺作为 1 节；症状轻者每次 5 ～ 10 节，症状重者酌减，每日锻炼 2 ～ 3 次。

【功用】本式通过膝关节的突然过伸等运动，锻炼膝关节的屈伸功能，灵活关节。并能调节膝关节内外平衡，润滑筋膜，分离粘连。适用于行走屈伸不便，关节活动滞涩，上下楼梯不便者。

2．伸膝导引（图 2-37）

【练习方法】患者取坐位，坐于床边或高凳上，膝关节以下置于体外，两手撑好维持上身姿势。两膝同时向前伸，伸到极限时维持 3 秒。两膝同时向后屈，屈至极限时维持 3 秒。

【学练要点】初练者可在两膝间夹一水瓶，感受膝关节发力。一屈一伸为 1 节，每次练习 20 ～ 30 节，每日练习 2 ～ 3 次。

【功用】本式通过膝关节的屈伸动作，增加膝关节的活动度，增强股四头肌及股二头肌等伸屈肌群的肌力。并能润滑与松弛筋膜，舒筋活血。适用于膝关节损伤后筋膜粘连，屈膝活动受限制者。

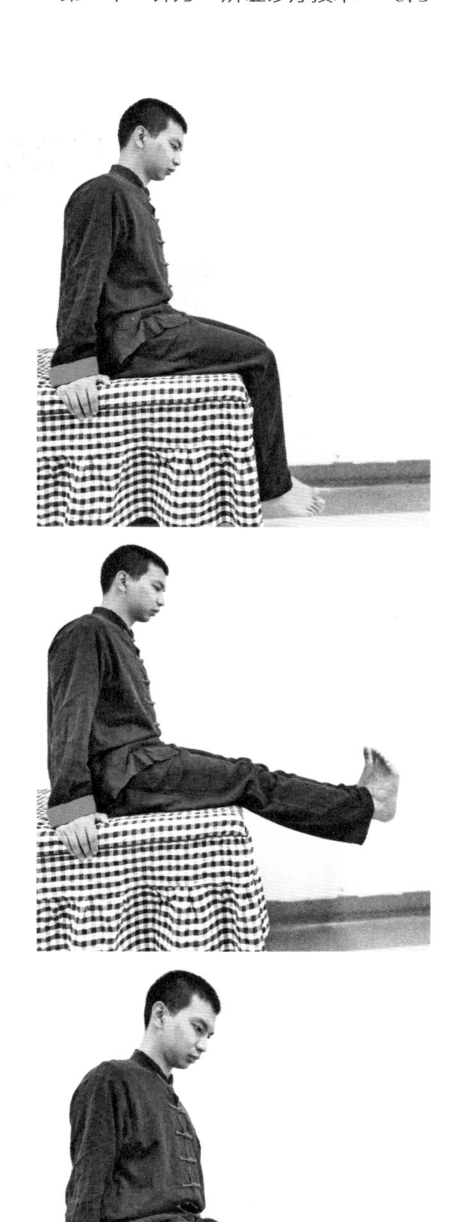

图 2-37　伸膝导引

五、南少林手法

（一）颈部手法

1．牵伸类手法

（1）牵颈摇头法（图 2-38）

【体位】患者端坐，医者立其身后，

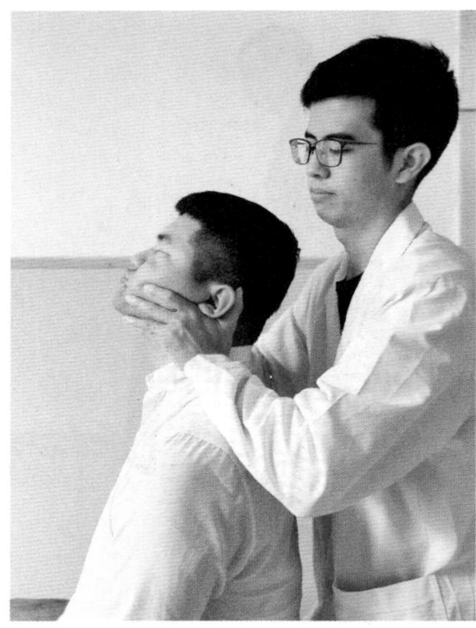
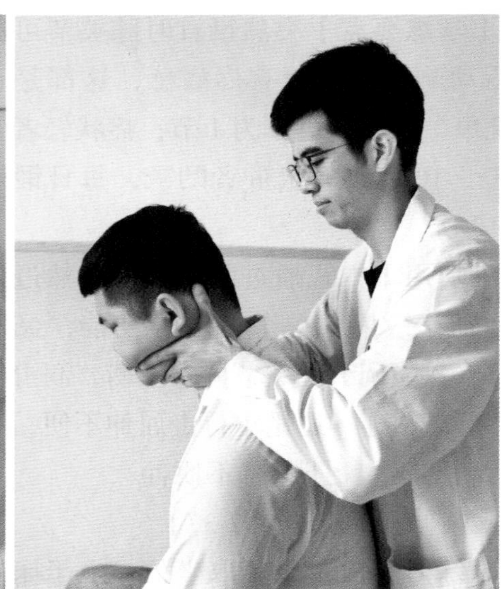

图 2-38 牵颈摇头法

双手拇指置于患者耳后乳突处，其余四指托住下颌。

【手法】医者双前臂压住患者双肩，双手腕立起，牵引颈椎，在维持牵引下先左右摇转头部 3 ～ 5 次，然后再做头部前屈、后伸运动 3 ～ 5 次。

【动作要领】

①摇动的幅度应控制在人体生理活动范围内，并由小到大，逐渐增加。

②摇动的速度宜缓慢。

③摇动方向可以按顺时针方向，也可按逆时针方向，或顺、逆时针方向各半。

④摇动时施力要协调、稳定。

【注意事项】

①若受术者出现头晕等不适症状，应立即停止。

②年老体衰及高血压者慎用或禁用本法。

【功用】牵颈摇头法可以缓解颈肩背部肌肉痉挛，使椎间隙、椎间孔增大，减轻椎间盘压力及其对神经根的压迫，增加颈部各方向活动度，有利于恢复颈部功能及颈部生理曲度。

（2）揉颈旋头法（图 2-39）

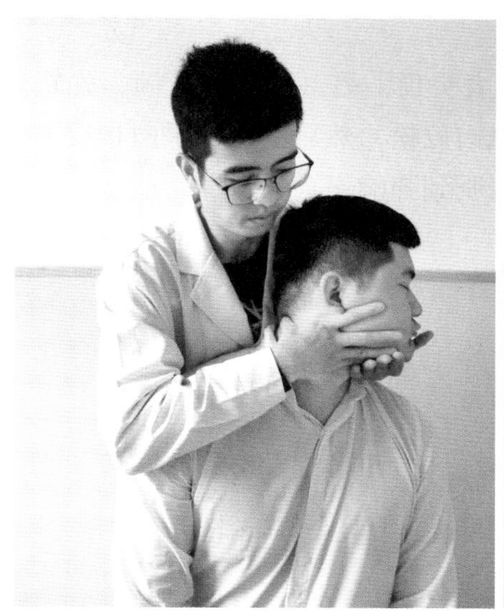
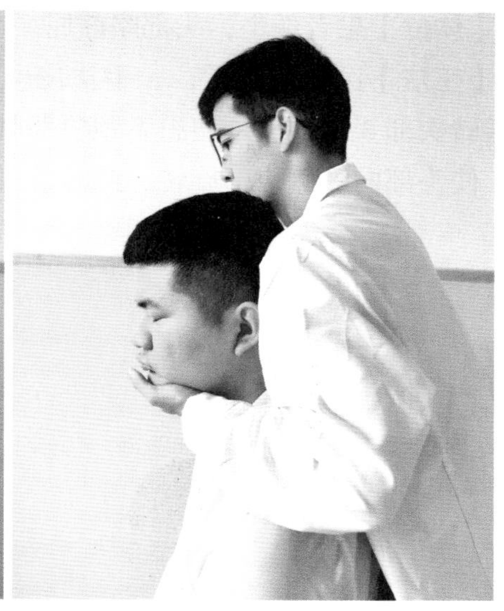

图 2-39 揉颈旋头法

【体位】患者端坐，医者立其后，医者一手拇指按在患者颈部痉挛的肌肉处，另一手托住患者下颌，保持颈椎牵引力，同时用肩部顶住患者伤侧颞枕部以固定头部。

【手法】医者一手按揉颈部痉挛的肌肉，另一手托住下颌骨，将患者头部缓缓向健侧旋转。

【动作要领】

①旋转的速度宜缓慢。

②操作过程中切忌只揉不旋或只旋不揉，避免乱施重力，尤其是旋转过程中，并嘱患者密切配合，放松颈项。

【注意事项】

①若受术者出现头晕等不适症状，应立即停止。

②年老体衰及高血压者慎用或禁用本法。

【功用】揉颈旋头法可以缓解肌肉痉挛，使椎间隙、椎间孔增大，减轻椎间盘压力及其对神经根的压迫。

2．整脊类手法

（1）快速旋颈法（图 2-40）

【体位】患者端坐，头部略前屈。

【手法】医者立其后，一手扶住患者头顶，另一手托住下颌，先轻轻左右摇转头部 3 ～ 5 次，使患者颈项部肌肉放松，然后医者双手向相反方向用力，使头部向一侧快速旋转，此时常可听到弹响声。

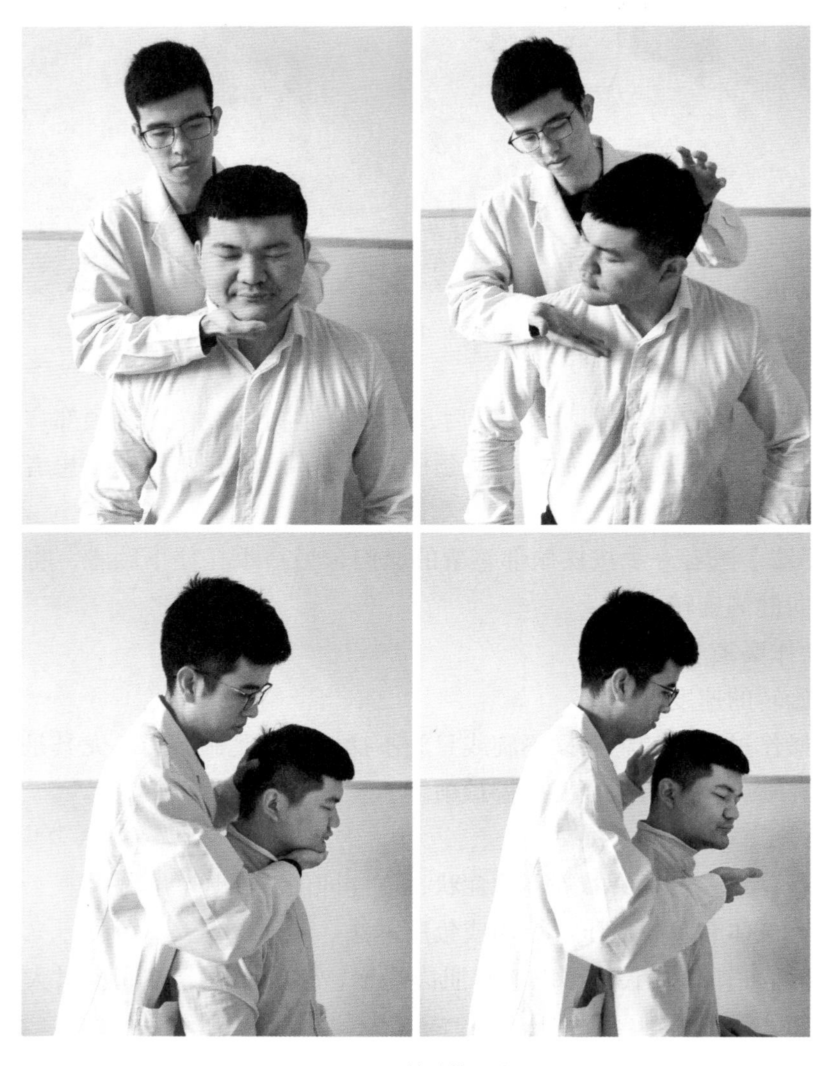

图 2-40 快速旋颈法

【动作要领】

①不可用蛮力与暴力。

②旋转过程中，嘱患者密切配合，放松颈项。

【注意事项】

①不可强求关节弹响声。

②有严重骨质疏松、骨质增生者慎用或禁用。

【功效】快速旋颈法作用的节段较多，作用点较分散。适用于上颈段颈椎关节紊乱，和棘突或横突旋转移位等。

（2）卡颈侧扳法（图 2-41）

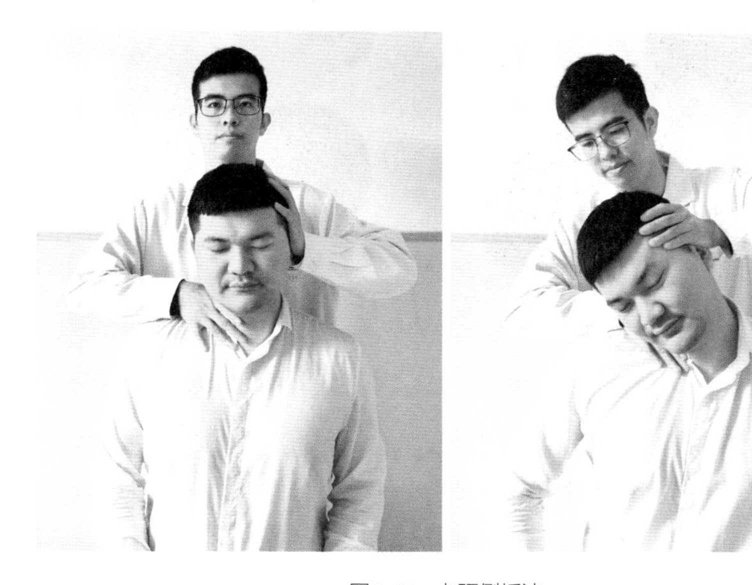

图 2-41　卡颈侧扳法

【体位】患者端坐，医者立其后。

【手法】医者一手虎口卡压患侧颈根部，另一手按住对侧头顶部，两手相对用力侧推，使颈部侧屈的活动度逐渐增大，当达到一定幅度感到有阻力时，再稍加力量快速侧推，常可听到弹响声。

【动作要领】

①患者颈前屈 10° ～ 15° 为宜。

②不可用蛮力与暴力。

③侧扳过程中，嘱患者密切配合放松颈项。

【注意事项】

①不可强求关节弹响声。

②有严重骨质疏松、骨质增生者慎用或禁用。

【功用】纠正中颈段小关节紊乱和关节错位。

（3）定点旋颈法（图 2-42）

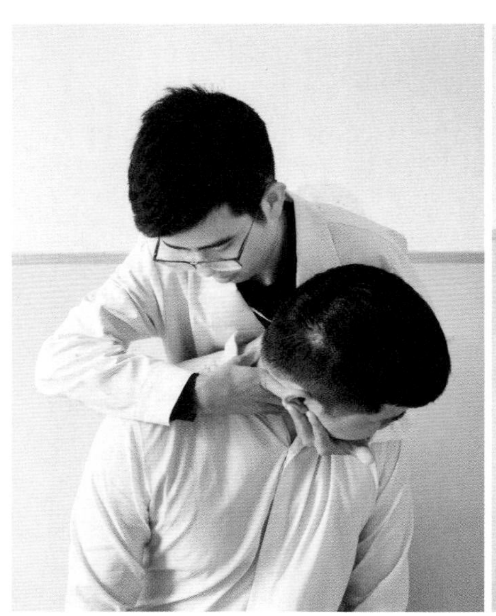
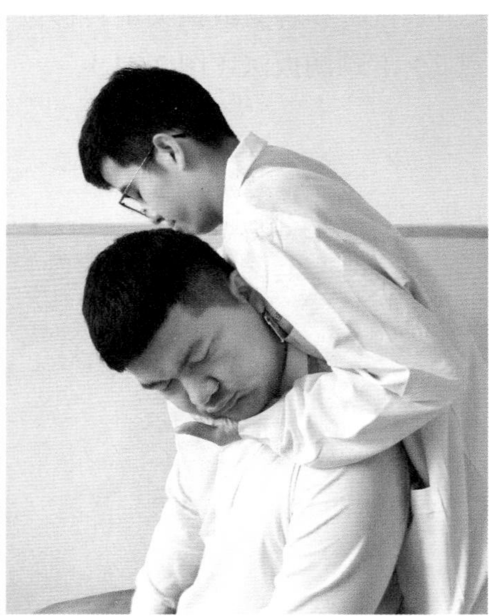

图 2-42 定点旋颈法

【体位】患者端坐，医者立其后，一手拇指顶住高起且有压痛的棘突或横突，其余四指轻扶健侧颈项部，另一手先使患者头颈部前屈 35°，再向健侧偏 45°（或患者能忍受的最大限度），医者上半身躯体前俯，用前胸按压住患者头部，以保持患者头颈部前屈、侧偏的姿势。

【手法】医者手掌托扶患者下颌，将患者头颈部向患侧外上方扳动，使头颈部沿矢状轴旋转 45°；与此同时，医者顶抵棘突或横突之拇指用力向健侧顶推，此时可听到颈椎的弹响声，同时觉指下棘突或横突向健侧位移。

【动作要领】

① $C_{1\sim2}$ 取患者点头位或略后仰位，$C_{3\sim5}$ 取自然低头位 20° ～ 30°，$C_{6\sim7}$ 取尽量屈颈低头位 30° ～ 45° 为宜。

②不可用蛮力与暴力。

③旋颈过程中，嘱患者密切配合，放松颈项。

【注意事项】

①不可强求关节弹响声。

②有严重骨质疏松、骨质增生者慎用或禁用。

【功用】纠正椎体棘突或横突旋转移位及小关节紊乱等。

（二）肩部手法

1．肩部点穴法（图 2-43）

【手法】患者取坐位，医者用拇、食、中指指尖或近侧指间关节屈曲背突处点按天宗、肩髃、肩贞、肩髎、肩井等穴，逐渐加压，由轻到重，稳而持续，以酸胀为度。

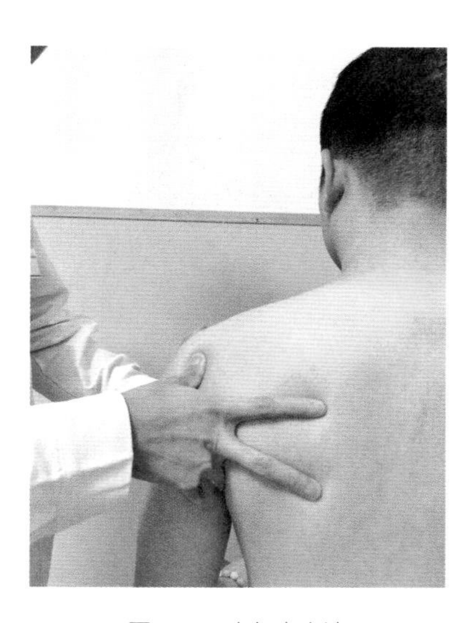

图 2-43　肩部点穴法

【功用】接触面积小，刺激量中等，适用于颈肩肌肉损伤者，具有舒筋活络、行气活血、调和脏腑、平衡阴阳等功用。

2．肩部拨络法（图 2-44）

【手法】患者取坐位，医者用拇指或其他手指的指端用力，深按于患者肩部肌肉、肌腱上，做如弹拨琴弦样地往返拨动，使患者有酸胀感并以能忍受为度。拨动方向与肌纤维走行方向垂直，即纵行纤维做横向拨动，横行纤维做纵向拨动。拨动频率可快可慢，速度要均匀，用力要由轻到重，再由重到轻，刚中有柔。

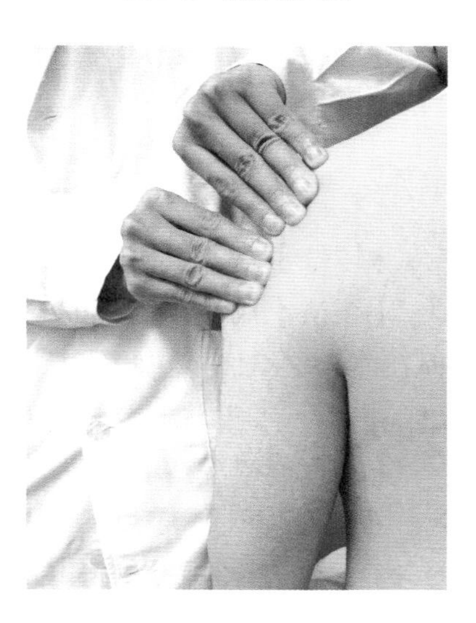

图 2-44　肩部拨络法

【功用】本法刺激量较强，可起到缓解

痉挛、松解粘连的作用。

3．肩部牵抖法（图 2-45）

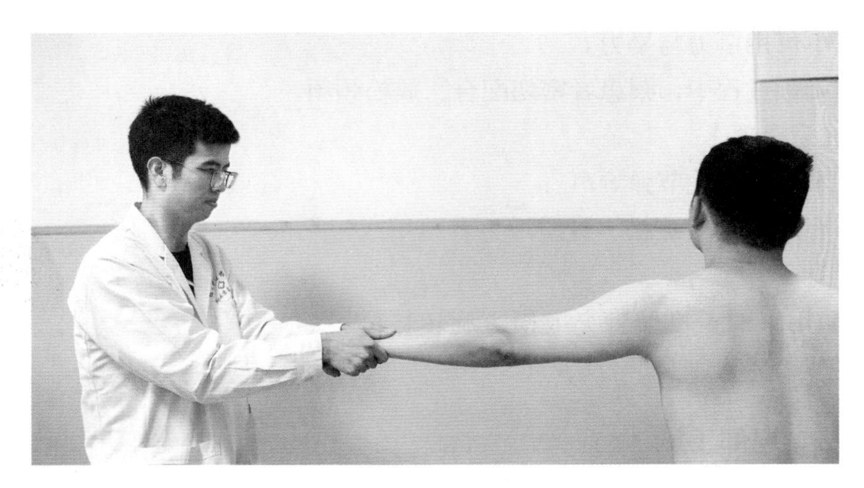

图 2-45　肩部牵抖法

【手法】患者取坐位，医者用手握住患者小臂远端，先轻轻牵拉或提起，然后沿单一方向，稍用力做小幅度呈波浪形的上下抖动。操作时动作要连续，抖动幅度要小，频率要快，每分钟 200 次左右。

【功用】具有舒筋活络、放松肌肉、滑利肩关节的作用。

（三）腰部手法

1．理筋手法

（1）点压法

【体位】患者取端坐或俯卧位，医者位于患侧。

【手法】用中指为主的一指点法，或用拇、食、中三指点法，或用五指捏在一起，组成梅花状的五指点法。治疗时，应将自身的气力运到指上，以增强指力。手指与患者皮肤呈 60° ～ 90°。

【动作要领】

①用力的大小要根据患者的病情、体质、施术的部位来决定。

②力度要控制在患者可承受的范围内，由小到大，逐渐增加。

③施术时腕、肘、肩各关节要协调配合。

【注意事项】

①本法是一种较强的刺激手法，在施术过程中，患者如有不适，应立即停止。

②有重要脏器的部位应慎用此法，如用时要适当减轻力量。

【功用】本法具有疏通经络、宣通气血、调和脏腑、平衡阴阳的作用。

（2）擦法

【体位】患者取端坐或卧位，医者位于患者的右侧。

【手法】用手掌、大小鱼际、掌根或手指在皮肤上摩擦，用上臂带动手掌，紧贴皮肤，动作灵巧而连续不断。

【动作要领】

①施术的力量要大而均匀，动作灵巧而连续，紧贴皮肤，使皮肤有红热舒适感为度。

②适用于腰背部以及肌肉丰厚的部位。

【注意事项】

①施行手法时要用润滑剂，防止擦伤皮肤。

②施术过程中患者如有不适，应立即停止。

【功用】本法可活血散瘀、消肿止痛、温经通络，并具有松解粘连、软化瘢痕的作用。

（3）循经推擦法

【体位】患者取俯卧位。

【手法】医者用推擦手法在患者脊椎两侧太阳经筋及患者臀部和下肢后外侧施术 3 ～ 5 分钟。

【功用】推法用力较大，刺激较强，适用于腰部的风湿痹痛、陈伤旧患及筋肉拘挛等，具有疏通经络、消瘀散结、解除痉挛等功用。擦法动作和缓，刺激量小，多在疼痛部位局限、软组织损伤或强手法后应用，具有解痉镇痛、行气活血、松解肌痉挛等功用。

（4）点穴法

【体位】患者取俯卧位，医者位于患侧。

【手法】医者以拇指或肘尖点压腰阳关、肾俞、大肠俞、环跳、承扶、风市、委中、承山、阳陵泉、绝骨、丘墟、阿是穴等部位。每穴逐渐加压，由轻到重，稳而持续，以酸胀为度，施术 2 ～ 3 遍。

【功用】点穴法接触面积小，刺激量中等，适用于腰肌劳损、腰椎间盘突出症。具有舒筋活络、行气活血、调和脏腑、平衡阴阳等功用。

（5）腰部牵抖法（图 2-46）

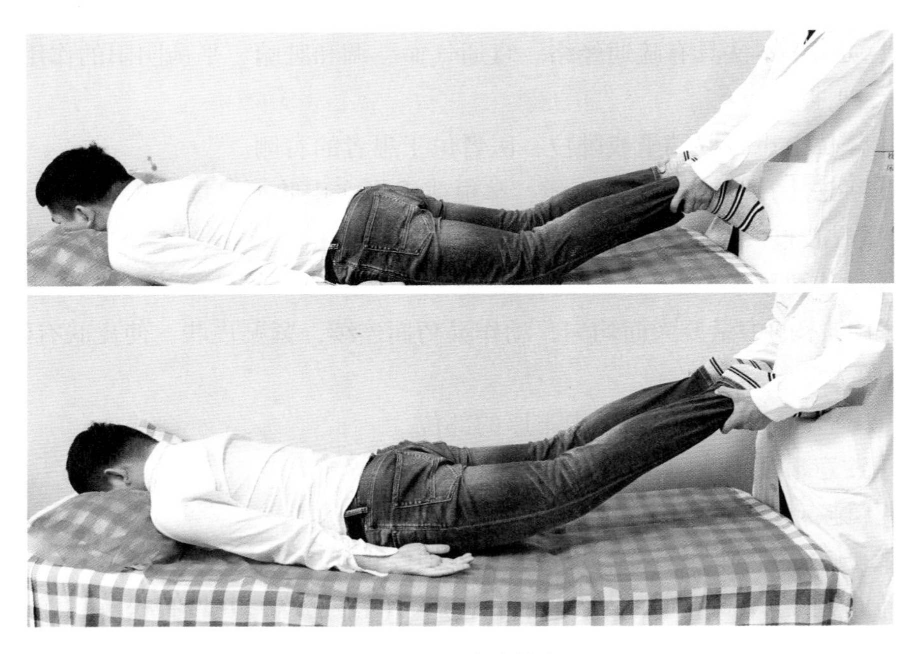

图 2-46 腰部牵抖法

【体位】患者俯卧，双手用力抓住床头，医者站床尾，脚下垫高，面对患者。

【手法】医者双手分别握住患者双踝上部，并用力向后牵拉，医者上身可后仰，以增加牵引力，然后将患者身体左右摆动，待患者腰部放松时，突然向上提拉踝部，将臀部抖起，离床 10 ～ 20cm，并用力牵拉，重复操作 3 ～ 5 次，抖动幅度可由小到大。

【功用】腰部牵抖法适用于急性腰扭伤、重症腰椎间盘突出症等，具有松弛腰部肌痉挛、扩大椎间隙、解除神经根受压等功用。

2．牵伸类手法

（1）屈伸法

【体位】上肢屈伸法时患者取坐位，下肢屈伸法时患者取卧位，医者位于患侧。

【手法】医者一手握患者肢体远端，一手固定关节部，然后缓慢、均匀、持续有力地做被动屈伸或外展、内收活动，在屈伸关节时，要结合拔伸或按压力。

【动作要领】

①本法是针对屈伸功能活动障碍的关节，如内收、外展功能受限，可加用被动外展、内收的手法。

②用力要恰到好处、刚柔并济，防止造成患者的损伤。

【注意事项】

①特殊情况下可做过度的屈曲或收展手法来分离粘连，但应防止造成骨折等并发症。

②力度应根据患者的病情、体质、部位调整，施术过程中患者如有不适应立即停止。

【功用】对关节的屈伸、收展活动障碍，筋络挛缩，关节强直均有松解作用。

（2）拔伸牵引

【体位】患者端坐，医者与助手分别位于患者的左右两侧。

【手法】医者、助手站立于患者左右两侧，先按肢体原来体位顺势用力牵引，然后再沿肢体纵轴对抗牵引。

【动作要领】

①医者和助手分别握住患者肢体的远端和近端。

②医者与助手用力要协调，持续稳准。

【注意事项】

①用力要和缓。

②医者与助手要用力协调，以巧劲为主，避免粗暴，防止对患者造成损伤。

③施术过程中患者如有不适要立即停止。

【功用】本法有疏通经脉、行气活血的作用，能使痉挛、僵硬的筋脉松弛。

3．整脊手法

（1）腰部背伸法

【体位】

①立位法：患者站立，医者略屈膝，背部紧贴患者背部。

②卧位法：患者侧卧或俯卧，医者位于患者右侧。

【手法】

①立位法：医者背部紧贴患者背部，骶部抵住患者腰部，医者与患者双肘屈曲反扣，将患者背起，使其双足离地，同时以臀部着力晃动牵引患者腰部。

②卧位法：患者侧卧或俯卧，医者一手扳腿，一手推按于腰部，迅速向后拉腿而使腰部过伸。

【动作要领】

①立位法时医者臀部的上下晃动要和两膝的屈伸协调。

②卧位法时要嘱患者充分放松。

【注意事项】

①动作要和缓。

②施术过程中不可使用暴力，以免造成患者损伤。

③施术过程中密切观察患者反应，如有不适应立即停止。

【功用】使腰部脊柱及两侧背伸肌过伸，松弛肌紧张，缓解腰部功能障碍。

（2）定点旋腰法（图 2-47）

【体位】患者端坐，医者位于患者背后偏患侧，助手面对患者，两腿夹住患者健侧大腿，双手压住大腿根部，维持患者正坐姿势。

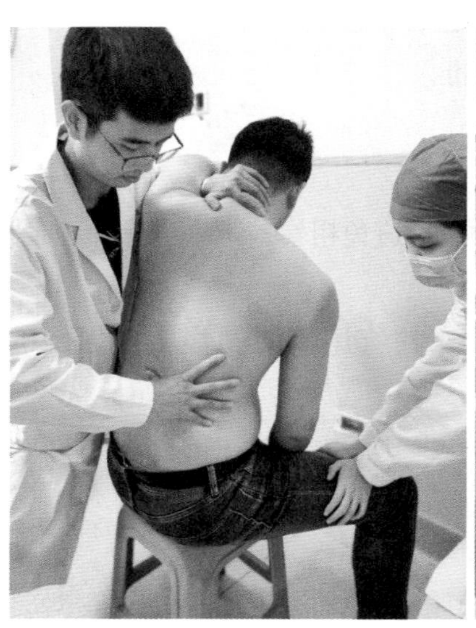
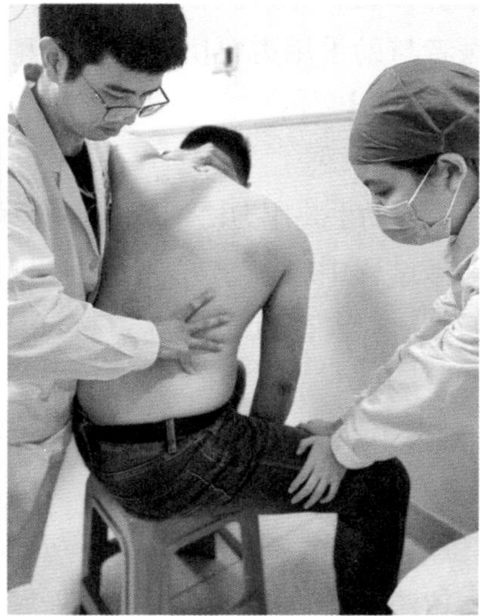

图 2-47 定点旋腰法

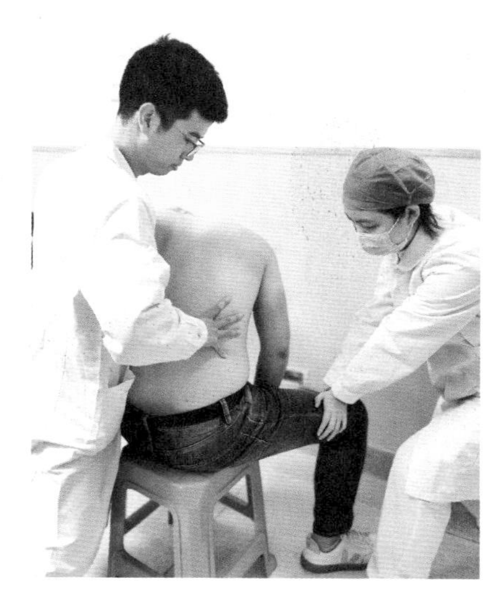

图 2-47　定点旋腰法（续）

【手法】医者先摸清高起、外凸或有压痛的棘突，一手拇指顶住该棘突，另一手自患者腋下伸向前，掌部压于颈后，嘱患者慢慢弯腰到最大限度，然后医者按颈的手下压，肘部上抬，使患者腰部向后内侧做最大幅度旋转；同时顶住棘突的拇指用力向对侧推挤，可觉察指下椎体轻微错动，并伴随弹响声。

【功用】本法适用于腰部扭挫伤、腰椎间盘突出症及小关节紊乱症等，具有舒筋活络、滑利关节、整复骨错缝等功用。

（3）侧卧斜扳法（图 2-48）

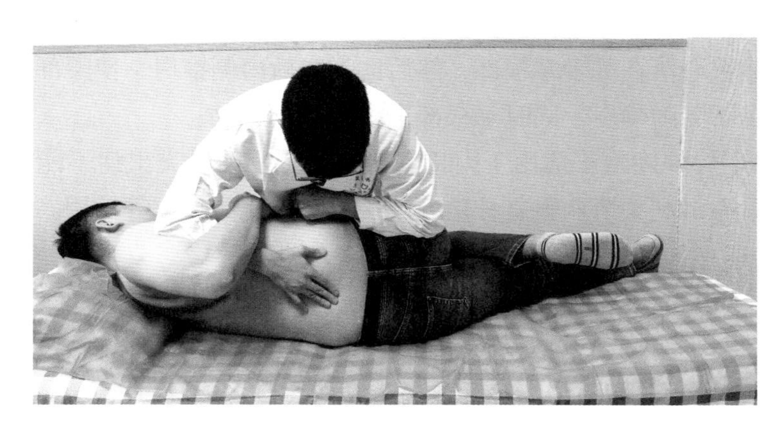

图 2-48　侧卧斜扳法

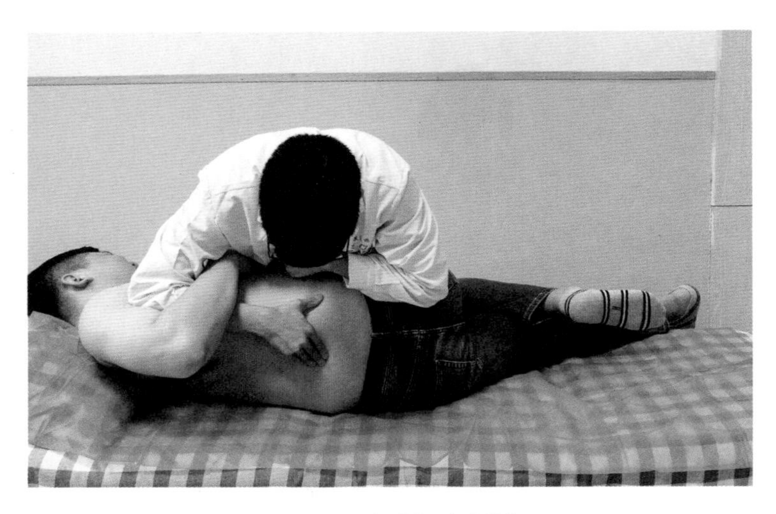

图 2-48 侧卧斜扳法（续）

【体位】患者侧卧位，下面的下肢自然微屈，上面的下肢屈髋屈膝，医者面对患者站立。

【手法】医者两手或两肘分别扶按患者的肩前部及髂嵴部，做相反方向的用力扳动，使腰部被动扭转，逐渐增加活动幅度，可听到弹响声。

【功用】侧卧斜扳法适用于腰部扭挫伤、腰椎间盘突出症及腰椎小关节紊乱症等。具有滑利关节、整复骨错缝等功用。

（4）后伸旋腰法（图 2-49）

【体位】患者端坐，医者站其后。

【手法】医者一手掌根部顶住患者棘突，另一手按压同侧肩前，使患者后仰，身体重心落在医者掌根部，然后医者向后内侧推肩，使腰部向后内侧旋转，常可听到弹响声，同时掌根部有椎骨错动感觉。

【功用】后伸旋腰法适用于闪腰、岔气及腰椎间盘突出症不能向前弯腰的患者，具有滑利关节、整复骨错缝及松弛背部肌肉痉挛等功用。

（四）髋部手法

1．直膝式

【体位】患者取仰卧位，双下肢自然放平。

【手法】术者立于患肢一侧，下方手握住患肢踝部，上方手稍用力顶住

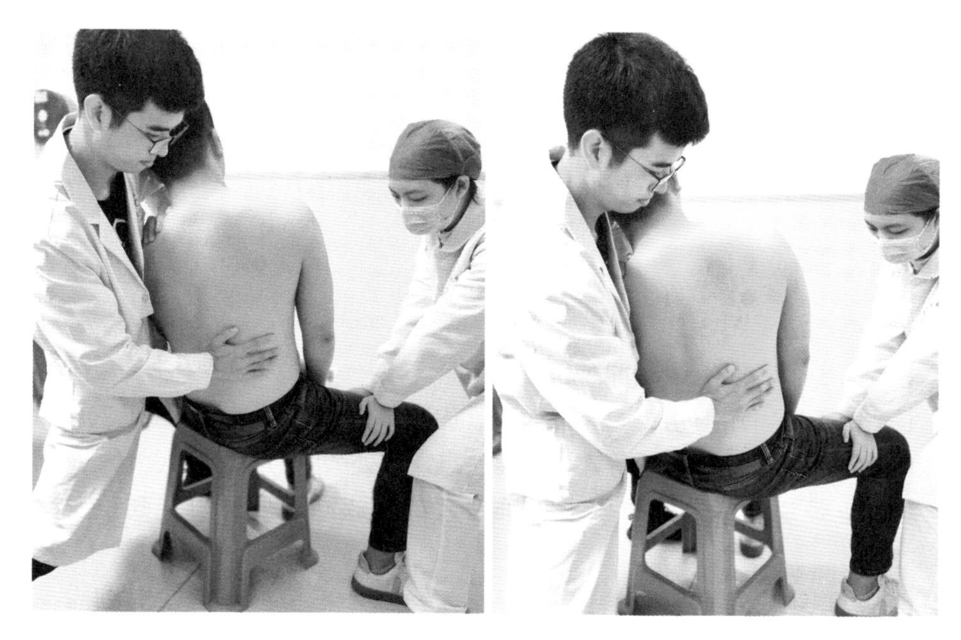

图 2-49　后伸旋腰法

膝盖处，将患肢在关节活动的可能范围内移至身体前部即为屈，恢复原位即为伸，反复进行屈伸活动 8 ～ 10 次。

2．屈膝式

【体位】患者取仰卧位，双下肢自然放平。

【手法】术者立于患肢一侧，下方手握住患肢踝部，上方手托在腘窝处，将患肢在关节活动的可能范围内移至身体前部即为屈，恢复原位即为伸，反复进行屈伸活动 8 ～ 10 次。

3．促进关节软骨生长的手法　研磨生骨法。

【体位】患者取仰卧位。

【手法】术者立于患肢一侧，双手握住患肢小腿，令其屈膝、屈髋，术者以肘部按压于患肢膝部，向髋部适度顶压，同时令其髋关节分别沿顺、逆时针方向各旋转 10 圈左右，反复 4 ～ 5 个回合。每日 1 ～ 3 次，圈数逐渐增加，坚持 1 ～ 3 个月。

【注意事项】

①屈膝屈髋的角度要因患者病情而异，术者不可强行以外力增加其膝关节及髋关节的屈曲角度。

②旋转活动的范围和幅度要依活动时患者的疼痛反应而定，疼痛明显时应立即停止。

【功用】研磨生骨法是针刀术后的一种长期康复治疗方法，对于促进关节软骨组织修复具有积极意义。

（五）膝部手法

1．点穴法（图 2-50）

【体位】患者取坐位或仰卧位。

【手法】医者用拇指指腹点按鹤顶、内膝眼、外膝眼、委中、足三里、阴陵泉、阳陵泉、血海、梁丘等穴位，以所点穴位处酸胀为度，每穴大约 30 秒。

【动作要领】手法操作要求指端在穴位处逐渐加压，由轻到重，稳而持续。

【注意事项】切忌暴力。

【功用】点穴法接触面积小、刺激量中等，具有舒筋活络、行气活血、调和脏腑、平衡阴阳等功用，还具有良好的镇痛效果。

2．牵抖法

【体位】患者取俯卧位。

【手法】患者俯卧，医者用双手握住患者踝部，先轻轻牵拉或提起，然

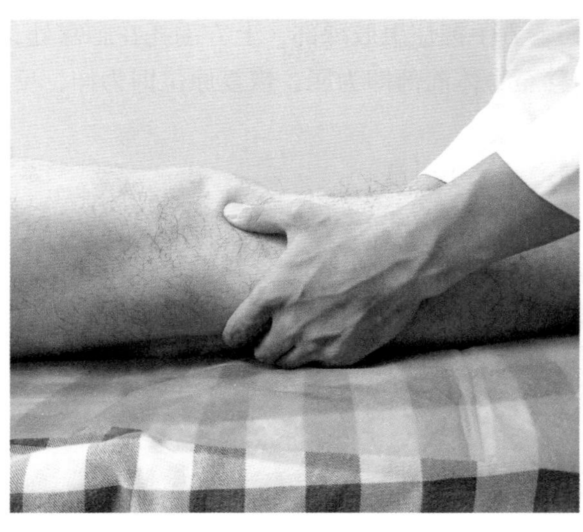
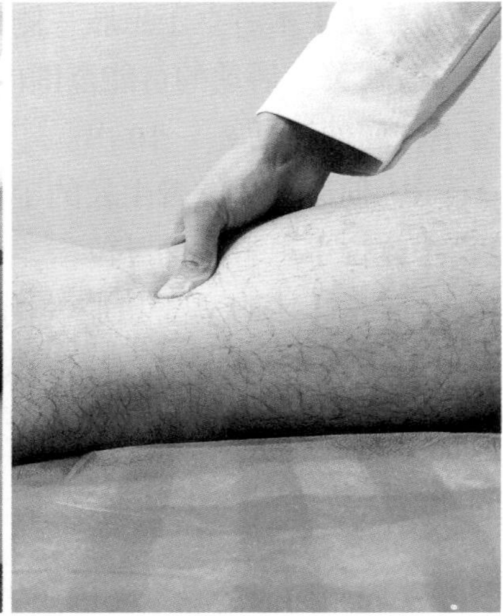

图 2-50　膝部点穴法

后沿单一方向，稍用力做小幅度呈波浪形的上下抖动。

【动作要领】操作时动作要连续，抖动幅度要小，频率要快，每分钟约100次。

【注意事项】持续牵引，动作均匀有力，切忌暴力。

【功用】本法具有舒筋活络、放松肌肉、滑利关节等功用。牵抖能够改善局部血液循环，加速关节内炎症吸收和损伤组织修复；放松股四头肌及髌韧带，改善髌股关节面内的压力，松解关节粘连，扩大关节间隙。

第四节　辨证施治

针刀+辨证诊疗技术的核心思想是“辨证观、整体观和平衡观”，内容就是依据患者症状、体征和影像学资料，采取“辨筋骨失衡、辨经筋失调、辨气血失和”的“三位一体”诊疗体系。

一、辨筋骨失衡模式，调衡筋骨

（一）辨筋骨失衡演变规律，分期论治

早期（筋主骨从）：主要为皮、肉损伤，表现为肌肉痉挛，张力增高，无明显骨性结构改变，治以理筋和筋。

中期（筋骨并重）：主要为筋、肉损伤，表现为肌肉、韧带挛缩，肌纤维增粗，韧带骨面附着处有轻度骨质增生，治以松筋和骨。

晚期（骨病筋从）：主要为筋、骨损伤，表现为肌肉、韧带硬化，严重的骨质增生和骨关节移位，治以治骨调筋。

（二）姿势和疼痛评估，精准治疗

良好的姿势是身体肌肉和骨骼处于平衡状态，能够使身体的支撑结构免受伤害，并且保证支持结构的工作和休息不受体位影响。当身体出现异常姿势，关节位置可以表明松紧肌群的分布，肌肉维持在短缩状态会引起肌肉适应性缩短紧张，维持在拉长状态的肌肉会发生拉伸无力，在此基础上对肌肉长度和肌力进行评估，以此延长短缩痉挛的肌肉，锻炼拉长无力的肌肉，在

针刀治疗过程中，配合姿势控制训练。

二、辨经筋失调，调衡经筋

“经筋”一词最早出现在《灵枢・经筋》篇。《灵枢・经筋》曰：“经筋之病，寒则反折筋急，热则筋弛纵不收，阴痿不用。阳急则反折，阴急则俯不伸。”这是经筋病因病机之总纲，指出经筋损伤包含“筋急”和“筋弛”。《灵枢・经筋》曰：“治在燔针劫刺，以知为数，以痛为输”，指出经筋病的治法是“燔针劫刺”。《灵枢・刺节真邪》曰：“一经上实下虚而不通者，此必有横络盛加于大经，令之不通，视而泻之，此所谓解结也。”“横络”即“筋结点”，为痹痛好发部位。“解结”就是以疏通之法作用于“横络”之处，从而达到治疗目的。

经筋病候可表现为“其病当所过者，支痛及转筋”。慢性筋骨病的实质即是经筋反复长期劳损，累及经筋循行路线部位而出现结筋病灶点，阻碍经络气血运行，从而出现相应症状。因此，在辨治慢性筋骨病时，可以根据经筋的走行路线进行相应的局部和远端选穴，以达经筋调畅之目的。

三、辨气血失和类型，调和气血

（一）辨气血虚实亏瘀，调气和血

气血作为构成人体及维持生命活动的基本物质，外部因素伤及人体必然损及气血。气有虚实，血有亏瘀，亦可虚实夹杂。气滞血瘀者可出现肢体刺痛、痛处固定，夜间为甚，伴局部瘀斑，舌质暗，脉弦等症状，治以行气活血。气虚血瘀者可出现肌肤麻木、疼痛、乏力，舌淡暗或青紫，苔薄白，脉微涩或微细，治以益气活血。气血亏虚者可出现头晕目眩，面色苍白；心悸气短，倦怠乏力，舌淡苔少，脉细弱，治以益气养血。

（二）辨气血应兼顾脏腑，调和肝脾肾

肝主筋，肝之气血充盛，筋膜得其所养，则筋力强健，运动灵活；肾主骨藏精，精生骨髓，骨髓充实，骨骼强壮，运动捷健；脾主四肢肌肉，水谷清阳之气由脾气输布，充养四肢，则四肢发达，肌肉充盈。气血受损又易伤

及脏腑经络，脏腑经络受损亦会影响气血及病情的进展。败血归肝，可引起肝经郁火之胸胁作痛、瘀血泛注等症。肝木生火侮土，可造成脾虚。脾统血，脾虚则气血失摄，引起出血过多；脾为后天之本，气血生化之源，脾虚则气血生化乏源，影响愈合。肾与命门乃元气之根，且肾主骨生髓，肾气亏虚则骨生长缓慢，骨生而不坚。故临床治病时需弄清气血与脏腑的关系，调和气血应重视调理肝脾肾，选择合适的药物，使气血生化有源，行而有力。

第五节　优势和特点

1．**继承和发挥南少林骨伤流派学术思想**　针刀 + 诊疗技术继承南少林骨伤流派学术思想，应用南少林验方，调理脏腑、经络和气血；应用南少林手法，纠正关节移位和缓解肌肉痉挛；运用南少林功法纠正异常姿势，调理和维持身体的平衡状态；运用南少林学术理念指导针刀选点治疗和微创技术的运用，体现筋骨并重、内外兼治、中西医结合的特色。

2．**提倡个性化的辨证施治诊疗思维**　针刀 + 诊疗技术提倡分型、分期、分度的辨证施治思维，采用针刀调节力平衡、中药调理气血阴阳、南少林功法舒筋通络等多种方式来治愈疾病。相对于目前较为单一的中西医治疗手段，“针刀 +”强调更早期、更全面、更安全、更有效地治疗疾病。

3．**具有可推广性**　针刀治疗具有疗效确切、创伤小、副作用少等一系列优势，具有良好的发展前景；南少林验方、手法、功法亦有其优越性，患者接受程度高。针刀 + 诊疗技术在科学的理论和辨证论治思维指导下，临床运用具有可推广性。

4．**具有可实施性和可发展性**　针刀 + 诊疗技术是基于南少林骨伤流派学术思想和骨伤微创理念，结合笔者团队长期的临床经验总结而提出的新的治疗理念，临床疗效显著。在未来长期的临床应用及科研探索中，将面临更多挑战，也将不断完善和总结，形成较为成熟的诊疗体系。

第三章

针刀 + 辨治临床常见慢性筋骨病

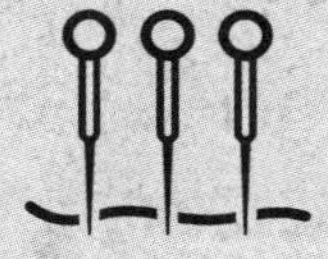

第一节　颈椎病

第二节　肩周炎

第三节　腰椎间盘突出症

第四节　腰椎椎管狭窄症

第五节　股骨头坏死

第六节　膝骨关节炎

第七节　痛风性关节炎

第八节　强直性脊柱炎

第九节　类风湿关节炎

第一节 颈椎病

一、概述

颈椎病是指颈椎椎间盘退行性改变及其继发的相邻结构病理改变累及周围组织结构（神经、血管、脊髓等），并出现影像学改变和临床表现的疾病。包含以下基本内容：①颈椎椎间盘退变或椎间关节退变；②病理改变累及周围组织；③出现相应临床症状和体征；④有相应的影像学改变。

我国颈椎病患病率为 3.8% ～ 17.6%，呈逐年升高和年轻化趋势。60 岁以上的无症状人群中 86% 的人有颈椎退行性变，37% 的颈部疼痛至少持续 12 个月，5% 颈痛患者因为疼痛而丧失部分功能，26% 的颈部疼痛患者 1 年内复发。45 ～ 60 岁、伏案久坐、繁重的家务劳动、睡眠不足、肥胖、枕头过高等是颈椎病的危险因素，而性别、吸烟、饮酒等不良嗜好，以及高血压、高脂血症、糖尿病、脑梗死等疾病与颈椎病患病率的关系存在争议。职业也与颈椎病患病率有关，军队飞行员、职业司机和操作振动设备人群的患病率较高。

对于颈椎病，中西医均有独特的治疗方法，并且手段多样。临床上西医常用的药物有非甾体抗炎药、镇静剂、肌肉松弛剂、营养神经药物等，有助于缓解症状，但是长期服用会引起不良反应，不能彻底根治颈椎病。而手术治疗具有创伤大，经常伴有不可逆转的并发症，术后恢复时间长、易复发等缺点。因此，临床上多以非手术治疗为主，同时应充分认识预防该病的重要性。

二、病因病机

（一）筋伤骨损，筋骨失衡

筋的改变是颈椎病发生的始动诱因。筋可约束骨骼，骨靠筋的收缩及舒张完成各项运动，筋靠骨的承载和支撑协助颈椎完成屈伸、侧屈等活动。因此，颈椎一系列复杂的生理活动都需要筋与骨的动态平衡才能维系。筋骨互为一体，相辅相成，不可分割。颈椎的各种运动都是依靠筋的收缩、舒张及骨的支撑作用实现的。久视、久坐、高枕久卧，或因工作需要，长期低头伏案，使颈曲变直，甚至反弓，改变颈项部正常的解剖关系，致使项韧带、斜方肌、椎枕肌、肩胛提肌、头夹肌、棘间韧带等受到超生理范围的牵拉而受伤。因工作需要长期一侧颈肩负重，如搬运、挑担等，或长期一侧上肢提重物等使颈肩经筋受到牵拉损伤。睡卧姿势不正，睡枕过高或过低，亦可造成颈肩部经筋牵拉损伤。如有先天胸廓出口结构畸形，则更易造成这种积累性损伤。若“筋伤”则不能发挥“束骨、利关节”作用，劳损点将会粘连，进而造成软骨退变、骨赘增生等病理改变，颈部力学平衡就会遭到破坏，而这种不平衡又会引起反射性代偿，使病变间隙的稳定性变差。筋伤不能约束骨骼保持正常的生理结构，使稳定颈椎的力线结构发生改变，病久及骨，出现颈椎小关节紊乱、骨质增生、颈椎生理曲度变直甚至反弓等。骨的失稳又会加重筋的损伤，最终出现神经与脊髓卡压等严重后果。即“伤筋而损骨”，“筋”与“骨”的整体平衡失调。若二者之间持续恶性循环，颈椎的生物力学平衡将会被打破，最终导致颈椎病的发生。

筋骨失衡即“筋出槽、骨错缝”。“骨缝”始见于《仙授理伤续断秘方》：“凡左右损处，只相度骨缝，仔细捻捺，忖度便见大概。”《伤科补要》云：“若骨缝叠出，俯仰不能，疼痛难忍，腰筋僵硬”，此为脊椎关节骨错缝的临床表现。当机体处于生理状态时，“筋”与“骨”之间维持力学平衡状态，借助筋的“束骨”作用，维系脊柱的内源性稳定和外源性稳定，并完成生理范围内的各种功能活动。当因外伤、慢性劳损或颈部姿势不当等引起颈部周围软组织即经筋损伤时，劳损点将会粘连，进而造成软骨退变、骨赘增生等病理改变，最终导致颈椎病的发生。

（二）外邪袭筋，气血失和

颈部是手足三阳经的交汇点及经筋结聚点。经脉中支而横出的络脉有分泌津液气血以濡养经筋及其相关联的筋肉机关的作用，而经筋有护卫经脉，促进、调节经脉中气血正常运行的作用。经脉易受外邪侵袭，汗出当风、夜卧受寒、久居湿地或涉水淋雨，使风、寒、湿邪侵袭颈项手足经筋与经脉。手足经筋因寒而收引，因收引而阻滞经脉气血。内外湿邪裹结，使致痛物质堆积，再因经筋挛缩卡压而出现颈臂疼痛。《灵枢·经筋》提到手太阳经筋“其病……绕肩胛引颈而痛”，颈部经筋受损产生筋结点，形成横络，横络卡压经脉，影响气血运行。《杂病广要》谓：“若气血凝滞，经络不行，臂痛不能举。”气滞血瘀，瘀血阻脉，不通则痛；瘀血不除，新血不生，气虚无援，血运不畅，荣养失职，不荣则痛，肢体麻木。

三、辨证施治

（一）辨证分型，对证治疗

1．辨筋骨失衡类型，治以调衡筋骨

（1）筋骨失衡，以筋为先

1）临床表现：反复发作，久痹不愈，项背疼痛，屈伸受限，触之疼痛加重，局部可扪及结节或条索样物，可触及两侧颈部肌肉张力不对称及病变椎体明显的条索状硬结、压痛点，影像学可见颈椎生理曲度改变。

2）辨证要点：项背疼痛为主，可伴活动受限，颈部可触及明显的条索状硬结、压痛点。

3）治则：调筋以解痉。

（2）筋伤则骨损

1）临床表现：颈部和患侧肩部疼痛，上肢无力，下肢麻木、步态不稳、行走无力，在行走或劳累后症状加剧，病变水平以下肢体肌张力增高，肌力减退，腱反射亢进，浅反射减弱。影像学可见颈椎骨质增生，椎管狭窄，甚至突出压迫脊髓。

2）辨证要点：颈肩部疼痛，疼痛较甚，可伴肢体麻木、无力、肌张力增高、腱反射亢进。

3）治则：治骨以整复。

2．辨经筋分布，循经论治

（1）手足太阳经筋型

1）原文：足太阳经筋“上挟脊上项；其支者，别入结于舌本；其直者，结于枕骨”；手太阳经筋“循颈出走太阳之前，结于耳后完骨”，与足太阳经筋合并分布于后项部。

2）临床表现：颈项后部酸胀或疼痛，上项部、枕骨项线疼痛并有硬结者，常合并头痛、眩晕。下项部疼痛，常可触及皮下机化硬块，目前视时，头位不正。项韧带出现剥离征，有压痛并有弹响音。长时间看书、伏案办公时，常诱发后头痛、颈项痛、肩背痛。转颈时偶闻弹响音。项背酸胀、闷痛

感可影响休息和睡眠，使人心烦、急躁、易怒，长期不愈可出现记忆力减退、失眠、恶心、呕吐等症。部分患者卡压臂丛神经，出现项痛向肩臂、肘腕、手指放散，手指麻木，甚至伴肌肉萎缩。当激惹颈前交感神经节时，出现视力障碍、耳聋耳鸣、面部潮红、无汗、心悸、胸闷、呼吸不畅、哮喘、气短、心前区憋闷、胸痛等症状。少数患者刺激颈神经1～2组成的颈襻时，可表现为颈前痛、声音嘶哑、言语不清，咽部有异物感，吞咽不适，舌体麻木等症。

3）辨证要点：颈部疼痛分布区域主要为后项部，颈后伸、旋转、侧屈功能受限，手足太阳经筋循行可触及结筋病灶点。

（2）手少阳经筋型

1）原文：手少阳经筋“起于小指次指之端，结于腕，中循臂，结于肘，上绕臑外廉，上肩走颈，合手太阳；其支者，当曲颊入系舌本；其支者，上曲牙，循耳前，属目外眦，上乘颔，结于角”。

2）临床表现：颈侧、肩部疼痛不适，颈椎横突部肌肉起点可触及压痛、硬结、条索等痉挛团块，或伴患肢有放射性疼痛和麻木触电感，以前臂尺侧、小指及无名指最为明显。高举患肢则症状明显减轻，用力向下牵拉患肢则症状加重，有时有交感神经刺激症状，如面部出汗，瞳孔扩大，患肢发凉等神经症状和霍纳征；或早期出现因血管、神经受压后产生血管痉挛，造成动脉血流不足，患肢发凉，晚期出现血管阻塞症状，患肢冰冷、苍白，以致手指营养不良等血管症状；病程久者，或可伴患肢肌肉萎缩，以手部最为明显，握力降低，以致丧失持物能力等症状。

3）辨证要点：颈项部疼痛不适，并向肩背上肢放散为主，多于颈根部可触及明显结筋病灶点，或伴有神经、血管、肌肉症状。

（3）足少阳经筋型

1）原文：足少阳经筋“其直者，上乘眇季胁，上走腋前廉，系于膺乳，结于缺盆。直者，上出腋，贯缺盆，出太阳之前，循耳后，上额角，交巅上”。

2）临床表现：平时颈部觉僵硬感，转颈不利，头在正前视时偏歪。当睡卧姿势不当，或感受风寒时，颈部疼痛增剧，颈部旋转活动受限。主动或被动做头部旋转或后伸运动时，常引起胸锁乳突肌或斜方肌痉挛，局部压痛明显，可触及挛块。颈痛常向后头部、胸上部放散。出现咽部异物感、言语不利、面部血管扩张、少汗、瞳孔缩小、上睑下垂、眼球凹陷。下颈部经筋可涉及斜角肌，引起臂丛神经刺激症状，出现上肢冷痛，手指活动无力等。若颈部经筋损伤涉及颈深筋膜而牵拉刺激颈总动脉鞘、副神经、交感神经链、膈神经等，可出现相应内脏症状，如上肢发凉、呃逆、心律不齐、心前区闷痛、呼吸不利、胸闷气短等。

3）辨证要点：颈部僵硬感，转颈不利，常向偏头侧、颈侧、侧胸上部放散，足少阳经筋循行常触及疼痛明显的结筋病灶点，或可出现心律不齐、心前区闷痛、呼吸不利、胸闷气短等内脏疾病症状。

（4）手足明阳经筋型

1）原文：足阳明经筋“至缺盆而结，上颈，上挟口，合于頄，下结于鼻，上合于太阳。太阳为目上网，阳明为目下网。其支者，从颊结于耳前”。手阳明经筋“上臑，结于髃；其支者，绕肩胛，挟脊；直者，从肩髃上颈；其支者，上颊，结于頄；直者，上出手太阳之前，上左角，络头，下右颔”。

2）临床表现：上胸部疼痛，常伴有胸闷，心前区疼痛，呼吸不畅，时有恶心、厌食、咽部异物感，颈前部不适，咽痛，吞咽异常。舌体和上腭灼痛或刺痛，舌体粗大，口裂减小等。当斜角肌受牵连时，可在锁骨上窝肋缘处出现压痛，颈侧疼痛、颈倾斜、旋转不利。甚至出现上肢疼痛、麻木、感觉障碍、前臂肌萎缩、肢体暗紫、发凉，诸症均系臂丛神经在斜角肌间被卡压所致。同样也可能引起头痛、前胸 4 ～ 5 肋间神经痛、尺神经分布区牵涉痛，第 4 ～ 5 指感觉异常，肩沉重感，肩胛内上角明显压痛等。

3）辨证要点：颈痛多分布于颈前、颈侧，其疼痛可放射至头面五官、肩背、上肢。

3．辨气血失和类型，治以调和气血

（1）营卫不和证

1）临床表现：颈肩部、上肢疼痛，屈伸不利，局部肌肉重着、酸楚，手足困重，疼痛呈现游走性，局部皮肤或有寒冷感；或伴有恶风、畏寒、发热等表证，舌质淡，苔薄白或薄腻，脉浮或浮缓。

2）辨证要点：颈部、头部、上肢疼痛，疼痛呈现游走性，遇寒痛甚，伴有恶风、畏寒等表证，舌淡苔薄白，脉浮。

3）治则：祛风胜湿，行气止痛。

（2）气滞血瘀证

1）临床表现：病程日久，局部肿胀刺痛，痛有定处，夜间痛甚，局部皮肤紫暗，按之较硬，甚则肌肉萎缩，有硬结、瘀斑，肌肤甲错，舌质暗紫或有瘀斑，苔白腻，脉弦涩。

2）辨证要点：病程日久，痛有定处，夜间痛甚，皮肤紫暗，舌质暗紫或有瘀斑，脉弦涩。

3）治则：益气活血，通络止痛。

（3）气虚血瘀、气血两虚

1）临床表现：日久不愈，屈伸不利，肌肉瘦削，腰膝酸软，胸闷气短，活动后尤甚，神疲乏力，头晕目眩，面色淡白或萎黄，舌质淡，苔薄，脉细无力。

2）辨证要点：疾病日久不愈，腰膝酸软，胸闷气短，头晕目眩，面色淡白或萎黄，舌质淡，脉细无力。

3）治则：补益气血，化瘀通络。

（二）辨证分期分度，顺势治疗

1．疾病演变规律认识

（1）筋骨失衡：早期主要为皮、肉损伤，多表现为颈部肌肉痉挛，张力增高，无明显生理曲度及骨性结构改变。中期主要为筋、肉损伤，多表现为肌肉、韧带挛缩，肌纤维增粗，韧带骨面附着处的轻度骨质增生，生理曲度变直，无明显骨性结构改变。晚期主要为筋、骨损伤，多表现为严重的骨质增生，骨关节移位，生理曲度反弓，肌肉、韧带的硬化。

（2）气血失和：早期损伤多因感受风寒之邪或长期处于不良姿势，诸筋处于挛缩状态以保护颈椎稳定性，经脉无以舒展，营卫失司，气血津液运行不畅，不得濡养经筋，诸筋挛急。该阶段以营卫不和为主。中期经脉痹阻日久，气血瘀滞于脉内，形成“迫切为沫”“津液涩渗”的状态。该阶段以气血瘀滞为主。晚期局部经筋长期处于痉挛状态，缠绵不愈，气血久滞，耗气伤血，血无以化液濡筋、成髓养骨，引起气虚血瘀，甚者气血两虚，从而筋肉不坚、荣养乏源、筋骨失养，筋纵弛缓。该阶段以气虚瘀血或气血两虚为主。

2．三期顺势治疗

（1）早期（轻度）：此期患者多为颈型颈椎病，可见颈项、肩背部的痉挛性疼痛；急性期过后，常感到颈肩和上背部酸痛，不能持久伏案工作，可有头痛、后枕部疼痛和上肢无力，晨起后颈项发硬、发紧、活动不灵，反复出现“落枕”。影像学检查可见颈椎生理曲度变直、反弓或成角，有轻度骨质增生。

早期多以保守治疗为主，采用针刀对病灶点行松解疗法，同时搭配手法治疗、功能康复训练、药物治疗，能够有效缓解症状，改善患者生活质量。经过规范治疗后，绝大多数患者均可痊愈，但如不改变不良生活、工作习惯，本病还有可能复发。

（2）中期（中度）：此期多为神经根、椎动脉受压迫所致，表现为头、颈项、肩背部的钝痛、酸痛或过电样窜麻痛，疼痛部位伴有麻木感并在夜间加重；在头部转动或体位改变时，可发生眩晕并伴有视力减退、耳鸣、恶心、呕吐，再转回原方位时症状减轻，眩晕剧烈时可发生猝倒，但神志清楚不伴有意识障碍。影像学检查可见颈椎侧弯、棘突偏歪、钩椎关节增生，椎间隙狭窄、椎体增生，椎间盘突出压迫硬脊膜或神经根。

中期的治疗方法主要以微创疗法为主，如等离子体髓核消融术，通过低温技术使髓核内的纤维汽化、收缩，椎间盘总体积缩小、椎间盘内压力降低；同时辅以针刀治疗，松解局部肌肉的痉挛、粘连，搭配功法康复训练、药物治疗，能够有效缓解症状，改善患者生活状态。

（3）晚期（重度）：晚期患者可见下肢麻木、步态不稳、步态笨拙、发抖无力，初期常呈间歇性，劳累、行走过多等可使症状加剧；随着病情的发展可转为持续性，表现为上运动神经元或锥体束损害的不完全痉挛性瘫痪，以致卧床不起，甚至呼吸困难。同时上肢伴有沉重无力、动作不灵活、肌肉萎缩等，但多无神经根疼痛。影像学检查可见颈椎椎体骨质增生，椎间隙狭窄，椎间孔变小，MRI 可见椎间盘髓核及突出的骨赘、黄韧带凸入椎管内，压迫硬膜囊和脊髓，如病程较长，压迫过久，可造成脊髓变性。

晚期患者多以开放手术治疗为主，通过手术解除脊髓受到的压迫，防止产生神经变性；术后同时辅以针刀疗法，对局部痉挛、粘连的肌肉进行松解，搭配功法康复训练、药物治疗，能够有效缓解症状。

3．整体姿势功能评估，辨证施治

（1）辨力学模式，松紧论治：依据解剖知识和现代康复理念，围绕颈部病变肌肉、韧带、筋膜等软组织在颈型颈椎病中的发病机制，根据骨关节位置变化、活动度的改变评估软组织肌群松紧程度，对于肌肉“紧”的部位采取松解，对于“松”的部位运用功能锻炼使之增强，力图恢复颈椎的力平衡。

（2）辨神经异化节段，神经治疗：根据神经支配区域的感觉、运动、反射等体征及影像学资料，判断神经异化节段。①疼痛部位：脊髓病变时常伴有后根刺激症状出现疼痛，根据疼痛的水平和范围有助于确定病变部位。②肌肉萎缩：脊髓前角或前根受损引起下运动神经元性瘫痪，出现肌肉萎缩，故根据肌肉萎缩的分布情况可判断脊髓病变节段。③反射改变：腱反射消失能反映相应脊髓节段的病变，腱反射亢进则反映锥体束损害，并伴有病理反射。④运动障碍：如出现四肢瘫痪，脑神经完好，提示病变在颈段脊髓；出现下肢截瘫提示病变在胸段脊髓。⑤感觉障碍水平：脊髓病变常引起相应水平以下的感觉障碍（浅感觉及 / 或深感觉）。

（3）辨情志失调，调畅情志：根据患者情绪状态、躯体化症状自评量表、心率变异性，判断情志失调情况。情绪状态包括喜悦、悲伤、愤怒、恐惧和思念。心率变异性，其实质是反映自主神经系统的交感神经活性和副交感神经活性及其平衡协调的关系。交感神经兴奋性增强或副交感神经活性减弱可使心率变异性下降。

四、针刀 + 治疗技术

（一）针刀技术

1．辨筋骨失衡，确定主要治疗选点

（1）辨筋骨失衡部位

1）主要选点：通过触诊颈部条索状结节、压痛点及影像学改变（间隙狭窄、韧带钙化、骨质增生）确定病变部位，选择相应节段的棘突或两侧关节突为主要治疗选点。第 4 颈椎和第 5 颈椎是颈椎应力集中处，也是损伤最集中的部位。通常选择 C_4/C_5 棘突或两侧关节突。

2）选点依据：棘突为颈部众多肌肉韧带的附着点，其与棘上韧带、棘间韧带和颈后伸肌共同组成韧带复合体，在颈椎稳定方面有重要作用。棘突是应力集中部位，承受过大的牵拉力，可引起局部组织充血、水肿、渗出，继而发生粘连、瘢痕和挛缩，形成持续性牵拉，相邻结构正常对位关系及各

个位点的力平衡状态会被打破，最终引起颈椎动静态平衡失调。关节突关节病变是颈肩部疼痛的一个重要原因，其与头半棘肌组成的颈脊神经骨纤维管是颈神经后支卡压的好发部位。关节突关节囊内富含神经末梢和多种感受器，损伤后引起神经元激活、神经肽释放以及炎症介质反应，诱发相应区域的疼痛。头夹肌、颈夹肌和斜方肌覆于关节突关节表面，是治疗颈椎病的重要部位。

3）操作方法：调衡刀法。

（2）辨兼夹症状，确定辅助选点

1）头部症状：眩晕、头痛、耳鸣、视力模糊、失眠，后枕部的疼痛、酸困。

①主要选点：选择枕外隆凸，及其在上项线上向两侧各旁开 2.5cm 处为 2 个点，再向外各旁开 2.5cm 处为 2 个点。C_2 棘突外侧骨缘，左右各定 1 点。

②选点依据：枕部肌肉群包括枕后三角深层的头后大直肌、头后小直肌、头上斜肌，以及胸锁乳突肌和夹肌，这几块肌肉损伤很容易导致上部颈椎生物力学系统的平衡失调，产生头部症状。

③操作方法：调衡刀法。

2）上肢症状：肩、臂、手指的疼痛或麻木

①主要选点：可选择 C_4 ～ T_1 后关节、横突，中、后斜角肌止点，肩胛骨（内上角、冈上窝、肩胛冈、冈下窝），肩关节盂外侧和盂下，肩峰下、三角肌下滑囊，肱骨内、外上髁等部位的病变，针对上述部位进行治疗。

②选点依据：肢体麻木与神经卡压密切相关，神经在人体内通过各种腱性、骨性通道，肌肉挛缩可引起神经卡压。常见的卡压部位包括横突、肱骨内外髁、旋前圆肌、腕管等。如起始于颈椎横突前、后结节上的前、中斜角肌交织成网状结构的腱性组织，发生粘连、挛缩或无菌性炎症，刺激卡压穿过其间的神经纤维产生症状。因此，将附着在横突部位的前、中斜角肌的起始部进行松解，即可立即解除神经卡压症状。

③操作方法：调衡刀法。

2．辨经筋分布，循经筋选点

（1）手足太阳经筋型

1）筋结点：天柱次、风池次、颈椎横突 1 ～ 4、颈椎棘突 1 ～ 7、肩井次、天髎次、附分次、风门次、膏肓次、完骨次。

2）按语：项韧带为胸椎棘上韧带向颈部的延续，呈三角形的弹力纤维膜。其底部向上，附着于枕外嵴和枕外隆凸；尖部向下，与寰椎后结节及下六位颈椎棘突尖部相连，后缘游离且肥厚，为斜方肌的附着部。故在颈椎棘突尖部容易出现结筋病灶点，即颈椎棘突 1 ～ 7，其中颈椎棘突 1 ～ 2、5 ～ 6 最为常见。斜方肌上部起自上项线内 1/3 处、枕外隆凸、项韧带、颈椎棘突等，肌纤维斜向外下，止于锁骨外 1/3 处的后缘及其附近骨面。其上项线腱弓处常出现结筋病灶，即风池次。头夹肌大部肌束起自项韧带下部以及第 3 胸椎棘突，肌纤维斜向外上，止于上项线的外侧处。部分肌束止于乳突后缘，其乳突止点可出现结筋病灶点，即风池次、完骨次。颈夹肌为头夹肌下方的肌束，起自第 3 ～ 6 胸椎棘突，肌束斜向外上，在肩胛提肌深面，止于第 2、3 颈椎横突的后结节，其止点可出现结筋病灶点，即天柱次。肩胛提肌起自上位四个颈椎横突的后结节，肌纤维斜向后下，止于肩胛骨内角和肩胛骨脊柱缘上部。其起点可出现结筋病灶点，即颈横突 1 ～ 4。止点处的结筋病灶点，即天髎次。椎枕肌分两对直肌和两对斜肌，位于头半棘肌深面，作用于寰枕及寰枢关节。头后大肌起自第 2 颈椎棘突，肌束斜向外上，止于枕骨下项线外侧部。头后小直肌起于寰椎后结节，肌纤维向上，止于下项线内侧部。头上斜肌起自寰椎横突，肌纤维向内上，止于下项线上方外侧部。头下斜肌起自第 2 颈椎棘突，向外上方，止于寰椎横突，其结筋病灶点，即天柱次、风池次。以上诸肌均有使颈后伸、旋转、侧屈作用。反复损伤则形成粘连、瘢痕，甚至出现钙化斑，出现结筋病灶点。

3）操作方法：调衡刀法。

（2）手少阳经筋型

1）筋结点：颈椎横突 1 ～ 7、缺盆次、天鼎次、完骨次、天牖次、气户次、天髎次、肩井次、颈椎棘突 1 ～ 7、气户次、天突旁。

2）按语：前斜角肌起自第 3 ～ 6 颈椎横突前结节，肌纤维斜向外下方，止于第 1 肋骨内侧缘的斜角肌结节，其起点结筋病灶点，即颈椎横突 3～6；止点结筋病灶点，即缺盆次。中斜角肌位于前斜角肌后方，起自第 2 ～ 7 颈椎横突后结节，肌纤维斜向外下，止于第 1 肋骨上面的中斜角肌结节处。其结筋病灶为颈椎横突 2 ～ 7 和缺盆次。后斜角肌起自第 5 ～ 7 颈椎横突后结节，肌纤维向外下方，止于第 2 肋外侧面中部粗隆。其止点结筋病灶点为气户次。前、中斜角肌间有锁骨下动脉和臂丛通过，当其痉挛时，可压迫上述组织引起上肢功能障碍。如因经筋损伤而组织液渗出，致痛物质堆积，再加以卡压时，则引起相应部位疼痛，并向上肢放散。

3）操作方法：调衡刀法。

（3）足少阳经筋型

1）筋结点：完骨次、风池次、天髎次、天牖次、扶突次、天突次、天突旁、天柱次、颈椎横突 1 ～ 7、缺盆次、气舍次、巨骨次。

2）按语：颈深筋膜浅层附着于诸骨突，又包绕斜方肌后，达胸锁乳突肌并包绕之。颈深筋膜中层还包绕颈部脏器，并形成颈动脉鞘。颈深筋膜深层上附于颅底，下融合于前纵韧带，两侧覆盖前、中斜角肌和肩胛提肌鞘。臂丛神经干和锁骨下动脉穿出斜角肌间隙时，携带这层筋膜延伸至腋窝。此筋膜的深面有交感干和膈神经，故颈深筋膜损伤或因颈侧肌肉病理性牵拉可出现复杂的临床症状。胸锁乳突肌分两个头，起自胸骨柄前面、锁骨内侧 1/3 处，两头在锁骨上方会合成肌腹，止于乳突部。该肌损伤可在起止点及肌腹和肌腹后缘等处，出现结筋病灶点，即天突旁、气舍次、天鼎次、扶突次、完骨次等。斜方肌起自上项线、枕外隆凸、项韧带等，上部肌束向外下，止于锁骨外侧端。其收缩时可上提肩胛的外侧角，使肩胛骨下角向外旋转。两侧斜方肌同时收缩，可使头颈后伸。颈肩的损伤或劳损可使斜方肌起止点出现结筋病灶点，即风池次、巨骨次等。

3）操作方法：调衡刀法。

（4）手足阳明经筋型

1）筋结点：紫宫次、华盖次、璇玑次、灵墟次、神藏次、天突次、天突旁、气舍次、缺盆次、气户次、天鼎次、天髎次、肩胛上、风池次、颈椎横突 1 ～ 4、扶突次、人迎次、夹廉泉次、上廉泉次。

2）按语：斜方肌起自上项线、枕外隆凸、项韧带等，上部肌束向外下，止于锁骨外侧端。其收缩时可上提肩胛的外侧角，使肩胛下角向外旋转。两侧斜方肌同时收缩，可使头颈后伸。颈肩的损伤或劳损可使斜方肌起止点出现结筋病灶点，即风池次、巨骨次等。肩胛提肌在斜方肌深面起自上 4 位颈椎横突，向外下止于肩胛内侧角。有上提和内旋肩胛骨的作用，其损伤可在颈椎横突和肩胛内角出现结筋病灶点，即颈椎横突 1 ～ 4、天髎次。斜角肌分三束，起自颈椎横突 2 ～ 7，下至锁骨上窝内的第一、二肋斜角肌粗隆处。其损伤亦可引起颈椎横突和锁骨上窝内的止点出现结筋病灶点，即颈椎横突

1 ～ 7、缺盆次等。

3）操作方法：调衡刀法。

3．辨气血失和，自由加减穴位

（1）营卫不和证

1）选穴：曲池、大椎、风池、大杼、颈夹脊穴。

2）选穴依据：针刺颈夹脊穴，可疏通督脉及膀胱经气以祛风除湿，散寒通络；风池祛风除痹，有利于阳气的升发，通利血脉；大椎可振奋督脉之阳气；大杼疏通太阳经脉之气血，并有主治全身骨骼疾病的功能；曲池为手阳明大肠经合穴，寒则补之灸之，热则泻之，阳明经主润宗筋，为多气多血之经，有散寒祛风、行气活血、通利关节的功效。

3）操作方法：调达针法。

（2）气滞血瘀证

1）选穴：血海、膈俞、三阴交。

2）选穴依据：血海为足太阴脾经穴，是血液聚敛归合之处，能调血气、理血室，引血归经。膈俞为足太阳膀胱经穴，是八会穴之血会，陈修园言："诸经之血，皆从膈膜上下，又心主血，肝藏血，心位于膈上，肝位于膈下，交通于膈膜，故血会于膈俞也"，膈俞调血，依赖于心肝两脏的协同完成。三阴交为足太阴脾经、足厥阴肝经、足少阴肾经的交会穴，与肝、脾、肾三脏相关的疾病均可取之。又脾为气血生化之源，主统血，肝藏血，肾藏精，精血同源，故三阴交为血之要穴，凡跟气血阻滞不通有关的病症亦可取三阴交以疏通气血。三穴相配，既补血统血，又生血养血，既行气活血，又祛瘀生新。

3）操作方法：调达针法。

（3）气血两虚证

1）选穴：肝俞、肾俞、脾俞、内关。

2）选穴依据：肝主筋脉，肾主骨、益生骨髓，脾主肌肉、四肢，肝俞、肾俞、脾俞分别为三脏的背俞穴，位于足太阳膀胱经。太阳之气，生于膀胱，总持诸阳之气，阳气充足则濡养筋脉。筋脉温养有益于肌肉及筋腱的柔韧与刚强，机体的关节活动才更加灵活自如。内关穴为心包经络穴，心主血脉，疏通气血。因此，针刺肾俞、肝俞、脾俞、内关，可达振奋阳气、疏通经络、益气活血、濡养筋脉的功效。

3）操作方法：调达针法。

（二）微创疗法

微创疗法是近年来骨伤科广泛应用的技术，由于创伤小、疗效好，深受医生和患者欢迎，目前广泛应用于脊柱及关节疾患。

低温等离子消融术常用于治疗颈椎病，一般在50℃左右即可形成高效精确的融切效果，避免了对深部组织的热损伤，且不产生固体颗粒残留。另外，还可利用温度技术，使髓核纤维汽化、收缩和固化，椎间盘总体积缩小、椎间盘内压力降低，从而达到治疗目的。是否为低温等离子消融术。

（三）药物辅助治疗

颈椎病为慢性退行性病变，虽然药物治疗无法遏制病情发展，但能够缓解患者出现的头痛、颈痛等症状，改善患者生活质量。

目前临床上治疗颈椎病常用的药物有：①非甾体抗炎药，具有消炎镇痛作用，如布洛芬、阿司匹林等；②肌松药，能够缓解肌肉痉挛所致的颈肩痛；③镇静剂，可降低神经兴奋性，使紧张的肌肉得到缓解，常用的药物如地西泮等；④神经营养药，能够改善由于神经受到压迫所产生的症状。

（四）南少林验方

1．营卫不和证　颈舒汤。

2．气滞血瘀证　颈椎病方。

3．气虚瘀血证　慢颈痛煎。

4．气血两虚证　颈复宁丸。

（五）南少林手法

1．**理筋手法**　早期取合谷、风门、肺俞、复溜、足三里等穴；中期取肝俞、太冲、血海、膈俞、三阴交等穴；晚期取中脘、足三里、血海、膈俞等穴。均施以点穴手法。

2．**牵伸类手法**　①牵颈摇头法；②揉颈旋头法。

3．**整脊手法**　①快速旋颈法；②卡颈侧扳法；③定点旋颈法。

（六）南少林功法

①苍龟缩颈；②颈项争力；③白鹅引颈；④双手托天；⑤左右开弓；⑥开阔胸怀；⑦展翅飞翔；⑧铁臂单提。

五、典型病例

病例一

患者陈某，男，50岁，职员。就诊日期：2017年9月20日。

1．**主诉**　颈部酸痛伴左上肢麻痛4月余。

2．**现病史**　4个月前劳累后出现颈部酸痛伴左上肢麻痛，无四肢无力、脚踩棉花感，无二便失禁。偶觉头晕，心烦，纳可，寐欠安，二便调。

3．**查体**　颈椎曲度变直，C_2～C_7棘突间及双侧椎旁压痛，椎间孔挤压试验：左侧（+），右侧（-）。臂丛神经牵拉试验：左侧（+），右侧（-）。屈颈试验阴性。唇紫，舌暗红苔薄黄，脉弦数。

4．**辅助检查（图3-1～图3-3）**　颈椎正侧位片示：颈椎曲度变直，项韧带钙化，$C_{5/6}$椎间隙变窄，骨质增生。颈椎MRI示：$C_{3/4}$、$C_{4/5}$、$C_{5/6}$、$C_{6/7}$椎间盘突出。心率变异仪示：交感神经型。

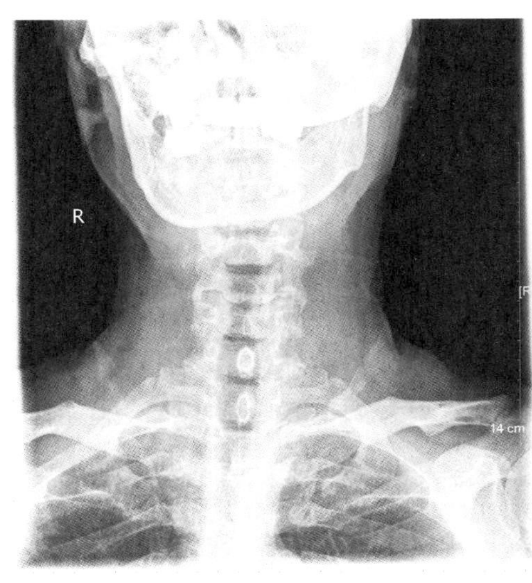

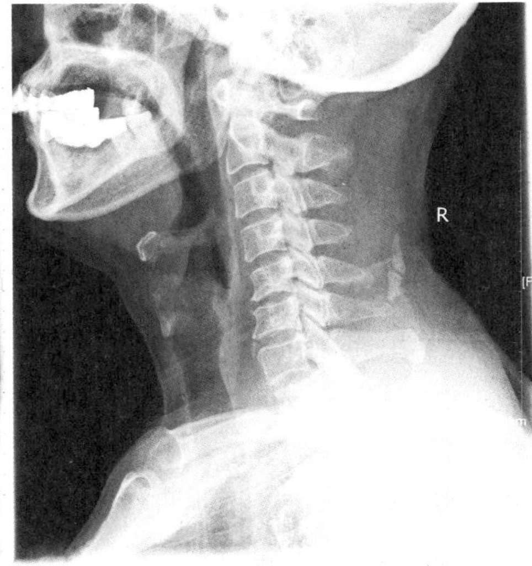

图3-1　颈椎正侧位片

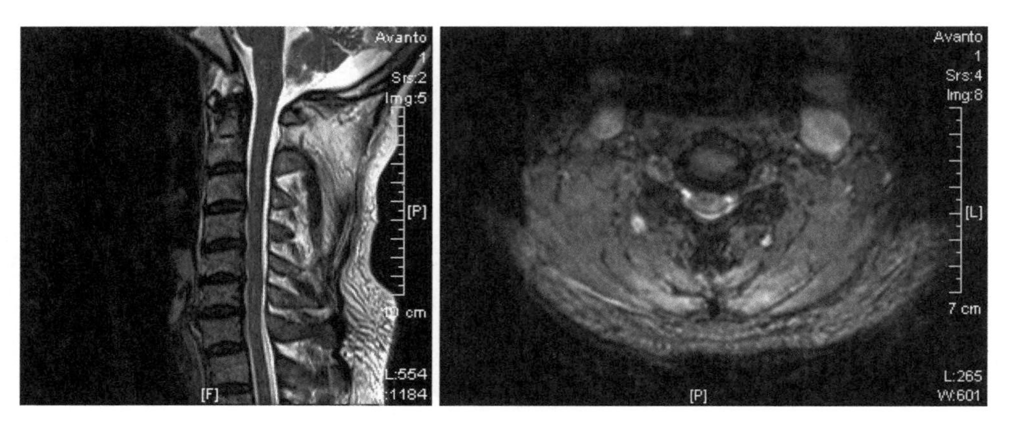

图 3-2　颈椎 MRI 平扫

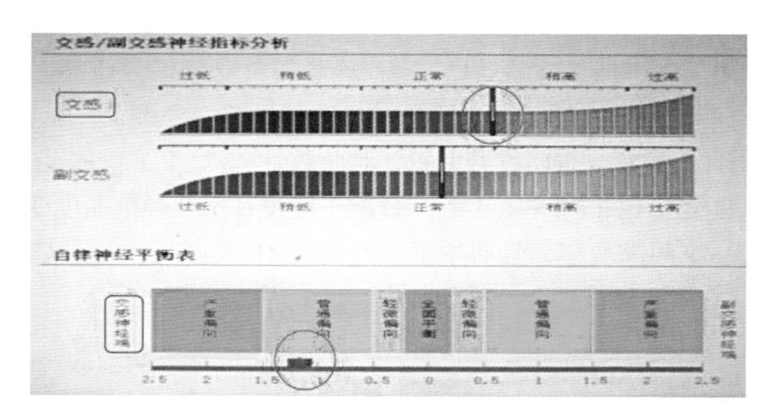

图 3-3　心率变异仪检查

5．辨证分型，分期分度

（1）中医诊断：项痹病；证型：气滞血瘀型。

（2）西医诊断：神经根型颈椎病。

（3）辨筋骨分型：筋骨并重型。

（4）辨经筋分型：手足太阳经筋型。

（5）辨证分期分度：中期 / 中度。

（6）辨力失衡：椎枕肌群，前、中斜角肌紧张。

（7）辨神经节段：$C_{3/4}$、$C_{4/5}$、$C_{5/6}$、$C_{6/7}$ 椎间盘突出。

（8）辨情志：交感兴奋型；躯体化症状自评量表评分：41 分。

6．辨证选点选方，确定治疗方案

（1）总体治疗原则：针刀治脊外，功法康复训练，配合药物。

（2）针刀疗法

1）辨筋骨选点：病变节段颈部棘突、关节突，枕部五点及横突；

2）辨经筋选点：颈部棘突、关节突周围筋结点；

3）辨气血选点：血海、膈俞、三阴交；

4）辨情志选点：太冲、行间。

7．治疗方式

（1）针刀治疗：使用调衡刀法松解病变节段，松解颈部棘突、关节突及其周围筋结点，兼有头部和上肢症状，辅助松解枕部五点及横突。调达针法刺激血海、膈俞、三阴交、太冲、行间。

（2）南少林验方：本例患者辨证为气滞血瘀型，治以活血通络，行气止痛，选用颈椎病方。黄芪 30g，丹参 15g，白芍 20g，木瓜 9g，葛根 20g，天麻 9g，延胡索 9g，威灵仙 9g，淫羊藿 9g，川续断 12g，牛膝 9g，甘草 3g。7 剂，水煎服，日一剂，早晚分服。

（3）南少林手法：定点旋颈法。

（4）南少林功法：苍龟缩颈。

8．随访　患者诉颈部酸痛、僵硬较前明显改善，颈部活动自如；左上肢疼痛消失，麻木较前明显缓解，睡眠质量显著提高。

病例二

患者刘某，女，44 岁，教师，就诊日期：2019 年 7 月 21 日。

1．主诉　反复颈部酸痛 3 年，加重伴头晕 1 个月。

2．现病史　3 年前劳累后出现颈部酸痛不适，偶感头晕，体位改变时明显，自行休息后可缓解，但仍反复发作。1 个月前颈部酸痛加重，旋转受限，转头及改变体位时头晕，恶心欲吐，纳差，寐可，大便溏。

3．查体　枕上、下项线压痛阳性，C_2 棘突压痛，C_2、C_4、C_6 双侧椎旁压痛明显，旋颈试验阳性。舌暗淡，苔薄，脉细涩。

4．辅助检查（图 3-4～图 3-6）　颈椎正侧位片示：颈椎曲度变直，$C_{3/4}$ 椎间隙变窄，骨质增生。颈椎 MRI 示：$C_{3/4}$、$C_{4/5}$ 椎间盘突出。心率变异仪示：副交感神经型。

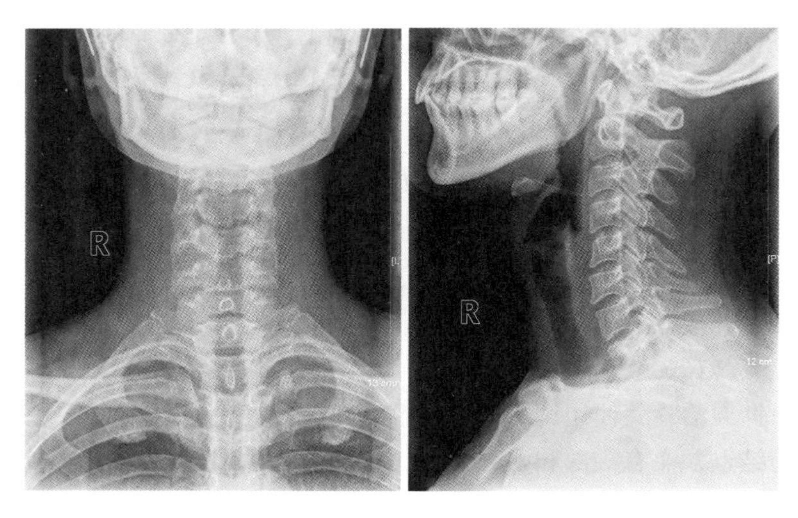

图 3-4　颈椎正侧位片

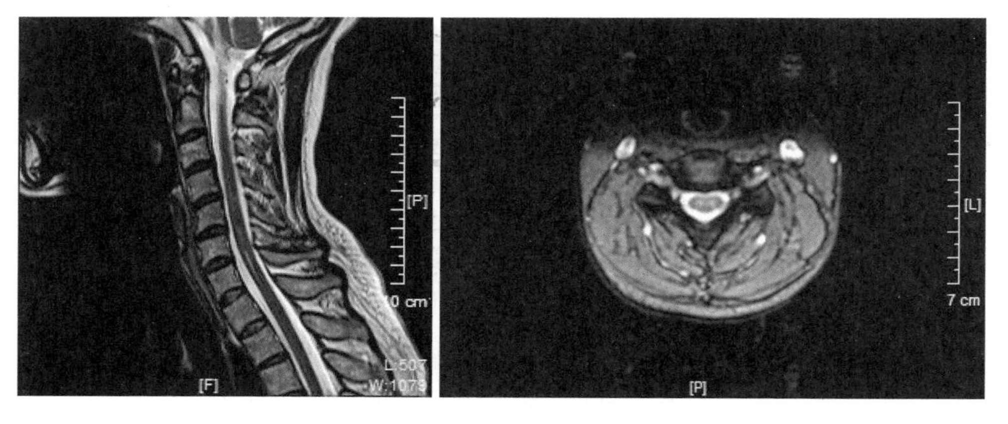

图 3-5　颈椎 MRI 平扫

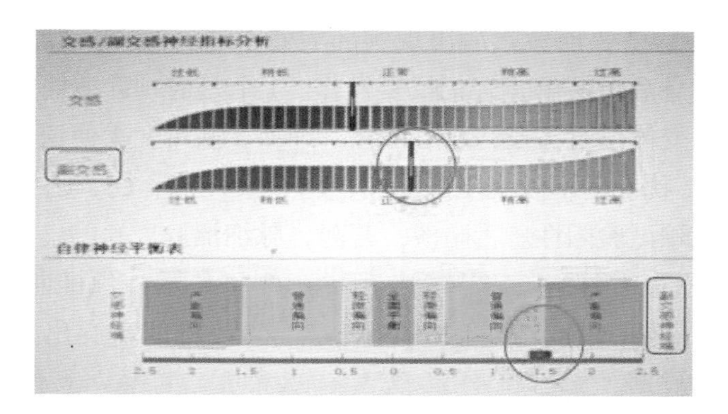

图 3-6　心率变异仪结果

5．辨证分型，分期分度

（1）中医诊断：项痹病；证型：气血两虚型。

（2）西医诊断：椎动脉型颈椎病。

（3）辨筋骨分型：筋骨并重型。

（4）辨经筋分型：手足太阳经筋型。

（5）辨证分期分度：中期 / 中度。

（6）辨情志：交感偏低，副交感偏高；躯体化症状自评量表评分：41 分。

（7）辨力失衡：椎枕肌群，头、颈夹肌紧张。

（8）辨神经节段：$C_{3/4}$、$C_{4/5}$ 椎间盘突出。

6．辨证选点选方，确定治疗方案

（1）总体治疗原则：微创治脊内，针刀治脊外，功法康复训练，配合药物。

（2）针刀疗法

1）辨筋骨选点：病变节段颈部棘突、关节突，枕部五点及横突；

2）辨经筋选点：颈部棘突、关节突周围筋结点；

3）辨气血选点：肝俞、肾俞、脾俞、内关；

4）辨情志选点：心俞、厥阴俞。

7．治疗方式

（1）微创术式：低温等离子消融术。

（2）针刀：使用调衡刀法松解病变节段，松解颈部棘突、关节突及其周围筋结点，兼有头部症状，辅助松解枕部五点及横突。调达针法刺激肝俞、肾俞、脾俞、内关。

（3）南少林验方：本例患者辨证为气血两虚型，治以益气活血通络，行气止痛，选用颈复宁丸。肉苁蓉 15g，巴戟天 15g，骨碎补 12g，川续断 12g，生地黄 10g，鸡血藤 10g，木香 6g，羌活 6g。制丸口服，每次 6g，每日 2 次，用开水或加适量黄酒服。

（4）南少林手法：间歇拔伸法，定点旋颈法。

（5）南少林功法：白鹅引颈。

8．随访 患者颈部的酸痛、僵硬基本消除，现颈部活动自如，无头晕等症状。

病例三

患者杨某，男，41 岁，就诊日期：2018 年 12 月 10 日。

1．**主诉** 双上肢麻木 1 年余，加重伴四肢无力、行走不稳 1 月余。

2．**现病史** 1 年前长期低头劳作后出现颈部不适、双上肢麻木，不伴四肢无力，无脚踩棉花感。1 个月前颈部酸痛加重，四肢麻木无力，行走不稳伴脚踩棉花感，自觉上腹部紧束感。

3．**查体** $C_{3\sim7}$ 棘旁压痛明显，颈椎活动度可。压颈试验阴性，双臂丛牵拉试验弱阳性。右侧：肱二头肌、肱三头肌、三角肌肌力 5- 级，握力 5 级，髂腰肌肌力 5 级，股四头肌肌力 5 级，踝背伸肌力 5 级，踇背伸肌力 3 级；左侧：肱二头肌、肱三头肌、三角肌肌力 5 级，握力 5 级，髂腰肌肌力 5 级，股四头肌肌力 5 级，踝背伸肌力 5 级，踇背伸肌力 3 级。霍夫曼征（+），巴宾斯基征（+）。舌暗淡，苔薄白，脉细。

4．**辅助检查**（图 3-7、图 3-8） 颈椎正侧位片示：颈椎病曲度变直，$C_{3/4}$ 椎间隙变窄，骨质增生。颈椎 MRI 示：$C_{4\sim7}$ 椎间盘突出伴 $C_{5/6}$ 椎间隙黄韧带肥厚；$C_{5/6}$ 椎间隙水平颈髓水肿，考虑为颈髓变性。

5．**辨证分型，分期分度**

（1）中医诊断：项痹病；证型：气血两虚型。

（2）西医诊断：脊髓型颈椎病。

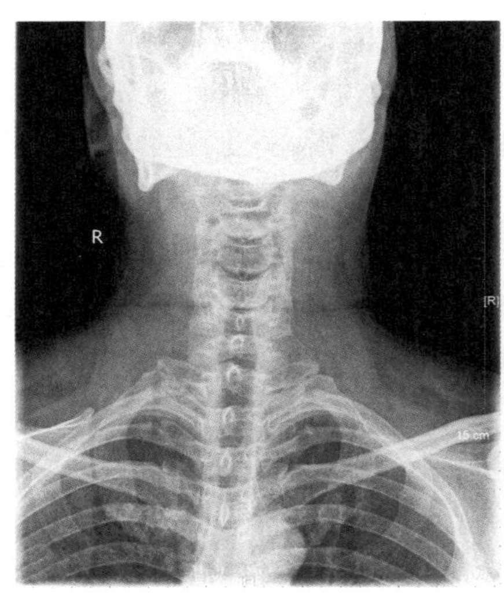

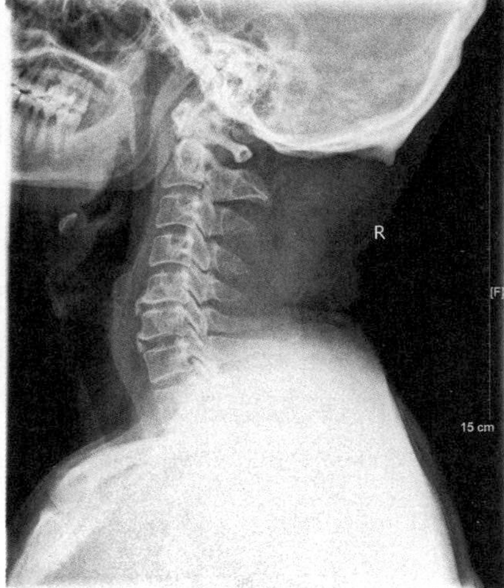

图 3-7 颈椎正侧位片

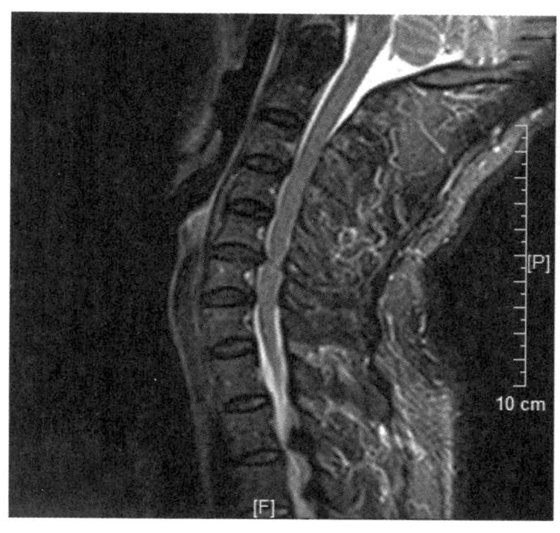

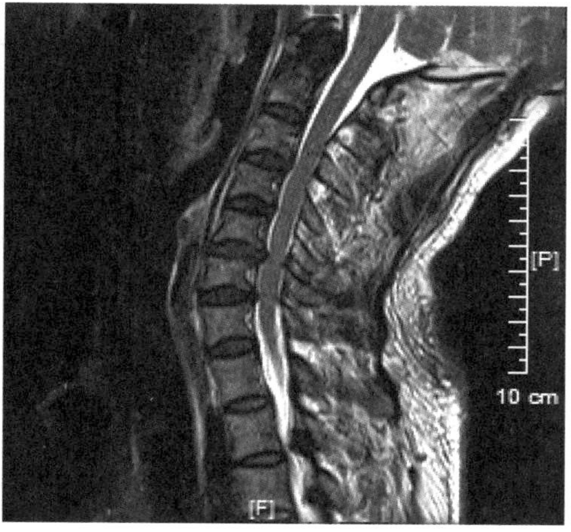

图 3-8　颈椎 MRI 平扫

（3）辨筋骨分型：筋骨并重型。

（4）辨经筋分型：手足太阳经筋型。

（5）辨证分期分度：后期 / 重度。

（6）辨情志：副交感偏高；躯体化症状自评量表评分：40 分。

（7）辨力失衡：椎枕肌群，头夹肌、颈夹肌、肩胛提肌紧张。

（8）辨神经节段：$C_{4\sim7}$ 椎间盘突出伴 $C_{5/6}$ 椎间隙黄韧带肥厚、$C_{5/6}$ 椎间隙水平颈髓水肿，考虑为颈髓变性。

6．**确定治疗方案，明确治疗原则**　总体治疗原则：颈椎开放手术松解压迫，术后针刀治脊外，功法康复训练，配合药物。

7．**治疗方式**

（1）开放手术：经前路髓核摘除减压 Cage/ 钛网植骨融合钢板内固定术（图 3-9）。

（2）术后南少林验方：本例患者辨证为气血两虚型，治以益气活血通络，行气止痛，选用颈复宁丸。肉苁蓉 15g，巴戟天 15g，骨碎补 12g，川续断 12g，生地黄 10g，鸡血藤 10g，木香 6g，羌活 6g。制丸口服，每次 6g，每日 2 次，用开水或加适量黄酒服。

（3）术后针刀：使用调衡刀法松解病变节段，松解颈部棘突、关节突、肩胛内上角，调整力平衡。调达针法刺激血海、膈俞、三阴交、心俞、厥阴

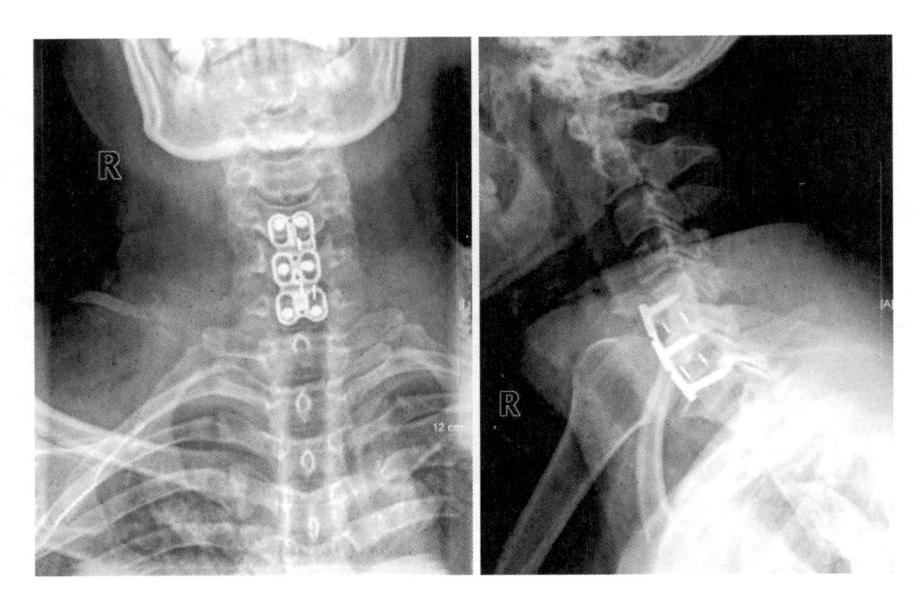

图 3-9 颈椎前路手术 X 线片

俞，以行气血。

8．**随访** 治疗 15 天后，患者双上肢麻木改善，纳寐可。

第二节 肩周炎

一、概述

肩关节周围炎是肩关节囊及其周围软组织慢性非特异性炎症，又可简称为“肩周炎”，常以肩部疼痛和肩关节主被动活动受限为临床表现。因其临床表现，又可形象地称之为“冻结肩”“粘连性肩周炎”。本病属中医“肩痹”“肩凝”范畴。

本病病因可分为肩部原因和肩外因素。①肩部原因：长期过度活动，姿势不良等产生的慢性致伤力是主要的诱发因素；上肢外伤后肩部固定过久，肩周组织继发萎缩、粘连，肩部急性挫伤、牵拉伤后因治疗不当等；本病好发于 50 岁以上老年人，软组织退行性病变，对各种外力的承受能力减弱是基本病因。②肩外因素：颈椎病，心、肺、胆道疾病发生的肩部牵涉痛，因原发病长期不愈使肩部肌肉持续性痉挛、缺血而形成炎性病灶，转变为真正的肩周炎。

流行病学调查统计显示，肩周炎可发生在2%～5%的人群中，大多数患者是女性，好发年龄在40～60岁，最集中在55岁左右，非优势手更频繁地受累，双肩同时发生者为5%～8%。临床医学研究发现，包括糖尿病、外伤、偏瘫、脑出血、甲状腺功能亢进、颈椎间盘突出症、高胆固醇血症、高脂蛋白血症等在内的许多系统性疾病均和肩周炎的发病有关。本病的原发病理部位是盂肱关节囊组织，尤其以肩袖间隙为主，随着病程进展，局部的慢性炎症反应和纤维化增殖是导致肩关节疼痛、运动受限的主要原因。未及时有效诊治的肩周炎患者多因病情反复、迁延不愈而遗留关节活动障碍加重、肌肉萎缩等严重影响患者身体功能和生活质量的后遗问题。本病起病缓慢，病程冗长。

随着社会生活的日益加速，人们工作、生活负荷异常增大，身体特别是上肢出现过劳损伤的概率较以往有增加之势，其中肩周炎的发生又首当其冲。西医治疗主要采取非甾体抗炎药缓解疼痛，物理疗法、运动疗法等恢复肩关节功能，目前临床尚无单一有效治疗方法。中医治疗有其独特优势，疗效显著。

二、病因病机

（一）筋伤骨损，筋骨失衡

中医学认为“不荣则痛”“不通则痛”“痛则不通”，在年老体虚、肝肾不足、过度劳累、气血虚弱的基础上，加之外感风寒湿邪、扭闪挫扑等外界因素，则会引起肩部血凝不畅，经脉阻闭，血气郁塞不通，不能正常濡养肢体节窍，不能及时渗濡经筋、经脉，从而导致肩部疼痛和功能障碍，甚则肌肉挛缩。《素问·宣明五气》：“久视伤血……久立伤骨，久行伤筋。”说明过度劳累会耗伤气血，损及筋骨，加之外伤也会损害肩部经筋节窍络脉，从而导致筋挛骨痛。《血证论·瘀血》简要地概述了瘀血致痛的病因病机：“瘀血在经络脏腑之间，则周身作痛，以其堵塞气之往来，故滞碍而痛，所谓痛则不通也。”“肩痛”缠绵不愈而致肩部废弛不用，日久形成粘连、冻结，出现“手臂不可上头”“肩痛不可带衣”或“肩不举”，而为“肩凝”。

（二）邪凝经脉，气血失和

肩关节是人体活动范围最大的关节，灵活性大，但稳定性差。因活动量大，肩部消耗气血多，气血不足，卫外功能降低，易招致外邪入侵。风寒湿邪痹阻于肩部经脉，局部经脉不通，产生疼痛。机体的保护性反应是减少活动。长期的少动或不动，气血运行缓慢涩滞，筋肉濡养失调，韧性减小，弹性降低。因此不耐外力牵拉和积劳损伤，易致外伤，形成气滞血瘀。气滞血瘀一方面作为致病因素阻碍气血生成和五脏对筋骨的濡养，一方面作为病理产物又滞着于筋骨之间，引起经络血行不通。随着年龄增长，脏腑正气亏虚，不能生气化血，新血不达，供血不足，导致气血亏虚，肩部筋肉失于滋润、濡养，则拘急、痉挛，关节活动不利。肩部的筋骨肌肉无法受气血正常的滋养，长此以往便发展为不荣而痛，关节继而废用衰退，再加上外邪作用及肩部过度劳损，肩部疼痛、活动受限、肌肉痿软的症状便一一出现。

三、辨证施治

（一）辨证分型，对证治疗

1．辨筋骨失衡类型，治以调衡筋骨

（1）筋骨失衡，以筋为先

1）临床表现：主要表现为肩部疼痛，尤以夜间为甚，肩关节活动受限，是由于疼痛引起的肌肉痉挛，韧带、关节囊挛缩所致，但肩关节本身尚能有相当范围的活动度。肌肉痉挛，关节活动受限，夜间疼痛加重，难以入眠，压痛范围广泛，喙突、喙肱韧带、肩峰下、冈上肌、肱二头肌长头、四边孔等部位均可出现压痛。X线检查一般无异常发现。关节镜检查可见滑膜充血，绒毛肥厚、增殖，填充于关节间隙及肩盂下滑膜皱襞间隙，关节腔狭窄，容量减少，肱二头肌长头为血管覆盖。

2）辨证要点：以肩部疼痛症状为主要特点，肩周钝痛，甚者痛如刀割，夜间加重，痛不能寐，并伴有肩关节活动受限。

3）治则：调筋以解痉。

（2）筋伤则骨损

1）临床表现：筋伤日久，气血不利，筋肉失荣，筋不养骨，骨内瘀滞和高压日久致骨损破坏。此时由疼痛期肌肉保护性痉挛发展成肩关节功能活动严重受限，肩关节周围软组织广泛粘连、挛缩，呈“冻结”状态。各方向的活动范围明显缩小，此时关节僵硬，以外展、上举、后伸等最为显著。

2）辨证要点：以肩部关节僵硬症状为主要特点，各方向的活动范围明显缩小，以外展、上举、后伸等最为显著。

3）治则：治骨以整复。

2．辨经筋分布，循经论治

（1）手太阳经筋型

1）原文：手太阳经筋“上循臂内廉，结于肘内锐骨之后，弹之应小指之上，入结于腋下；其支者，后走腋后廉，上绕肩胛，循颈出走足太阳之前，结于耳后完骨；其支者，入耳中”。

2）临床表现：以肩后侧腋后廉及肩胛区，即肩贞、臑俞、天宗穴区疼痛为主；循手太阳经筋可触及压痛、条索或结节，尤其在肩贞、天宗穴附近常可触及明显条索状阳性反应物，压痛明显；以前屈、外展、内收等活动障碍为主，其涉及的肌肉主要有冈下肌、冈上肌、大小圆肌、肱三头肌。

3）辨证要点：肩关节后侧肌肉疼痛，屈伸活动水平受限明显，前屈、外展、内收活动功能受限，手太阳经筋循行可触及结筋病灶点。

（2）手阳明经筋型

1）原文：手阳明经筋“上循臂，上结于肘外，上臑，结于髃；其支者，绕肩胛，挟脊；直者，从肩髃上颈；其支者，上颊，结于頄；直者，上出手太阳之前，上左角，络头，下右颔”。

2）临床表现：疼痛部位以肩峰处为主，集中在肩髃穴附近及三角肌中点，有时疼痛可沿经筋放射到肘关节外侧，甚至可沿着手阳明经筋的远端循行，一直放射到拇指桡侧、食指尺侧，肩关节活动也是不能完成外展动作，但内收一般可以完成，只是外旋动作会明显受限。

3）辨证要点：以肩外侧肩峰周围、肩髃穴处疼痛为主，肩关节活动障碍以外展、外旋等障碍为主，循手阳明经筋可触及压痛、条索或结节。

（3）手少阳三焦经筋型

1）原文：手少阳经筋“结于腕，中循臂，结于肘，上绕臑外廉，上肩走颈，合手太阳；其支者，当曲颊入系舌本”。

2）临床表现：疼痛部位以手少阳经筋经过的肩峰后侧及三角肌后缘为

主，有时可以沿着手少阳经筋的循行，一直放射到患者前臂背侧的桡骨、尺骨之间，肩关节不能完全外展以及内收困难。

3）辨证要点：以肩外侧肩峰后、肩髎穴处疼痛为主，以外展、内收活动障碍为主，手少阳经筋循行可触及结筋病灶点。

（4）手三阴经筋型

1）原文：手太阴经筋“上循臂，结肘中，上臑内廉，入腋下，出缺盆，结肩前髃，上结缺盆，下结胸里，散贯贲，合贲下，抵季胁”。手厥阴经筋“起于中指，与太阴之筋并行，结于肘内廉；上臂阴，结腋下；下散前后挟胁；其支者，入腋，散胸中，结于贲”。手少阴经筋“上结肘内廉，上入腋，交太阴，挟乳里，结于胸中，循贲，下系于脐”。

2）临床表现：肩痛以胸壁外侧上方及上臂内侧为主，有时疼痛可沿经筋一直放射到肘关节内侧，并沿手太阴经筋进一步放射到前臂桡侧，在活动上肩关节主要是内收困难，后伸动作不能完全等。

3）辨证要点：肩周炎的疼痛部位在肩前，肩关节内收活动困难，后伸动作不完全。手三阴经筋循行可触及结筋病灶点。

（5）混合型：出现上述两种及以上经筋型，辨证要点参考同前。

3．辨气血失和类型，治以调和气血

（1）寒湿痹阻型

1）临床表现：初期常感肩部疼痛，且疼痛多为慢性，常因劳累或天气变化诱发，疼痛阵发性，后期逐渐加重，昼轻夜重，局部喜温怕冷，关节自主活动受限，肌肉痉挛，被动活动尚可，舌质淡，苔薄白，脉弦滑或紧。

2）辨证要点：肩部疼痛，畏风恶寒，或肩部有沉重感，肩关节活动不利，复感风寒之邪疼痛加剧，得温痛减。舌质淡，苔薄白或腻，脉弦滑或弦紧。

3）治则：祛风解凝，温经通络。

（2）气滞血瘀型

1）临床表现：肩关节疼痛，各方向活动功能均受限，出现“扛肩”现象，肩部肌肉广泛粘连，患者肩部疼痛拒按，按则刺痛，舌质有瘀斑，脉弦或涩。

2）辨证要点：外伤筋络，瘀血留着，肩部肿胀，疼痛拒按，或按之有硬结，肩关节活动受限，动则疼痛；舌质暗或有瘀斑，苔白或薄黄，脉弦或细涩。

3）治则：活血化瘀，行气止痛。

（3）气血两虚型

1）临床表现：肩部疼痛日久，局部肌肉粘连，肌肉出现萎缩，上肢无法上抬，肌软无力，患者气短懒言，四肢无力，劳动后加重，关节外展、内旋、后伸功能明显受限，舌质淡，脉细弱。

2）辨证要点：肩部酸痛日久，肌肉萎缩，关节活动受限，受累后疼痛加重，伴头晕目眩，气短懒言，四肢乏力；舌质淡，苔少或白，脉细弱或沉。

3）治则：补气养血，舒筋通络。

（二）辨证分期分度，顺势治疗

1．疾病演变规律认识

（1）筋骨失衡：早期的肩周炎主要表现为疼痛。肩关节周围肌腱、腱鞘、滑囊和关节囊等软组织局部无菌性急慢性炎症反应，引起肩部周围软组织炎性渗出、充血肿胀，挤压正常组织，关节活动受阻并引起疼痛。肩周炎病变的中后期，主要表现为关节内粘连，肩关节长期不能活动或因疼痛不敢活动，日久关节内外软组织广泛性粘连，关节功能障碍，表现为条索结节进一步卡压经脉，气血失荣、筋痿骨损。一般后期肩关节周围经筋粘连已固定，疼痛基本不会过于强烈，但是活动范围极其受限制。

（2）气血失和：早期患者肩部受寒，寒湿之邪淫溢于筋肉，痹阻于营卫，筋失所养，筋脉拘急，肩部气血不畅，运行渐缓，则肩屈不能伸，关节活动减少。中期冻结肩因肩周肌肉拘急，关节平衡失调，不耐外力，只需较轻外伤和慢性劳损即加重病情。因外伤或长期姿势不良导致恶血内生，积聚在肌肉筋骨之间，日久则形成瘀血，阻滞于局部，营卫不和、气血不通而发痛发胀，更遇时令之邪由外犯内加重病情，肩部不通则痛，故此阶段多以气滞血瘀、关节障碍为主。患者因早中期未及时施治，气滞血瘀不能化气生血，责之正气势衰，精亏血虚，关节无以营养而严重影响活动，甚至出现筋骨肌肉萎缩。故冻结肩后期可见气血两虚、不荣而萎。

2．三期顺势治疗

（1）早期（轻中度）：疼痛剧烈，肌肉痉挛，关节活动受限，以单个方向活动受限为主，夜间痛剧，压痛范围广泛，喙突、喙肱韧带、肩峰下、冈上肌、肱二头肌长头腱、四边孔等部位均可出现压痛。X 线检查一般为阴性。早期可持续 1 周，以肩部疼痛和肩关节运动功能正常或活动功能轻度受限为特点。

此期多以保守治疗为主，常采用针刀松解病灶点来迅速缓解肩部疼痛，同时辅以手法、功法康复训练及中药和熏蒸等治疗方式，改善患者生活质量。

（2）晚期（重度）：肩关节疼痛，各个方向活动均受限，即粘连期，此时肩关节疼痛减轻，肩关节功能障碍较为严重。由于肩周软组织内外粘连，表现为活动致痛，肩关节的主动和被动运动受到明显限制，外展肩关节时出现典型的“扛肩”征象。

此期以关节松解术为主，治疗肩关节活动受限，同时以针刀为辅，解除肩关节挛缩僵硬的冻结状态，配合针灸、中药和熏蒸等加强疗效。

四、针刀 + 治疗技术

（一）针刀技术

1．辨筋骨失衡，确定主要治疗选点

（1）主要选点：喙突点、肱骨小结节点、肱骨结节间沟点、肱骨大结节后面、肩胛内上角、三角肌止点、肩峰下滑囊点、冈下肌起点。

（2）选点依据：临床 B 超证实肩周炎粘连、瘢痕和挛缩的关键筋结点——喙突点，位于喙突外 1/3 处，附近有多个肌肉、韧带的起点与止点，松解喙突外 1/3 处可松解肱二头肌的短头起点，使喙突附近的肌肉韧带恢复动力学平衡。肱骨小结节点，即肩胛下肌止点，松解此处可促进肩胛下肌功能恢复，内旋肩关节。松解肱骨结节间沟点，可解除肱二头肌长头在结节间沟处的粘连，切开肱横韧带，在结节间沟前壁剥离，从而维护肩关节稳定。肱骨大结节后面是小圆肌止点，小圆肌能外旋、内收、伸展和水平外展肩关节，松解小圆肌是恢复肩关节背部肌肉功能的关键。冈下肌起点位于肩胛骨的冈下窝，冈下肌本身具有外展、内收、伸展、水平外展肩关节的功能，通过松解冈下肌起点，可恢复其肌肉功能。肩峰下滑囊点位于肩峰、喙肩韧带和三角肌深面筋膜的下方，肩袖和肱骨大结节的上方。通过松解，恢复喙肩韧带固有弹性，在抬肩的同时稳定肱骨头活动，使肩关节功能稳定。

（3）操作：调衡刀法。

2．辨经筋分布，循经筋选点

（1）手太阳经筋型

1）筋结点：肩贞次、肩痛点次、下肩痛点次、臑俞次、银口次。

2）按语：手太阳经筋其支者，后走腋后廉，上绕肩胛。小圆肌，起自肩胛骨腋缘背上2/3，斜行向上外，位于冈下肌肌腱之下，止于肱骨大结节之下，有外旋肩关节的作用。大圆肌位于冈下肌和小圆肌的下侧，起于肩胛骨腋缘下部和下角背面，止于肱骨小结节嵴，此肌可使肩关节后伸、内收及内旋。大、小圆肌在肩胛骨腋缘起点及止点滑囊处，其与肱三头肌交错点处常出现结筋病灶，即肩贞次、肩痛点次、下肩痛点次、臑俞次、银口次。

3）操作方法：调衡刀法。

（2）手阳明经筋型

1）筋结点：肩井次、巨骨次、肩胛上、秉风次、曲垣次、肩髃次。

2）按语：冈上肌起自冈上窝及冈上筋膜，肌束斜向外上，经肩峰下，抵止于肱骨大结节。该肌与肩峰深面隔有滑液囊，使肱骨外展外旋，可因非生理性外展活动出现结筋病灶，即秉风次、肩胛上、曲垣次。肩锁关节由肩胛骨肩峰关节面和锁骨肩峰端关节面构成，因有韧带加强而增厚，肩部非生理活动会损伤，出现结筋病灶，即巨骨次、肩髃次。肩胛提肌起自上4个颈椎横突后结节，向外下止于肩胛骨的内侧角。该肌使肩胛骨下角向内旋转。因频繁活动而受累，常在起点、止点与斜方肌交叉处出现病灶，即肩髃次。

3）操作：调衡刀法。

（3）手少阳经筋型

1）筋结点：臑会次、肩髎次、肩峰次、天宗次、肩胛冈、天髎次、肩胛上。

2）按语：三角肌起点广泛，起自肩胛冈、肩峰、锁骨外1/3，从前、外、后三侧覆盖肩关节并维持稳定其各向活动，该肌在肩峰下及肌束因摩擦或牵拉出现结筋病灶，即臑会次、肩峰次、肩髎次、肩胛冈。冈上肌与关节囊紧密结合形成肩袖，易发生肩关节功能障碍，出现病灶，即天髎次、肩胛上。冈下肌可外旋肩关节，几乎参与上肢的多方向活动，是上肢各种运动力线的交会点，故劳损多，易出现病灶，即天宗次。

3）操作方法：调衡刀法。

（4）手三阴经筋型

1）筋结点：天府次、肩内陵次、抬肩次、中府次、云门次、极泉次、青灵次。

2）按语：肱二头肌长头起于肩胛骨盂上结节，横越肱骨头的中央内侧进入结节间沟。肱二头肌短头起于肩胛骨喙突，有喙突滑液囊相隔。肱二头肌长、短头在喙突部、肱骨内侧、肱骨结节、桡骨粗隆滑囊处出现病灶点，即天府次、肩内陵次、抬肩次、中府次、云门次。肱二头肌与肱三头肌肌间沟中、肱二头肌短头肌腱处病灶点为极泉次、青灵次。

3）操作方法：调衡刀法。

3．辨气血失和，自由加减穴位

（1）寒湿痹阻型

1）选穴：合谷、风池、阳陵泉。

2）选穴依据：合谷为大肠经原穴，属阳主表，有取清走衰，宣泄气中之热，升清降浊，疏风散寒，宣通气血之功。寒湿痹阻不单只有寒湿，而是风寒湿三气杂至，寒湿之邪更为明显。风为阳邪，其性轻扬，头顶之上，唯风可到，风池穴位于项部，可驱散风邪。《铜人腧穴针灸图经》记载阳陵泉：“治膝伸不得屈，冷痹脚不仁，偏风半身不遂，脚冷无血色”。可见阳陵泉具有活血通络，温经通脉的作用，阳陵泉又是“筋会”，肩周炎因气血不通，筋骨痿痹失用所致，借阳陵泉温通肩周附近经脉。

3）操作方法：调达针法。

（2）气滞血瘀型

1）选穴：膈俞、合谷、内关。

2）选穴依据：膈俞乃八会穴之血会，养血和营、理气止痛；合谷为大肠经原穴，疏风散寒，宣通气血，又“经脉所过，主治所及”，可治疗肩周疾病；内关是心包经络穴，功擅宁心安神、理气止痛，通过原络配穴法治疗手少阳三焦经循经所过之肩痛。

3）操作方法：调达针法。

（3）气血两虚型

1）选穴：足三里、气海、三阴交。

2）选穴依据：脾胃为后天生化之源，气血两虚当从脾胃调治，足三里是足阳明胃经合穴，为胃经气血最为充盈之地，针此可生发胃气，调补气血。气海具有培补元气，益肾固精，补益回阳，延年益寿之功。三阴交为足太阴脾经腧穴，系足太阴、厥阴、少阴之会，可调补肝、脾、肾三经气血。

3）操作方法：调达针法。

（二）关节松解术

肩周炎患者到了粘连期，肩关节活动存在障碍，前屈、后伸、外展等活动不能进行。此时可行臂丛神经麻醉，使肩部肌肉松弛，将肩关节进行各个方向的功能活动，使其恢复正常的活动度。一般有分离牵引，长轴牵引，前屈向足侧滑动，外展摆动，水平内收摆动，内旋摆动，外旋摆动等，可对肩关节各个方向进行充分舒张拉伸。

（三）药物辅助治疗

目前临床上治疗肩周炎常用的药物有以下几种：

①非甾体抗炎药：主要机制是抑制前列腺素的合成，具有抗炎、镇痛作用，如塞来昔布、依托考昔、双氯芬酸钠等。②中枢肌肉松弛剂：作用于中枢神经系统，松弛肌肉平滑肌，解除肌肉疼痛，常见药物有氯唑沙宗、乙哌立松。③中成药：活血止痛膏、伤湿止痛膏等。

（四）南少林验方

1．寒湿痹阻型　温通解凝汤。

2．气滞血瘀型　肩周炎方。

3．气血两虚型　黄芪当归附子薏苡仁汤。

（五）南少林手法

1．理筋手法　点按肩部穴位，㨰法放松肩部肌肉。

2．整复手法　整复颈椎、肩锁关节。

3．弹拨手法　处理筋滞。

（六）南少林功法

1．肩部功法　①云摆导引；②横抬俯仰；③轮肩导引；④双展翅。

2．肩部保健操　①双手托天；②左右开弓；③青龙探爪势；④云手。

五、典型病例

病例一

患者叶某，男，68 岁，就诊日期：2020 年 6 月 3 日。

1．**主诉**　反复左肩疼痛伴活动受限 3 月余。

2．**现病史**　3 个月前无明显诱因出现左肩疼痛，伴活动受限，夜间痛甚。刻下：左肩疼痛伴活动受限，纳寐可，二便可。

3．**查体**　颈椎生理曲度稍直，$C_5 \sim C_7$ 棘突间及双侧椎旁压痛，无放射痛，左肩周压痛，双侧臂丛神经牵拉试验阴性，双侧椎间孔挤压试验阴性，屈颈试验阴性。双上肢肌力、肌张力、皮肤感觉及末梢血运未见明显异常。双侧肱二头肌肌腱、肱三头肌肌腱、桡骨骨膜反射对称存在，双侧霍夫曼征阴性，颈椎活动度可，左肩可伸，上举 90°，外展 90°。舌暗苔白，脉弦。

4．**辅助检查**　X 线：左肩关节诸骨骨质结构正常，左肩关节间隙正常，周围软组织无明显异常，左侧肩峰—肱骨头间距约 1.8cm。超声：左侧冈上肌肌腱、肩胛下肌肌腱血流信号增多，左侧肩胛下肌肌腱处回声减低伴积液，左侧肩峰撞击试验阳性。

5．**辨证分型，分期分度**

（1）中医诊断：漏肩风；证型：气滞血瘀证。

（2）西医诊断：肩周炎。

（3）辨筋骨分型：筋骨失衡，以筋为主。

（4）辨经筋分型：手太阳经筋型。

（5）辨气血分型：气滞血瘀型。

（6）辨证分期分度：早期（轻度）。

6．**辨证选点选方，确定治疗方案**

（1）总体治疗原则：针刀治疗为主，配合药物及康复训练。

（2）针刀疗法

1）辨筋骨选点：喙突点、肱骨小结节点、肱骨结节间沟点、肱骨大结节后面、肩胛内上角、三角肌止点、肩峰下滑囊点、冈下肌起点。

2）辨经筋选点：肩贞次、肩痛点次、下肩痛点次、臑俞次、银口次。

3）辨气血选点：膈俞、合谷、内关。

7．治疗方式

（1）针刀治疗。

（2）南少林验方：本例患者辨证为气滞血瘀型，治以活血化瘀，行气活血，选用肩周炎方。羌活 6g，姜黄 6g，当归 12g，白芍 9g，黄芪 12g，防风 6g，延胡索 9g，桑枝 20g，桂枝 20g，炙甘草 3g，生姜 5 片。7 剂，水煎服，日一剂，早晚分服。

（3）南少林手法：弹拨手法处理筋滞。

（4）南少林功法：轮肩导引。

8．**随访**　患者肩痛明显缓解，肩关节活动度改善。

病例二

患者陈某，男，45 岁，就诊日期：2020 年 5 月 13 日。

1．**主诉**　反复左肩疼痛伴活动受限半年余。

2．**现病史**　半年前无明显诱因出现左肩部酸痛，伴活动受限，夜间痛甚，休息后缓解。刻下：左肩部疼痛伴活动受限，纳寐可，二便调。

3．**查体**　脊柱顺列，颈椎生理曲度稍直，C_4 ～ C_7 棘突间及双侧椎旁压痛，无放射痛，左肩周压痛，双侧臂丛神经牵拉试验阴性，双侧椎间孔挤压试验阴性，屈颈试验阴性。双上肢肌肉、肌张力、皮肤感觉及末梢血运未见明显异常。双侧肱二头肌肌腱、肱三头肌肌腱、桡骨骨膜反射对称存在，双侧霍夫曼征阴性，颈椎活动度可，左肩后伸、上举、外展明显受限。舌紫暗，脉弦涩。

4．**辅助检查（图 3-10）**　X 线：左肩关节诸骨骨质结构正常，左肩关节间隙正常，关节关系良好，周围软组织未见明显异常。MRI：左肩关节诸骨骨皮质连续，关节间隙正常，未见狭窄及增宽，左肩关节冈上肌肌腱异常信号，左侧喙突下滑囊、肩峰下滑囊内少许积液。

5．辨证分型，分期分度

（1）中医诊断：漏肩风；证型：气滞血瘀证。

（2）西医诊断：肩周炎。

（3）辨筋骨分型：筋伤骨损。

（4）辨经筋分型：手阳明经筋型。

（5）辨气血分型：气滞血瘀型。

（6）辨证分期分度：晚期/重度。

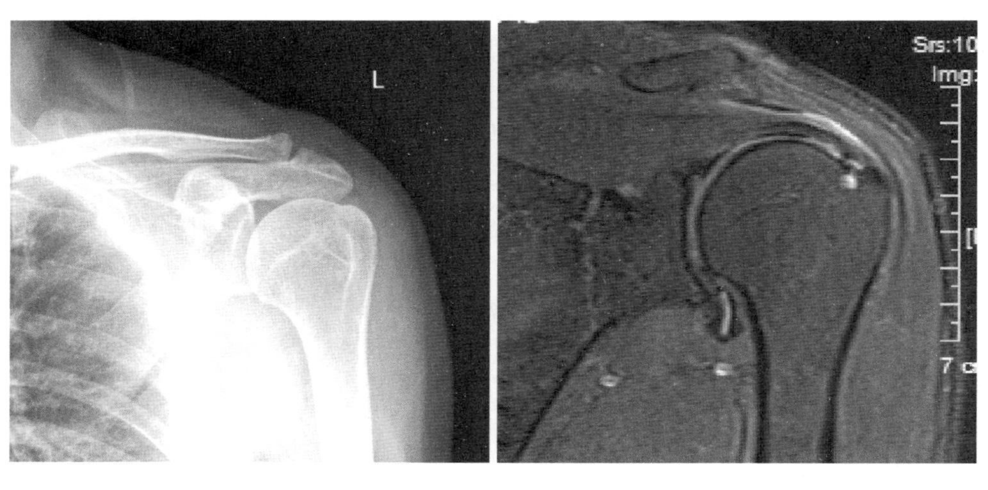

图 3-10 肩关节 X 线及 MRI

6．辨证选点选方，确定治疗方案

（1）总体治疗原则：关节松动术与针刀配合为主，药物及功能锻炼辅助。

（2）针刀疗法

1）辨筋骨选点：喙突点、肱骨小结节点、肱骨结节间沟点、肱骨大结节后面、肩胛内上角、三角肌止点、肩峰下滑囊点、冈下肌起点。

2）辨经筋选点：肩井次、巨骨次、肩胛上、秉风次、曲垣次、肩髃次；

3）辨气血选点：膈俞、合谷、内关。

7．治疗方式

（1）关节松动术：分离牵引，外展摆动，水平内收摆动，内旋摆动。

（2）针刀治疗。

（3）南少林验方：本例患者辨证为气滞血瘀型，治以行气活血，选用肩周炎方。羌活 6g，姜黄 6g，当归 12g，白芍 9g，黄芪 12g，防风 6g，延胡索 9g，桑枝 20g，桂枝 20g，炙甘草 3g，生姜 5 片。7 剂，水煎服，日一剂，早晚分服。

（4）南少林手法：理筋手法点按肩部穴位，滚法放松肩部肌肉。

（5）南少林功法：横抬俯仰。

8．随访 患者左肩关节疼痛明显缓解，关节活动度得到改善。

第三节　腰椎间盘突出症

一、概述

腰椎间盘突出症是一种骨科门诊的常见病和多发病，指腰椎间盘发生退行性病变后，纤维环部分或全部破裂，髓核单独或者连同纤维环、软骨终板向外突出，刺激或压迫窦椎神经和神经根，引起的以腰腿痛为主要症状的一种综合征。临床常见：①症状：腰痛、下肢疼痛、马尾神经症状等表现。②体征：可见腰椎侧凸、跛行，直腿抬高试验及加强试验阳性，股神经牵拉试验阳性，受累神经相应支配区感觉障碍及反射异常。③影像学：X线可显示腰椎生理曲度发生变化，侧位片可见病变椎间隙变窄或前窄后宽，正位片可有侧弯表现，椎间隙患侧高度常较健侧低；腰椎MRI或CT显示椎间盘突出，压迫神经与症状、体征受累神经相符。

中医古代文献没有腰椎间盘突出症的病名，对此病的记载主要集中在关于“腰痛”“腰腿痛”“腰痹”等病症的认识中。《医学心悟》有“腰痛拘急，牵引腿足”之说，同时《素问·刺腰痛》亦有“衡络之脉令人腰痛，不可以俯仰，仰则恐仆，得之举重伤腰”“肉里之脉令人腰痛，不可以咳，咳则筋缩急”等论述。

本病多发于青壮年，其中80%以上分布于20～50岁。以腰4～5椎间盘、腰5～骶1椎间盘的发病率最高，约占所有腰椎间盘突出的95%。随着生活节奏的加快，腰椎间盘突出症的发病率正在逐年上升。国外相关研究显示本病的发病率大约为2%～3%，而35岁以上的男性发病率约为4.8%，女性约为2.5%。目前我国体力劳动者中约有15%～20%的人患有此病。而其病程长、显效慢、易复发，严重影响正常工作及生活质量，故而此病已成为骨科临床热门研究病种之一。

国内外对于腰椎间盘突出症的治疗方式主要分为两大类，即手术治疗以及非手术治疗。手术治疗虽然见效快，但容易引起各类并发症，对患者的术后康复产生较为严重的影响。因此，绝大多数患者还是会考虑采用非手术的方式进行治疗。腰椎间盘突出症对患者身体健康所造成的影响是长期的，因此，在对本病进行治疗时，应该秉持尽早发现、尽早治疗的原则。

二、病因病机

（一）筋伤骨损，筋骨失衡

生理条件下，脊柱稳定性是由动静力平衡系统共同维系的，其中，动力系统主要由肌肉、筋膜等筋的部分组成，而静力系统则由椎体、椎间关节等骨的部分组成。一旦二者任何一方出现异常，就会导致脊柱内外应力分布不均，出现脊柱失衡，进而发生退行性病变等脊柱疾患。中医认为，腰椎间盘突出症的致病因素可概括为外邪侵袭、扑跌劳损、情志不调、脏腑阴阳气血紊乱等。上述致病因素首先伤及筋的部分，筋的异常导致其“束骨”“利关节”的功能失常，继而筋骨平衡被打破。长期从事重体力劳动或负重运动者，腰椎和椎间盘随时承受着各个不同方向的力，若超过其承受能力，久之发生积累性劳损，易加速椎间盘退变，诱发腰椎间盘突出。腰椎处于轻度屈曲位，关节突关节的剪力阻挡作用减弱，腰椎将处于相对不稳定的状态。久坐伏案等异常受力可引起腰椎应力分布及承重力线改变，导致椎体骨性增生、小关节错缝紊乱、脊柱保护性侧弯或曲度改变、骨盆倾斜旋转、胸廓扭转、腰背肌痉挛及韧带增生肥厚等代偿性再平衡表现，加速椎间盘退变。椎间盘退变后，由于其各部分尤其是髓核水分的丢失以及胶原纤维的改变，髓核所受应力大大减少，椎间盘所受应力分布不再均匀，相对于正常椎间盘更加集中于纤维环，也使得纤维环容易从应力相对集中处发生损伤。椎间盘突出，刺激或压迫神经根或周围组织，长期压迫或刺激神经根会导致神经的损伤，引起神经所支配肌肉的无力、萎缩等改变；刺激同时会产生无菌性炎症，而长期无菌炎症渗出，可引起局部肌肉粘连，形成条索状结节或肌紧张带，即“激痛点”。人体为缓解这一压迫刺激自然会维持在一个自觉舒适的姿势，进一步加剧脊柱整体力学失衡，至此形成恶性循环。

（二）邪凝经脉，气血失和

气血运行不畅致使不通、不荣则痛，是疼痛的直接原因。风、寒、湿、热等邪气入侵，流注关节、经络，痹阻于内，导致气血不畅，或跌仆损伤、脉络破损，血运无力，导致气滞血瘀，是本病病变的基本病机。尤怡《金匮翼》云：“瘀血腰痛者，闪挫及强立举重得之。盖腰者一身之要，屈伸俯仰，无不由之。若一有损伤，则血脉凝涩，经络壅滞，令人卒痛，不能转侧，其脉涩，日轻夜重者是也。”专门论述了瘀血腰痛的病因病机及病证特点。腰为肾之府，由肾之精气所养。王清任认为“元气既虚，必不能达于血管，血管无气，必停留而瘀”，元气及先天之气由肾精化生，肾精不足，元气生成不足，脾胃虚弱则气血生化乏源，后天之气亦不足，先后天之气无力推动血液运行，形成气虚血瘀，血瘀又可阻滞气机。损伤日久，或久治不愈，失于调养，使气血两虚，气虚则推动无力，营卫不通，血行不畅，血虚则四肢百骸失去荣养。损伤日久，经脉痹阻不通，筋脉肌肉失养，肢体痿软无力，长期废弱不用，渐而伤及脾胃。脾胃为后天之本、气血生化之源，脾胃虚弱，生化无源，反令气血日衰，经脉失养。《医学原理》:“有因气虚不能导血荣养筋脉而作麻木者，有因血虚无以荣养筋肉，以致经隧凝涩而作麻木者。”麻木一证，其本多虚，故中后期除腰痛外还伴有肢体麻木等症状。

三、辨证施治

（一）辨证分型，对证治疗

1．辨筋骨失衡类型，治以调衡筋骨

（1）筋骨失衡，以筋为先

1）临床表现：反复发作，久痹不愈，腰背疼痛，屈伸受限，触之疼痛加重，局部可扪及结节或条索样物，可触及两侧腰部肌肉张力不对称，病变椎体有明显的条索状硬结、压痛点，影像学可见腰椎生理曲度改变。

2）辨证要点：腰背疼痛，屈伸受限，触之疼痛加重，局部可扪及结节或条索样物。

3）治则：调筋以解痉。

（2）筋伤则骨损

1）临床表现：腰背部疼痛，下肢疼痛麻木，在行走或劳累后症状加剧，病变节段神经支配区域出现麻木，皮肤感觉较对侧减弱，腱反射减弱。影像学可见骨性突出压迫脊髓。

2）辨证要点：腰背部疼痛，下肢疼痛麻木，在行走或劳累后症状加剧。影像学可见骨性突出压迫脊髓。

3）治则：治骨以整复。

2．辨经筋分布，循经论治

（1）足太阳经筋型

1）原文：足太阳经筋“结于臀，上挟脊上项”，主要分布在腰背部。

2）临床表现：早期以局部酸困不适为主，逐渐产生疼痛，休息会好转，但休息后再开始工作或活动时疼痛明显，活动一段时间后反而减轻，所以大部分人早晨起床困难，洗盥活动后又减轻。

3）辨证要点：局部腰酸困不适为主，逐渐产生疼痛，休息后好转，于足太阳经筋循行部位可触及结筋病灶点。

（2）足少阳经筋型

1）原文：足少阳经筋“前者结于伏兔之上，后者结于尻。其直者，上乘眇季胁，上走腋前廉，系于膺乳，结于缺盆”。

2）临床表现：平时腰部觉僵硬感，当睡卧姿势不当或感受风寒时，腰部疼痛增加，弯腰引起髂嵴及腰痛并向大腿、小腿外侧放散。

3）辨证要点：腰部僵硬感，弯腰引起髂嵴及腰痛并向大腿、小腿外侧放散。足少阳经筋循行部位常触及结筋病灶点。

（3）足阳明经筋型

1）原文：足阳明经筋“上结于膝外廉，直上结于髀枢，上循胁属脊……其直者上循伏兔，上结于髀，聚于阴器，上腹而布，至缺盆而结”。

2）临床表现：腰臀腿麻痛，往往在大腿前侧和腹部可触及结筋病灶点，呈结节或条索样，伴随压痛。髂肌、腰大肌、股四头肌疼痛、短缩紧张或僵硬，而腹横肌、腹内斜肌、腹外斜肌、腹直肌往往处于被抑制和肌力减弱状态。骨盆过度前倾，腰椎生理曲度变大，腹部突出，腰椎后伸时往往伴随着局部锐痛，活动度丧失。

3）辨证要点：腰臀腿麻痛，腰椎生理曲度变大，腹部突出，后伸受限，足阳明经筋循行部位常触及结筋病灶点。

（4）混合型：出现上述两种及以上经筋型，辨证要点参考同前。

3．辨气血失和类型，治以调和气血

（1）气滞血瘀型

1）临床表现：患者腰腿痛如刺，日轻夜重，痛有定处，痛处拒按，俯卧转侧艰难，大多近期有腰部外伤史，舌质紫暗，或有瘀斑，脉弦紧或涩。

2）辨证要点：腰腿痛如刺，日轻夜重，痛有定处，痛处拒按，舌质紫暗，或有瘀斑，脉弦紧或涩。

3）治则：活血化瘀，舒筋通络。

（2）气虚血瘀型

1）临床表现：腰痛如刺，痛处不移，痛处拒按，日轻夜重，下肢单侧或双侧麻木，局部皮肤感觉异常，伴有神疲，乏力，自汗，纳呆，舌质暗淡或有瘀斑，脉涩或沉迟。

2）辨证要点：腰痛如刺，痛处不移，痛处拒按，下肢单侧或双侧麻木，伴有神疲，乏力，舌质暗淡或有瘀斑，脉涩或沉迟。

3）治则：益气通络，化瘀止痛。

（3）气血两虚型

1）临床表现：患者腰腿痛缠绵不愈，劳累后加重，肢体麻木有冷感，沉重乏力，肌肉萎缩，或筋肉时有惊掣跳动，面色少华，短气乏力，肌肉瘦削，爪甲不荣。舌质淡，苔少，脉沉细无力。

2）辨证要点：患者腰腿痛缠绵不愈，劳累后加重，面色少华，短气乏力，肌肉瘦削，舌质淡，苔少，脉沉细无力。

3）治则：补肾强筋，养血活血。

（二）辨证分期，顺势治疗

1．疾病演变规律认识

（1）筋骨失衡：早期主要为皮、肉损伤，长期姿势不良或感受外邪使腰部经筋受累，导致脊柱内外应力不均，纤维环力学平衡被破坏，椎间盘向外膨出，表现为腰部剧烈疼痛并放射到下肢。中期主要为筋、肉损伤，此期纤维环被进一步破坏，髓核向外突出压迫神经根，腰部疼痛较早期减轻，但出现典型的根性疼痛症状，因腰部经筋处于失衡状态，椎体间稳定性开始变差。晚期主要为筋、骨损伤，腰椎椎体失稳，椎体边缘骨质增生、关节突关节增生、椎间盘突出物钙化，继发腰椎椎管狭窄，主要表现为腰部疼痛减轻但活动受限，下肢疼痛麻木无力。

（2）气血失和：早期多见因风寒湿热痹阻而营卫不和，经脉不利，加之长期姿势不当、体力劳动引起腰局部气机不畅，缺乏活动与锻炼，气血不畅而阻滞其中，引发疼痛，导致气滞血瘀等实证。中期病情迁延不愈，气虚不能导血，血行艰涩而成血瘀，出现气虚血瘀等虚实夹杂证候。后期腰部因失去气血濡养，肌肉劳损加剧，病情缠绵，气血均有亏耗，且肝肾亏虚，故出现气血两虚证候。

2．三期（度）顺势治疗

（1）早期（轻度）：主要以腰部酸痛为主症，无明显下肢放射痛及麻木感，影像学未见明显改变，或生理曲度稍变直、脊柱小关节轻度增生。该期以针刀治疗为主，手法为辅，配合药物和功法康复训练，绝大多数患者可痊愈，但如不改变不良生活、工作习惯，本病还有可能复发。

（2）中期（中度）：腰部疼痛较前减轻，出现典型的根性疼痛症状，疼痛与麻木并存（臀部及下肢麻痛），腰部活动受限，影像学可见椎间隙变窄、椎间盘突出压迫硬脊膜或神经根。该期以微创治脊内，针刀治脊外，功法康复训练，配合药物为治疗原则。具体以微创疗法为主，如腰椎间孔镜，使用不同直径的逐级骨钻铰刀将椎间孔扩大成形，以便将孔镜进至椎管内硬膜前间隙，对受压神经直接减压；同时辅以针刀松解局部肌肉的痉挛、粘连，搭配功法康复训练、药物治疗，能够有效缓解症状，改善患者生活质量。

（3）晚期（重度）：以下肢酸胀痛、麻木无力为主，腰部疼痛较前减轻。走路时可出现间歇性跛行，站立或蹲坐休息可恢复，若马尾神经受压，可能出现会阴麻木、二便失禁等症状。影像学可见韧带钙化、椎间盘脱出较大、关节突增生压迫以及明显的椎管狭窄等。该期以开放手术为主，针刀为辅，功法康复训练，配合药物为治疗原则。通过手术治疗解除脊髓受到的压迫，防止产生神经变性；术后同时辅以针刀疗法对局部痉挛、粘连的肌肉进行松解，搭配功法康复训练、药物治疗，能够有效缓解症状。

四、针刀 + 治疗技术

（一）针刀技术

1．辨筋骨失衡，确定主要治疗选点

（1）主要选点：通过触诊腰部条索状结节、压痛点及影像学改变（间隙狭窄、韧带钙化、骨质增生）确定病变部位，选择相应节段的棘突或两侧关节突及其相邻节段的棘突或两侧关节突为主要治疗点。第 3 ～ 5 腰椎是腰椎应力集中处，也是损伤最集中的部位。通常选择 $L_{3\sim5}$ 棘突、两侧横突。

（2）选点依据：腰椎棘突、横突为腰部众多肌肉韧带的附着点。棘上、棘间韧带，附着于腰椎各棘突末端、相邻棘突上下缘，限制腰过度前屈。棘突是应力集中部位，承受过大的牵拉力，可引起局部组织充血、水肿、渗出，继而发生粘连、瘢痕和挛缩，形成持续性牵拉，相邻结构正常对位关系及各个位点的力平衡状态会被打破，最终引起腰椎动静态平衡失调。竖脊肌、腰方肌、腰大肌均起于横突，髂腰韧带起于第 4、5 腰椎横突，故横突病变易引起腰背部疼痛。

（3）操作：调衡刀法。

2．辨经筋失衡，循经筋选点

（1）足太阳经筋型

1）筋结点：腰椎棘突 1 ～ 5、腰椎横突 1 ～ 5、中焦俞次、三焦俞次、肾俞次、气海俞次、大肠俞次、关元俞次、志室次、肓门次、骶棘突 1 ～ 5。

2）按语：棘间韧带位于相邻各棘突之间，向前续于黄韧带，向后移行于棘上韧带。棘上韧带浅层纤维可跨越 3 ～ 4 个椎骨棘突，中层纤维跨越 2 ～ 3 个椎骨棘突，深层纤维只连结相邻两个棘突之间。竖脊肌总束起自骶骨背面、腰椎棘突、髂嵴后部及腰背筋膜，止于肋骨肋角下缘、颈椎和胸椎横突、颞骨乳突及颈椎和胸椎棘突。腰方肌起自髂嵴后部，第 2 ～ 5 腰椎横突，止于第 12 肋下缘、第 12 胸椎、第 1 ～ 4 腰椎横突。腰大肌起自第 12 胸椎体、第 1 ～ 5 腰椎体和椎间盘侧面，及全部腰椎横突的前面和下缘，与髂肌向下会合，经腹股沟韧带深面，止于股骨小转子。髂腰韧带起自第 5 腰椎横突前面、横突尖后面及第 4 腰椎横突前面和下缘，横行止于髂嵴后上部的内唇。胸腰筋膜浅层居斜方肌、背阔肌和下后锯肌的深侧，遮盖骶棘肌和背深部短肌；深层位于骶棘肌的深面。下后锯肌借腱膜起自下位两个胸椎棘突及上位两个腰椎棘突，肌纤维斜向外上方，止于下 4 对肋骨肋角外面。腰肋韧带位于第十二肋的肋颈和第一腰椎横突根部之间。腹外斜肌外上部以 8 个肌齿起自第 5 ～ 12 肋骨外面，后部肌束止于髂嵴前部外唇，中上部肌束移行为腱膜。骶棘韧带起自骶、尾骨的外侧缘，呈三角形，止于坐骨棘。骶结节韧带起自髂后下棘、骶骨下部和尾骨的外侧缘上部，斜向外下方，跨过骶棘韧带的后方，止于坐骨结节内侧缘。棘间、棘上韧带的附着点，即腰椎各棘突末端、相邻棘突上下缘，常发生结筋病灶点，即腰椎棘突 1 ～ 5。竖脊肌、腰方肌、腰大肌的起点或止点，即腰椎横突，常有结筋病灶点，即腰椎横突 1 ～ 5。腰肋韧带的附着点，即 L_1 横突，易出现结筋病灶点，即中焦俞次。胸腰筋膜薄弱区，即相应神经穿出的神经孔，神经孔附近往往出现病灶点，即三焦俞次、肾俞次、气海俞次、大肠俞次。髂腰韧带的起点，即第 4、5 腰椎横突，易出现结筋病灶点，即关元俞次。胸腰筋膜的止点，即竖脊肌外侧缘，紧接腹外斜肌游离后缘，易出现结筋病灶点，即志室次、肓门次。骶棘韧带、骶结节韧带的起点附近，即骶骨棘突，常出现结筋病灶点，即骶棘突 1 ～ 5。

3）操作：调衡刀法。

（2）足少阳经筋型

1）筋结点：京门次、章门次、期门次、日月次、梁门次、关门次、水道次、归来次、中焦俞次、腰宜次。

2）按语：腹直肌起自耻骨联合和耻骨嵴，止于胸骨剑突和第五至第七肋软骨前面。腹内斜肌起始于胸腰筋膜、髂嵴和腹股沟韧带外侧 1/2，后部肌束向上止于下位 3 个肋骨。腹横肌起自下 6 对肋软骨的内面、胸腰筋膜、髂嵴和腹股沟韧带的外侧 1/3，在半月线附近移行为腱膜止于白线。在腹外斜肌、腹内斜肌、腹横肌与第十二肋骨游离端摩擦面处结筋点即京门次。在腹外斜肌肋端浅面，第十一肋游离端处结筋点即章门次。在腹外斜肌与第六肋肋骨及肋软骨联合处结筋点即期门次。在腹内外斜肌跨越肋骨联合面处结筋点即日月次。腹直肌外侧缘平腱划处即梁门次、关门次。腹直肌鞘与腹外斜肌联合处结筋点即水道次、归来次。腹内斜肌起始部和十二肋围绕的腰上三角为腹背肌交错附着的地方，容易出现结筋病灶点，即中焦俞次。臀上皮神经在髂嵴上跨越，在髂嵴骨性纤维管处常被磨损卡压而出现结筋病灶点，即腰宜次。

3）操作：调衡刀法。

（3）足阳明经筋型

1）筋结点：维道次、气冲次、京门次、章门次、日月次、期门次、乳根次、膺窗次、幽门次、腹哀次、梁门次、关门次、水道次、归来次、上脘次、中脘次、建里次、下脘次、关元次、曲骨次、横骨次。

2）按语：股直肌起自髂前下棘，止于胫骨粗隆。股直肌损伤时不仅引起腹痛，腹部筋膜与腰背筋膜相连，其结筋病灶点即维道次、气冲次。当腹外、内斜肌损伤时，可引起侧腹痛和腰脊痹痛，其胁肋部结筋病灶点，即京门次、章门次、日月次、期门次。腹直肌起止点常出现结筋病灶点，即乳根次、膺窗次。腹直肌肌腹与肋骨联合交界处即幽门次、腹哀次。腹直肌上腱划处即中脘次，其上方水平处即上脘次。腹直肌中腱划水平处即建里次，下腱划水平处即下脘次。腹直肌联合腱在耻骨联合起点处结筋点即曲骨次。耻骨结节处即横骨次。

3）操作：调衡刀法。

3．辨气血失和，自由加减穴位

（1）气滞血瘀证

1）选穴：血海、膈俞、太冲。

2）选穴依据：血海穴属足太阴脾经，能调血气、理血室，引血归经；膈俞穴为足太阳膀胱经穴位，是八会穴之血会，功擅养血和营、理气止痛；太冲穴为肝经原穴，调控该经总体气血，具有理气作用。

3）操作：调达针法。

（2）气虚血瘀证

1）选穴：肾俞、志室、委中、阳陵泉。

2）选穴依据：肾俞归属于足太阳膀胱经，是肾气输注之部位，内应肾脏，具有滋补肾阴，温补肾阳，阴阳双补之特性，是补肾要穴。志室补肾壮腰，益精填髓。委中为足太阳膀胱经之合穴，功能通经活络，活血化瘀，善治腰背痛。阳陵泉是筋之会穴，为筋气会聚之处，具有舒筋和壮筋作用。

3）操作：调达针法。

（3）气血两虚证

1）选穴：足三里、三阴交、脾俞、胃俞、气海。

2）选穴依据：脾胃为后天生化之源，气血两虚当从脾胃调治，足三里是足阳明胃经合穴，为胃经气血最为充盈之地，针此可生发胃气，调补气血。三阴交为足太阴脾经腧穴，系足太阴、厥阴、少阴之会，可调补肝、脾、肾三经气血。背俞穴是五脏六腑之气输注于背部的腧穴，故脾俞、胃俞为调理脾胃、化生气血之要穴。气海穴即丹田，是元阳之本、真气发生之处，可鼓舞脏腑经络气血，使之流转循环，运动不息。

3）操作：调达针法。

（二）微创技术

腰椎间孔镜技术近年来在骨伤科应用广泛，由于创伤小、疗效好，深受医生和患者欢迎，目前广泛应用于脊柱及关节疾患。该技术使用不同直径的逐级骨钻铰刀将椎间孔扩大成形，以便将孔镜进至椎管内硬膜前间隙，在内镜直视下，经硬膜囊前间隙直接取出脱出或游离的腰椎间盘组织，解除对神经的压迫。能处理几乎所有类型的腰椎间盘突出，特别是巨大型、脱出型、伴有椎间孔狭窄和合并骨质增生、黄韧带肥厚、侧隐窝狭窄等患者。

（三）药物辅助治疗

腰椎间盘突出症为慢性病变，虽然药物治疗无法遏制病情进展，但能够缓解患者出现的腰痛、下肢麻痛等症状，改善患者生活质量。

目前临床上治疗腰椎间盘突出症常用的药物有：①非甾体抗炎药，具有消炎镇痛作用，如布洛芬、塞来昔布等；②肌松药，能够缓解肌肉痉挛所致的腰背痛；③镇静剂，如地西泮等，可降低神经兴奋性，使紧张的肌肉得到缓解；④神经营养药，能够改善由于神经受到压迫所产生的症状。

（四）南少林验方

1．**气滞血瘀型** 腰腿痛煎。

2．**气虚血瘀型** 腰突通络汤。

3．**气血两虚型** 补肾强筋汤。

（五）南少林手法

1．**准备手法** ①循经推擦法；②点穴法。

2．**治疗手法** ①按揉弹拨法；②腰腿后伸斜扳法；③腰侧扳法；④腰髋屈伸法。

3．**结束手法** ①循经推擦法；②叩击法。

（六）南少林功法

1．**腰部保健操** ①预备式；②双手托天理三焦；③五劳七伤往后瞧；④摇头摆尾去心火；⑤双手攀足固肾腰。

2．**腰部练功法** ①飞燕腾空；②臀桥；③转腰推掌；④悬手和腰；⑤抬腿起坐。

五、典型病例

病例一

患者叶某，男，49 岁，就诊日期：2020 年 5 月 18 日。

1．**主诉**　反复腰痛 1 年余，加重 5 天。

2．**现病史**　患者 1 年前无明显诱因出现腰痛，疼痛呈酸胀感，无下肢放射痛，站立弯腰时加重，遂就诊于福鼎市某医院，经口服“消炎止痛药”（具体不详）等治疗后疼痛缓解。5 天前患者突感腰痛加重，性质同前。刻下：腰痛，纳可、寐欠安，二便调。

3．**查体**　脊柱序列、腰椎生理曲度正常，无明显侧弯；$L_{3\sim5}$ 棘间及双侧椎旁轻压痛（+）、叩击痛（-），双侧直腿抬高试验、股神经牵拉试验、跟臀试验阴性，肢体肌力、肌张力、皮肤感觉及末梢血运正常，生理反射存在，病理征未引出。腰椎活动度正常。

4．**辅助检查**（图 3-11、图 3-12）腰椎正侧位片示：腰椎轻度退行性改变。腰椎 MRI：$L_{3\sim4}$ 椎间盘膨出。

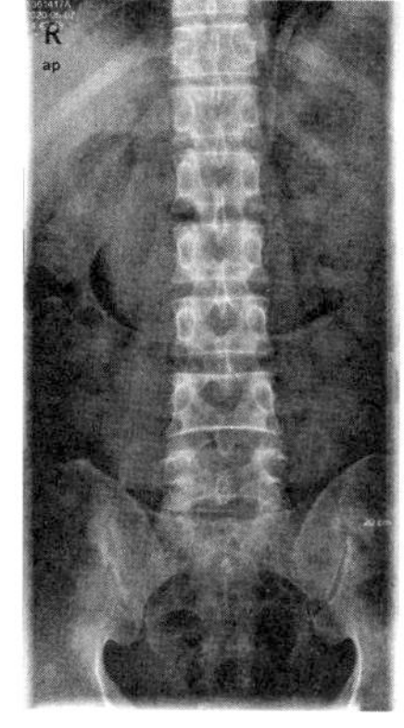

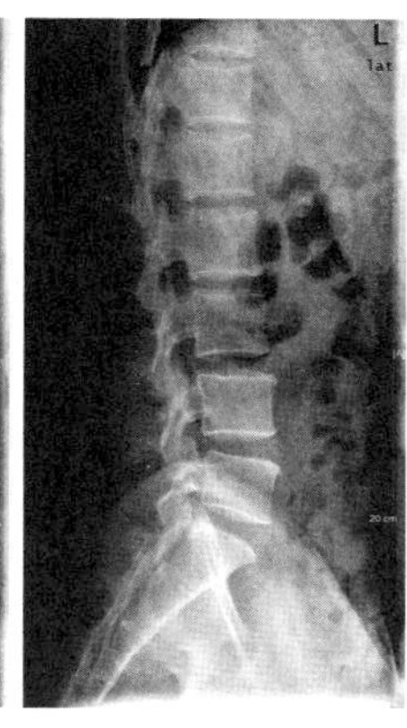

图 3-11　腰椎正侧位片

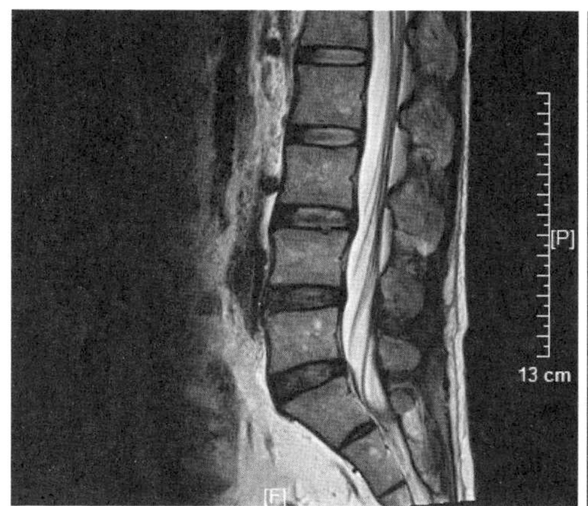

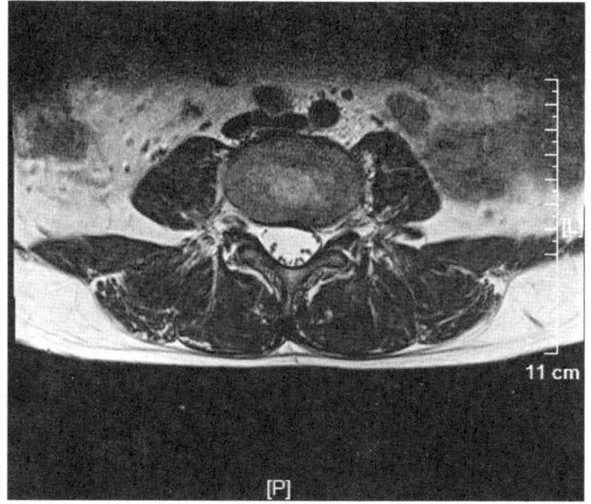

图 3-12　腰椎 MRI 平扫

5．辨证分型，分期分度

（1）中医诊断：腰痛；证型：气滞血瘀证。

（2）西医诊断：腰椎间盘突出症。

（3）辨筋骨分型：筋病骨从型。

（4）辨经筋分型：足太阳经筋型。

（5）辨证分期分度：早期/轻度。

6．治疗原则及辨证选点

（1）总体治疗原则：针刀治脊外，功法康复训练，配合药物。

（2）针刀疗法

1）辨筋骨选点：病变节段腰部棘突、关节突、横突。

2）辨经筋选点：足太阳经筋筋结点。

3）辨气血选点：血海、膈俞、太冲。

7．治疗方式

（1）针刀治疗：调衡刀法松解 $L_{3/4}$ 节段及其相邻节段棘突、横突，足太阳经筋筋结点；调达针法刺激血海、膈俞、太冲。

（2）南少林验方：本例患者辨证为气滞血瘀型，治以活血通络，行气止痛，选用腰腿痛煎。川续断 12g，杜仲 12g，赤芍 9g，当归 9g，川芎 9g，桃仁 9g，乌药 9g，乳香 9g，没药 6g，木通 6g，苏木 6g，甘草 3g。7 剂，水煎服，日一剂，早晚分服。

（3）南少林手法：腰腿后伸斜扳法。

（4）南少林功法：臀桥。

8．随访 腰痛明显缓解。

病例二

患者施某，男，76 岁，就诊日期：2020 年 7 月 21 日。

1．主诉 腰痛伴右下肢疼痛 4 月余，加重 3 天。

2．现病史 患者于 4 个月前无明显诱因出现腰痛伴右下肢麻痛，无法直立、行走，平卧、下垂患肢可缓解，站立时加重。先后就诊于福州市某医院、诊所，经治疗（具体不详）后疼痛稍改善，但未明显好转，仍偶感疼痛，性质同前，因站立疼痛剧烈无法行走。

3．查体 脊柱序列，腰椎生理曲度变直，无明显侧弯；$L_{4/5}$ 棘间及双侧椎旁压痛（+）、叩击痛（-），疼痛向右下肢放射，以右下肢后外侧为甚，双侧骨盆出口处轻压痛。右侧直腿抬高试验 30° 阳性，右侧股神经牵拉试验、跟臀试验阳性，右下肢肌力 4 级，余肢体肌力、肌张力、皮肤感觉及末梢血运正常，生理反射存在，病理征未引出，腰椎活动度正常。

4．辅助检查（图 3-13、图 3-14） 腰椎正侧位片示：腰椎退行性变。腰椎 MRI：$L_{4/5}$ 椎间盘突出（中央偏右型）、L_5/S_1 椎间盘膨出。

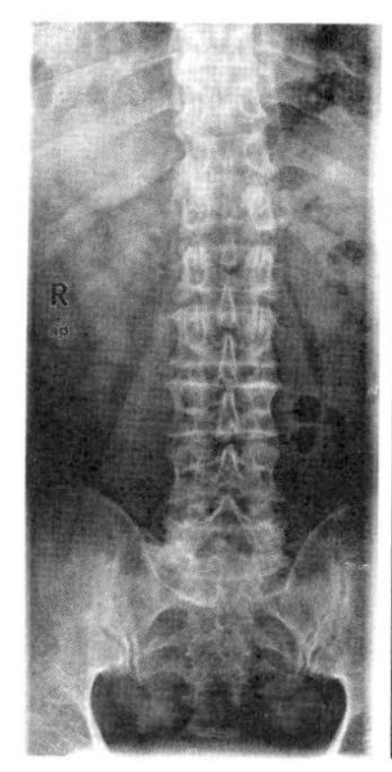

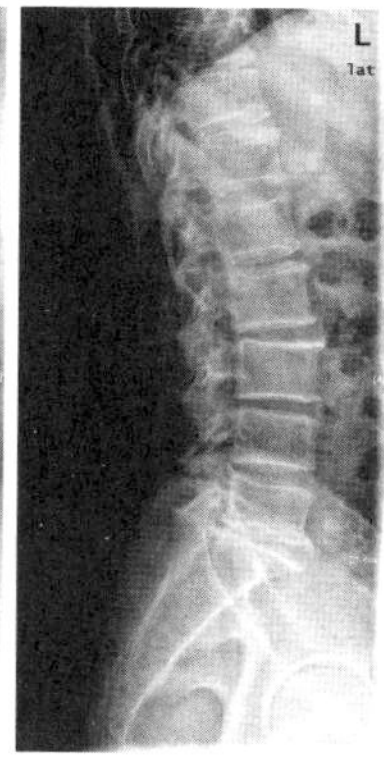

图 3-13 腰椎正侧位片

5．辨证分型，分期分度

（1）中医诊断：腰痛；证型：气虚血瘀型。

（2）西医诊断：腰椎间盘突出症。

（3）辨经筋分型：足阳明经筋型。

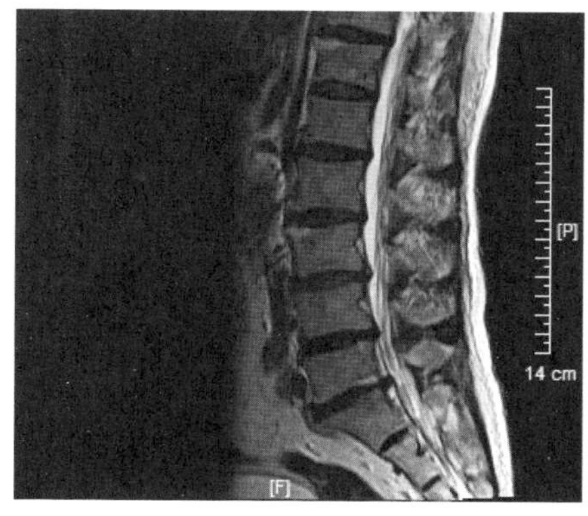

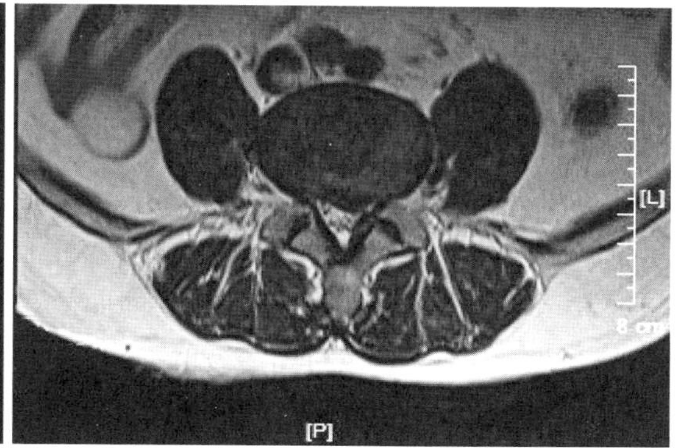

图 3-14 腰椎 MRI 平扫

（4）辨筋骨分型：筋骨并重型。

（5）辨证分期分度：中期 / 中度。

6．辨证选点选方，确定治疗方案

（1）总体治疗原则：微创治脊内，针刀治脊外，功法康复训练，配合药物。

（2）针刀疗法

1）辨筋骨选点：病变节段腰部棘突、关节突、横突。

2）辨经筋选点：足阳明经筋周围筋结点。

3）辨气血选点：肾俞、志室、委中、阳陵泉。

7．**治疗方式**

（1）微创术式：$L_{4/5}$经椎间孔镜下髓核摘除术。

（2）针刀：使用调衡刀法松解$L_{4/5}$节段，松解腰部棘突、关节突、横突及其周围筋结点，臀肌上缘。调达针法刺激肾俞、志室、委中、阳陵泉。

（3）南少林验方：患者辨证为气虚血瘀型，治以补气活血、舒筋活络，选用腰突通络汤。黄芪60g，白术12g，田七15g，当归9g，牛膝12g，红花9g，独活12g，木瓜12g，桑寄生9g，全蝎2g，土鳖虫9g，细辛3g，白芍12g，苏木9g。7剂，水煎服，日一剂，早晚分服。

（4）南少林手法：腰部屈伸法。

（5）南少林功法：飞燕腾空。

8．**随访** 患者腰痛明显缓解、右下肢麻痛基本消除。

病例三

患者邹某，女，61岁，就诊日期：2019年6月27日。

1．**主诉** 反复腰痛30余年，加重伴右下肢麻痛3月余。

2．**现病史** 患者于30年前无明显诱因出现腰痛，无下肢放射痛。3个月前患者腰痛加重伴右下肢麻痛。就诊于诊所，经治疗（具体不详）后疼痛未见明显改善，性质同前。刻下：腰痛伴右下肢麻痛，纳可，寐差，二便调。

3．**查体** 脊柱序列，腰椎生理曲度稍变直，无明显侧弯；$L_3 \sim L_5$棘间及双侧椎旁压痛（+）、叩击痛（-），无下肢放射痛，双侧臀肌压痛（+），双侧骨盆出口处压痛（+）。右直腿抬高试验弱阳性，加强试验阳性，右侧股神经牵拉试验阴性。右踇伸肌肌力4级，余双下肢肌力正常。右小腿感觉较对侧弱，余双下肢皮肤感觉正常，双末梢血运正常，双足背动脉可触及。右膝腱反射稍减弱，左膝腱反射正常，双侧跟腱反射正常。右侧巴宾斯基征可疑阳性，左巴宾斯基征等病理反射未引出。腰椎活动度尚可。

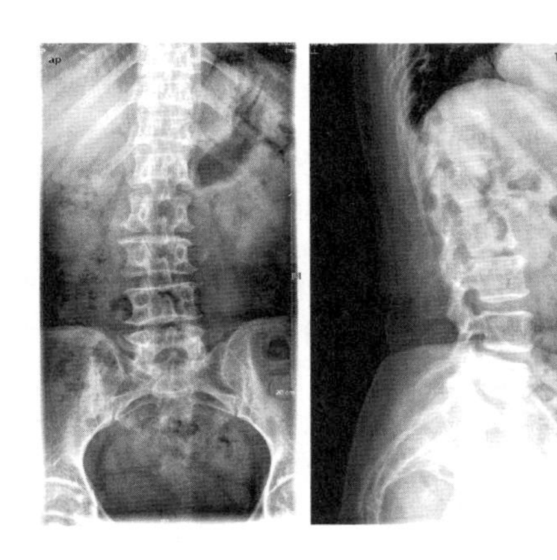

图3-15 腰椎正侧位片

4．**辅助检查**（图3-15、图3-16） 腰椎正侧位片：腰椎退行性改变、考虑腰

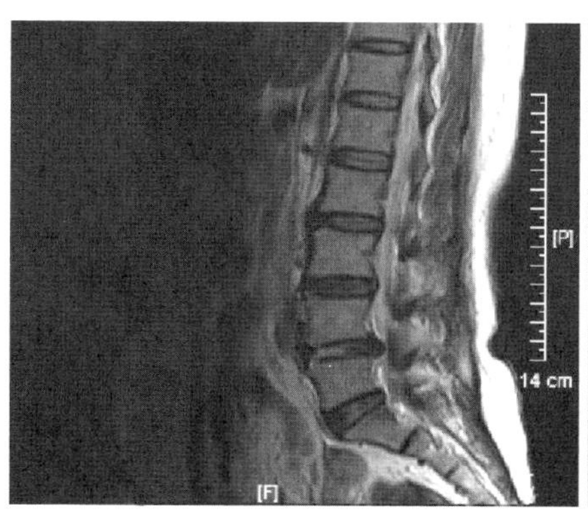

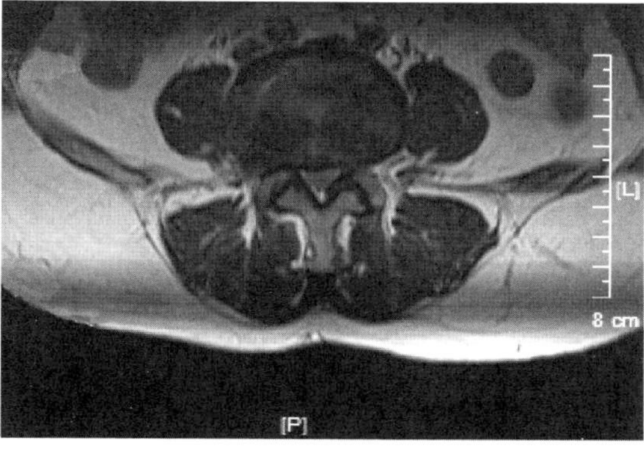

图 3-16　腰椎 MRI 平扫

2 ～ 3 椎间盘病变，建议进一步检查。腰椎 MRI 示：$L_{4/5}$、L_5/S_1 椎间盘突出。

5．辨证分型，分期分度

（1）中医诊断：腰痛；证型：气血两虚型。

（2）西医诊断：腰椎间盘突出症伴神经根病变。

（3）辨经筋分型：足太阳经筋型。

（4）辨筋骨分型：筋骨并重型。

（5）辨证分期分度：晚期 / 重度。

6．确定治疗方案，明确治疗原则

（1）总体治疗原则：手术解除神经压迫，术后针刀调节腰部经筋力平衡，配合南少林验方调气血。

（2）针刀疗法

1）辨筋骨选点：病变节段腰部横突及腰方肌起止点。

2）辨经筋选点：足太阳经筋周围筋结点。

3）辨气血选点：足三里、三阴交、脾俞、胃俞、气海。

7．治疗方式

（1）手术方式：L_5 ～ S_1 后路全椎板切除 + 髓核摘除椎间植骨 Cage 融合术 + 椎弓根钉内固定（图 3-17）。

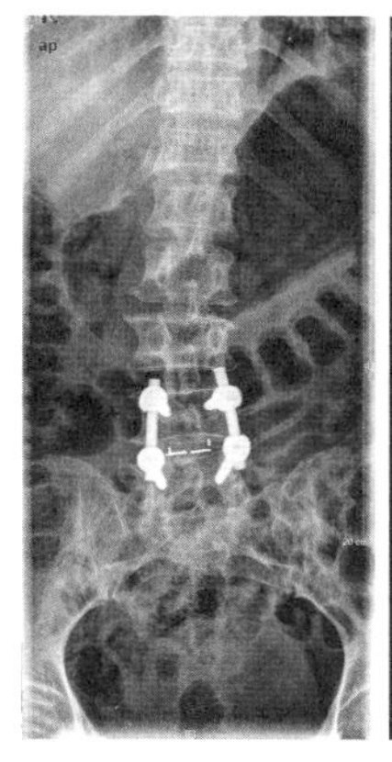

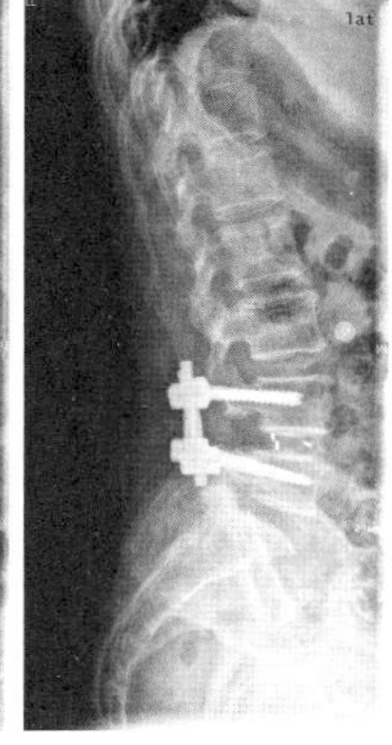

图 3-17　腰椎后路椎弓根内固定术后 X 线片

（2）术后针刀治疗：使用调衡刀法松解病变神经节段分布及足太阳经筋筋结点。调达针法刺激足三里、三阴交、脾俞、胃俞、气海。

（3）术后南少林验方：本例患者辨证为气滞血瘀型，治以补气养血、舒筋活络，选用补肾强筋汤。淫羊藿 15g，巴戟天 15g，补骨脂 15g，熟地黄 15g，枸杞 10g，桑寄生 30g，狗脊 30g，杜仲 10g，穿山龙 15g，川续断 10g，当归 10g。7 剂，水煎服，日一剂，早晚分服。

8．随访　患者腰痛明显缓解、右下肢麻痛基本消除。

第四节　腰椎椎管狭窄症

一、概述

脊柱是支撑颈部和躯干的中轴骨，主要作用是容纳并保护脊髓和神经根，其中脊髓位于脊柱椎管内，神经根从脊髓发出，经椎间孔穿出脊柱，形成神经丛和周围神经。椎管位于脊柱内，由椎骨的椎孔、椎间盘和韧带环形围成，包含及保护脊髓、马尾神经及相关供应营养的动静脉。任何原因引起的椎管、神经根管和椎间孔任何形式的狭窄，导致脊髓或神经根受压迫，继而引发相应临床表现，都可称为椎管狭窄症，根据发病部位可分为颈椎椎管狭窄症、胸椎椎管狭窄症、腰椎椎管狭窄症，其中颈椎和腰椎椎管狭窄症最常见，胸椎相对少见，可是胸椎椎管狭窄一旦出现，极容易致残。本节主要论述腰椎椎管狭窄症。

腰椎椎管狭窄症的发病率，随年龄增长而增加，40 ～ 49 岁人群约为 1.7% ～ 2.2%，70 ～ 79 岁约为 10.3% ～ 11.2%。它还是 65 岁以上患者接受脊柱手术的最常见原因。治疗上目前大部分以保守为主。手术治疗适用于：①经非手术治疗无效者，且自觉症状明显且持续性加重，已经影响到生活和工作；②出现明显的神经根症状，特别是行走无力或马尾综合征患者；③对于继发性腰椎椎管狭窄，进行性加重的腰椎滑脱及伴有腰椎侧凸或后凸者，已伴有相应的临床症状和体征者。手术治疗包括有限减压术、扩大减压术、微创脊柱外科技术。保守治疗包括椎管内硬膜外封闭、功能锻炼等。

本病属中医“痹证”范畴，治疗上以中药、针灸、针刀为主，配合手法按摩和牵引疗法等。

二、病因病机

（一）筋失骨附，骨失筋束

腰椎椎管狭窄症是一个慢性病变过程，长期反复的炎症刺激，使得椎管周围组织变形、钙化，加之骨关节相对位置的改变，使得中央椎管、侧隐窝、神经根管狭窄，继而表现出神经根、马尾神经受压等症状。腰部前后肌群力平衡紊乱，可引起脊柱内部平衡失调，使得上、下关节突关节，椎体等相对位置发生改变，即“骨失筋束”。肌肉、肌腱、韧带等组织属于“筋”的范畴，在人体运动系统中，骨主要起支撑作用，也是筋的附着点，骨的空间位置的改变，必然导致附着于其上的筋发生变化，即“筋失骨附”。

（二）肾虚络阻，气血失和

本病病位在腰，《临证指南医案》指出：“腰者肾之府，肾与膀胱为表里，在外为太阳，在内属少阴。又为冲任督带之要会，则腰痛一症，不得不以肾为主病。”腰椎作为脊柱的主要承重部分，极易受到骤然暴力而发生扭伤，腰部筋脉劳损影响局部气血运行，日久成瘀。《素问·脉要精微论》：“腰者肾之府，转摇不能，肾将惫矣。”肾气不足，气化失常，致使精血亏虚，腰府空虚，筋脉失养，加之外感诸邪，腰部扭伤所致局部气血运行不畅，阳气失宣，不能下行，可见下肢沉重、疼痛、麻木、冰冷。本病总属本虚标实、虚中夹实之证，以肾虚为本，寒湿瘀阻为标。

三、辨证施治

（一）辨证分型，对症治疗

1．辨筋骨失衡类型，治以调衡筋骨

（1）筋主骨从型

1）临床表现：多有从事重体力劳动史，有不同程度腰痛，活动时加重、休息时减轻，并有不同程度双侧或单侧下肢放射痛或麻木，可有间歇性跛行。

2）辨证要点：病变主要集中在椎间盘、黄韧带、后纵韧带的退变，以软性狭窄为主，通过影像学检查可以明确。

3）治法治则：调筋治骨。

（2）筋骨并重型

1）临床表现：以下肢疼痛、麻木、无力为典型症状，严重者可出现下肢失能、瘫痪等症状。

2）辨证要点：影像学检查可见侧隐窝狭窄、椎间孔骨性增生等椎管骨性狭窄，及椎间盘、黄韧带、后纵韧带退变和钙化等软性狭窄。

3）治法治则：筋骨并重，筋柔骨正。

（3）骨病筋从型

1）临床表现：以持续性的下肢放射痛为主要表现，疼痛程度较重。

2）辨证要点：病变主要以侧隐窝狭窄、椎间孔骨性增生等椎管骨性狭窄为主，影像学检查可明确。

3）治法治则：治骨调筋。

2．辨经筋分布，循经论治

（1）足太阳经筋型

1）原文：足太阳经筋“其别者，结于腨外，上腘中内廉，与腘中并上结于臀，上夹脊上项”。

2）临床表现：根据足太阳经筋损伤的部位不同，症状可有差异。棘上韧带损伤主要有棘突尖端压痛，触之觉棘突上韧带肥厚，出现结节或条索，有的有浮动感和剥离征。胸腰筋膜损伤在腰背肌浅面时，可在皮下触之肥厚肿胀，相应的皮下脂肪层可有团块和压痛。尤其是下腰部，团块较多且活动度大。竖脊肌的不同肌束和深浅不同层次都可能损伤，其压痛较深，且多伴有痉挛性肌束，疼痛通常向臀部或下肢放射。竖脊肌深面与腰椎横突毗邻，长期弯腰劳动时，两者相互摩擦，可造成慢性劳损。尤其是第 2、3 腰椎横突处易触及痛性条索和紧张肌束。当起始于腰 1 ～ 3 横突孔的臀上皮神经受到激惹时，可引起臀股外侧窜痛，重者可至膝下小腿和足背外侧。因臀上皮神经刺激，引起脊神经反应时，可出现相关肌肉痉挛并疼痛。臀上神经受激惹还可出现臀中肌痉挛和疼痛。竖脊肌损伤合并腰大肌、腰方肌损伤或痉挛时，可引起腹痛，腹股沟、小转子等处疼痛，甚至伴内脏功能失调，出现月经失调、性功能障碍、尿频尿急、腹痛、大便失调等。髂腰韧带损伤时，髂嵴后部内缘压痛，因下腰肌痉挛，出现患侧髂嵴升高，下肢短缩征，重者可出现跛行。患侧直腿抬高试验、屈髋屈膝试验、外展外旋试验可引起疼痛。

3）辨证要点：以下肢放射痛为主，可出现间歇性跛行，于足太阳经筋循行部位可触及明显结筋病灶点。

（2）足少阴经筋型

1）原文：足少阴经筋“循脊内挟膂，上至项，结于枕骨，与足太阳之筋合”。

2）临床表现：可出现大腿内侧及胸腹部疼痛，呈持续性胀痛或撕裂样剧痛。重者可有腰、膝、髋剧痛，不能伸直。走路时足尖支撑，不能踏实，故出现跛行。膝关节周围尤其是内上方可出现疼痛，也有足跟痛者。有人伴有腹痛、大便异常、小便不利、腰膝酸软、月经不调、性功能障碍、下肢无力、股四头肌萎缩，大腿外展试验、大腿内收抗阻试验阳性。

3）辨证要点：大腿内侧疼痛，腰痛较剧。可于足少阴经筋循行部位触及疼痛明显的结筋病灶点。

（3）足厥阴经筋型

1）原文：足厥阴经筋“上结内辅之下，上循阴股，结于阴器，络诸筋”。

2）临床表现：劳损多与工作和生活习惯有关，如从事骑马、开摩托车者，大腿内收肌群慢性劳损，出现大腿根部酸楚、胀痛，大腿不能外展，或外展引起疼痛或疼痛加重。常伴有腰痛、小腹不适或疼痛。较重的内收肌群损伤，不仅引起起点处结筋病灶疼痛，而且导致止点处结筋病灶出现疼痛，从而引起膝部疼痛、小腿麻木或牵涉痛。部分患者引起会阴、尿道、外阴部疼痛，性功能障碍，妇女月经不调等。

3）辨证要点：以马尾神经症状为主，可于足厥阴经筋循行部位触及疼痛明显的结筋病灶点。

3．辨气血失和类型，治以调和气血

（1）气滞血瘀型

1）临床表现：反复出现腰痛，疼痛呈放射性，由臀部向足背部放射，腰及下肢刺痛，拒按，痛有定处，夜间痛甚，局部皮肤青紫，舌质紫暗或有瘀斑，脉细涩。

2）辨证要点：腰及下肢刺痛，痛有定处，可见间歇性跛行，舌紫暗，或有瘀斑，脉涩。

3）治法治则：活血化瘀，通络止痛。

（2）气虚血瘀型

1）临床表现：腰部及下肢刺痛，痛处固定，拒按，气短声低，神疲乏力，少气懒言，面色淡白，舌淡暗或有紫斑，脉沉涩。

2）辨证要点：腰及下肢刺痛，痛处固定，气短声低，少气懒言，舌淡暗或有紫斑，脉沉涩。

3）治法治则：益气活血，化瘀通络。

（3）气血亏虚型

1）临床表现：病程日久，腰部及下肢麻痛或酸痛，无力，少气懒言，乏力自汗，心悸失眠，唇甲淡白，形体羸弱，头晕目眩，面色淡白或萎黄，舌质淡嫩，脉细弱。

2）辨证要点：下肢无力或酸痛，少气懒言，唇甲淡白，形体羸弱，舌质淡嫩，脉细弱。

3）治法治则：补益肝肾，养血益气。

（二）辨证分期，顺势治疗

1．疾病演变规律认识

（1）筋骨失衡：早期主要为腰部软组织病变，椎间盘退变，韧带撕裂、肥厚，肌肉劳损，以筋的病变为主。中期主要为腰部软组织病变，使得肌肉附着点承受应力开始退变，或者因为力矩改变而产生骨关节的微小错位和相对位移，该期病变特点为筋骨并重。晚期主要为腰椎间管骨性狭窄，长期的骨性退变及软组织钙化使得椎管有效容积减少，产生神经根、脊髓的卡压症状，以骨的病变为主。

（2）经筋病变：早期以足太阳经筋病变为主，外伤或者长期劳作，造成腰部经筋损伤，主要集中在棘上韧带、胸腰筋膜、竖脊肌不同肌束损伤，臀上皮神经受到激惹，以及腰大肌和腰方肌损伤等。中期病变程度进一步加深，以足少阴经筋病变为主，该期病变可延及下肢，主要表现为大腿内侧及胸腹部疼痛，可有腰、膝、髋剧痛，不能伸直，跛行步态等。晚期病程迁延不愈，病变主要在足厥阴经筋，表现为下肢失能，会阴、尿道、外阴部疼痛，性功能障碍，妇女月经不调等。

（3）气血失和：早期多因风寒湿热痹阻经脉，加之长期姿势不当、体力劳动引起腰部经脉损伤，气机不畅，气血不通，不通则痛，局部表现为腰痛，气血不能荣养下肢，表现为下肢放射痛，多属于气滞血瘀等实证。中期病情发展，多因疼痛难耐，运动不能，久坐久卧而耗气伤肉，气虚不能行血，血行不畅，瘀血阻络，故中期以气虚血瘀型等虚实夹杂证候为主。后期病情迁延，气血亏耗，损伤渐重，筋弛骨软，肝肾亏虚，故多以气血两虚等虚证为主。

2．三期顺势治疗

（1）早期（轻度）：表现为安静或休息时常无症状，行走一段距离后出现下肢痛、麻木、无力等症状，需蹲下或坐下休息一段时间后缓解（此为椎间盘突出、髓核脱出钙化、黄韧带肥厚、后纵韧带钙化等导致的椎管狭窄，从而引起相应症状）。

此期以微创疗法为主，如腰椎间孔镜下髓核摘除术，通过椎间孔镜用髓核钳将突出髓核摘除，切除增生的黄韧带，用镜下磨钻磨除关节突松解侧隐窝，用等离子刀充分松解神经根等；同时辅以针刀治疗，松解局部肌肉的痉挛、粘连，搭配功法康复训练、药物治疗，能够有效缓解症状，改善患者生活状态。

（2）中晚期（中重度）：表现为腰骶部痛、腿痛，双下肢渐进性无力、麻木，间歇性跛行，步态不稳，行走困难，严重者可出现大小便异常，截瘫、四肢瘫或偏瘫等（影像学表现为腰椎体后沿增生、椎板增厚；小关节增生肥厚、椎体滑脱、错位等造成腰椎椎管内狭窄，从而引起典型的下肢症状及间歇性跛行、下肢肌肉无力萎缩等）。

此期患者多以开放手术治疗为主，通过手术解除脊神经受到的压迫，固定滑脱的腰椎，咬骨钳咬去突出的关节突等；术后同时辅以针刀疗法，对局部痉挛、粘连的肌肉进行松解，搭配功法康复训练、药物治疗，能够有效缓解症状。

四、针刀 + 治疗技术

（一）针刀技术

1．辨筋骨失衡，确定主要治疗选点

（1）主要选点：病变部位的棘突、横突、关节突，夹脊穴，黄韧带。

（2）选点依据：腰椎棘突、横突为腰部众多肌肉韧带的附着点。棘上、棘间韧带，附着于腰椎各棘突末端、相邻棘突上下缘，限制腰过度前屈。棘突是应力集中部位，承受过大的牵拉力，可引起局部组织充血、水肿、渗出，继而发生粘连、瘢痕和挛缩，形成持续性牵拉，相邻结构正常对位关系及各个位点的力平衡状态会被打破，最终引起腰椎动静态平衡失调。黄韧带肥厚可直接导致椎管狭窄。

（3）操作：调衡刀法。

2．辨经筋失衡，循经筋选点

（1）足太阳经筋型

1）筋结点：腰椎棘突 1 ～ 5、腰椎横突 1 ～ 5、中焦俞次、三焦俞次、肾俞次、气海、大肠俞次、关元次、志室次、肓门次、骶棘突 1 ～ 5。

2）按语：棘上、棘间韧带，附着于腰椎各棘突末端、相邻棘突上下缘，限制腰过度前屈，过度后伸时棘突又常相互撞击，故常发生结筋病灶点，即腰椎棘突 1 ～ 5。腰部深层肌肉有竖脊肌、腰方肌、腰大肌，其起点或止点在腰椎横突，弯腰、反弓伸背时，横突末端易受到摩擦损伤和牵拉伤，结筋病灶点常在腰椎横突 1 ～ 5。下后锯肌的最下部纤维是腰三角的上界，附着于 L_1 横突的腰肋韧带是腰背活动时的受力点，易出现结筋病灶点，即中焦俞次。髂腰韧带起于第 4、5 腰椎横突，承受较大拉力，易损伤出现结筋病灶点，即关元俞次。胸腰筋膜薄弱区即相应神经穿出的神经孔，因胸腰部活动多，常致神经孔撕裂、渗出、出血，筋膜下层组织通过神经孔疝穿出，造成神经孔周围组织、神经支卡压或粘连，而三焦俞次、肾俞次、气海俞次、大肠俞次正好在相应的神经孔附近。胸腰筋膜终于竖脊肌外侧缘，紧接腹外斜肌游离后缘，是腹肌牵拉的应力点，容易出现结筋病灶点，即志室次、肓门次。骶棘韧带、骶结节韧带起点附近，即骶骨棘突，常出现结筋病灶点，即骶棘突 1 ～ 5。

3）操作：调衡刀法。

（2）足少阴经筋型

1）筋结点：中焦俞次、三焦俞次、肾俞次、气海俞次、大肠俞次、腰椎横突 1 ～ 5、府舍次、维道次、气冲次。

2）按语：足少阴经筋走行涉及脊柱两侧、足太阳经筋深层组织和腰大肌。腰大肌主屈髋和髋内收、脊柱前屈等作用，腰大肌的起点在脊柱旁各椎体间形成裂隙，其间有脊神经根、血管通过。沿足太阳经筋腰段深层，可触及各背俞次触痛与结节块，即中焦俞次、三焦俞次、肾俞次、气海俞次、大肠俞次等。沿竖脊肌外侧缘，向腰椎横突方向深按，触摸横突深面附着的腰大肌、腰方肌结筋病灶点，即腰椎横突 1 ～ 5。凡腰椎横突有结筋病灶点者，应顺腰大肌在腹股沟韧带下触摸其痛性挛块，即府舍次、维道次、气冲次。

3）操作：调衡刀法。

（3）足厥阴经筋型

1）筋结点：阴廉次、地五里次、阴陵上。

2）按语：足厥阴经筋主要分布于股骨内侧。股薄肌起自耻骨支、坐骨支前面，止于胫骨上端内侧面。大收肌起自耻骨支、坐骨支、坐骨结节，止于股骨粗线和内上髁收肌结节。股薄肌起端结筋病灶点，即阴廉次，止端结筋病灶点即阴陵上。大收肌于耻骨下支抵止点处的结筋病灶点即地五里次。

3）操作：调衡刀法。

3．辨气血失和，自由加减穴位

（1）气滞血瘀证

1）选穴：血海、膈俞、太冲。

2）选穴依据：血海穴属足太阴脾经，能调血气、理血室，引血归经；膈俞穴为足太阳膀胱经穴位，是八会穴之血会，功擅养血和营、理气止痛；太冲穴为肝经原穴，调控该经总体气血，具有理气作用。

3）操作：调达针法。

（2）气虚血瘀证

1）选穴：肾俞、志室、委中、阳陵泉。

2）选穴依据：肾俞归属于足太阳膀胱经，是肾气输注之部位，内应肾脏，具有滋补肾阴，温补肾阳，阴阳双补之特性，是补肾要穴。志室补肾壮腰，益精填髓。委中为足太阳膀胱经之合穴，功能通经活络，活血化瘀，善治腰背痛。阳陵泉是筋之会穴，为筋气会聚之处，具有舒筋和壮筋作用。

3）操作：调达针法。

（3）气血两虚证

1）选穴：足三里、三阴交、脾俞、胃俞、气海。

2）选穴依据：脾胃为后天生化之源，气血两虚当从脾胃调治，足三里是足阳明胃经合穴，为胃经气血最为充盈之地，针此可生发胃气，调补气血。三阴交为足太阴脾经腧穴，系足太阴、厥阴、少阴之会，可调补肝、脾、肾三经气血。背俞穴是五脏六腑之气输注于背部的腧穴，故脾俞、胃俞为调理脾胃、化生气血之要穴。气海穴即丹田，为元阳之本、真气发生之处，可鼓舞脏腑经络气血，使之流转循环，运动不息。

3）操作：调达针法。

（二）手术疗法

1．椎间孔镜技术 使用不同直径的逐级骨钻铰刀将椎间孔扩大成形，以便将孔镜进至椎管内硬膜前间隙，通过椎间孔镜用髓核钳将突出的髓核摘除，切除增生黄韧带，用镜下磨钻磨除关节突松解侧隐窝，用等离子刀充分松解神经根。

2．腰椎开放手术

（1）后路椎间融合术：是一种传统的后路术式，通过后方腰背正中线切口抵达椎骨，分离骨性结构上的多裂肌与最长肌，暴露椎弓根螺钉的进钉点通道，撑开椎间隙，解除脊髓压迫，且通过单个切口可以达到 360° 融合，从而缓解症状。该术式的缺点是在术中长时间剥离牵拉暴露椎旁肌肉韧带组织、神经根，易致椎旁肌肉的医源性损伤，术后周围组织损伤、瘢痕粘连易再次引起腰椎管狭窄及相邻椎体节段退变。

（2）前路腰椎椎间融合术：通过腹膜外腹直肌切口进入，能够清晰看到椎间盘间隙中线，充分横向暴露椎体及椎间盘腹侧面，以达到彻底清除椎间盘及上下终板的目的。前路入路可避免椎管、马尾神经和神经根损伤，与后路相比可完全避免切除腰椎后方骨性结构，对于维持脊柱后柱稳定性，以及恢复腰椎前柱稳定性和高度很有效。该术式适用于因 L_4/L_5、L_5/S_1 节段病变的椎管狭窄，但易损伤大血管和腹腔脏器。

（三）药物辅助治疗

目前临床上治疗腰椎椎管狭窄症常用的药物有：①非甾体抗炎药，具有消炎镇痛作用，如布洛芬、阿司匹林等；②肌松药，能够缓解肌肉痉挛所致的腰背痛；③镇静剂，可减轻神经兴奋性，使紧张的肌肉得到缓解，如地西泮等；④神经营养药，能够改善由于神经受到压迫所产生的症状。

（四）南少林验方

1．肝肾不足型　椎管狭窄方。

2．肝肾阴虚型　芍膝猪苓汤。

（五）南少林手法

1．准备手法　①循经推擦法；②点穴法。

2．治疗手法　①按揉弹拨法；②腰腿后伸斜扳法；③腰侧扳法；④腰髋屈伸法。

3．结束手法　①循经推擦法；②循经叩击法。

（六）南少林功法

1．腰部保健操　①预备式；②双手托天理三焦；③五劳七伤往后瞧；④摇头摆尾去心火；⑤双手攀足固肾腰。

2．腰部练功法　①飞燕腾空；②臀桥；③转腰推掌；④悬手和腰；⑤抬腿起坐。

五、典型病例

病例一

患者刘某，男，80岁，就诊日期：2020年8月3日。

1．主诉　反复腰痛伴右下肢麻痛6年余，加重2月余。

2．现病史　6年前无明显诱因出现腰痛伴右下肢麻痛，2个月前疼痛症状加重，出现间歇性跛行。刻下：腰痛伴右下肢麻痛，间歇性跛行，纳寐可，二便调。

3．查体　脊柱序列，腰椎生理曲度变直，向左侧弯；L_4～S_1棘间及双侧椎旁压痛（+）、叩击痛（-），向右下肢放射痛，右侧骨盆出口处压痛。右腿后外侧感觉较对侧减退，余双下肢查体正常。

4．辅助检查（图3-18、图3-19）　腰椎X线片示：①L_3/L_4、L_4/L_5、L_5/S_1椎间盘病变，建议：必要时进一步检查；②腰椎退行性改变。腰椎MRI示：椎体边缘骨质增生变尖，$L_{4/5}$，L_5/S_1椎间隙变窄。横断面示$L_{4/5}$间盘后缘局限向正中膨出压迫硬膜囊，黄韧带略增厚。

5．辨证分型，分期分度

（1）中医诊断：痹证；证型：气血两虚型。

（2）西医诊断：腰椎椎管狭窄症。

（3）辨筋骨分型：筋主骨从型。

（4）辨经筋分型：足太阳经筋型。

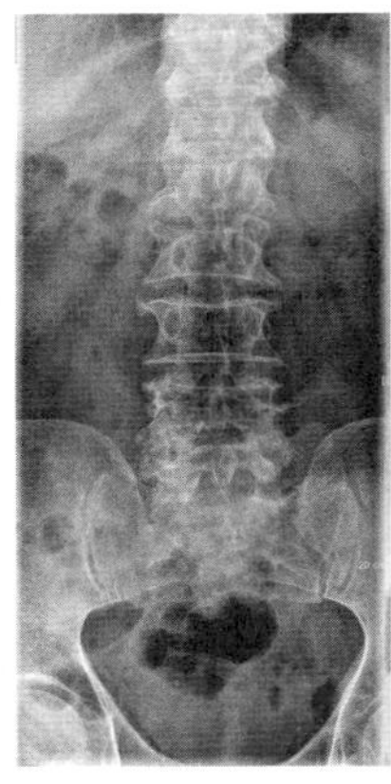

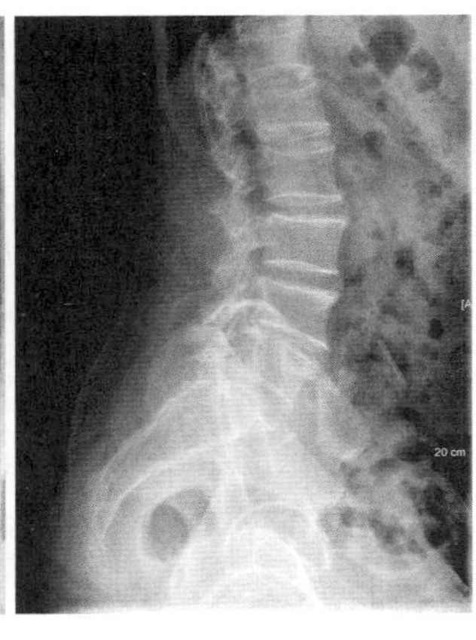

图 3-18 腰椎正侧位片

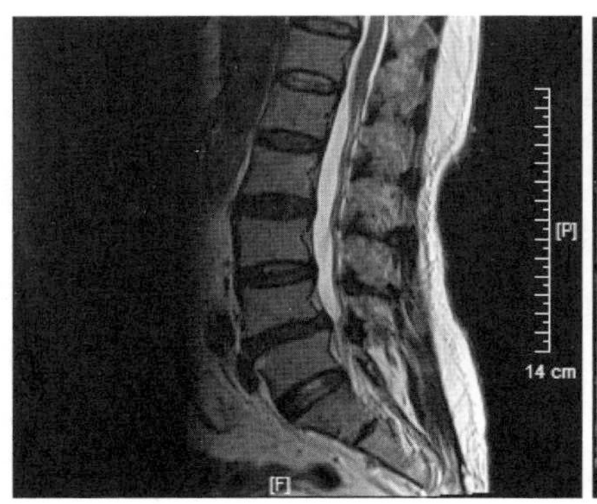

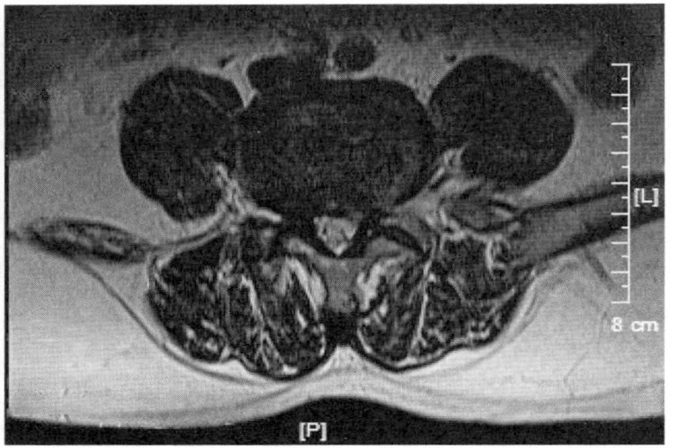

图 3-19 腰椎 MRI 平扫

（5）辨证分期分度：早期 / 轻度。

6．辨证选点选方，确定治疗方案

（1）总体治疗原则：微创治脊内，针刀治脊外，功法康复训练，配合药物。

（2）针刀疗法

1）辨筋骨选点：通常选择 $L_{3\sim5}$ 棘突、黄韧带、两侧横突。

2）辨经筋选点：肾俞次、腰宜次、髀关次。

3）辨气血选点：血海、膈俞、太冲。

7．治疗方式

（1）微创手术治疗：$L_{4/5}$ 椎间孔镜髓核摘除术 + 神经根松解术。

（2）针刀治疗。

（3）南少林验方：本例患者辨证为肝肾亏虚型，治以补益肝肾，选用椎管狭窄方。鹿角胶 6g，黄芪 20g，骨碎补 9g，川续断 12g，泽兰 9g，丹参 9g，土鳖虫 9g，地龙 9g，鸡血藤 9g，延胡索 9g，杜仲 9g。7 剂，水煎服，日一剂，早晚分服。

（4）南少林手法：腰髋屈伸法。

（5）南少林功法：臀桥。

8．随访　术后 1 个月后随访，诉无腰痛及右下肢麻痛，间歇性跛行消失。

病例二

患者刘某，男，75 岁，就诊日期：2019 年 7 月 4 日。

1．主诉　反复腰痛伴双下肢麻痛 5 年余。

2．现病史　5 年前无明显诱因出现腰痛伴双下肢麻痛，弯腰、翻身稍困难，久行久立后症状加重，休息后缓解。刻下：腰痛伴双下肢麻痛，活动受限明显，纳寐欠佳，二便调。

3．查体　脊柱顺列，L_4/L_5、L_5/S_1 棘间及椎旁压痛、叩击痛，疼痛不向下肢放射，腰椎活动各方向受限，双下肢直腿抬高试验阳性，其余肢体未见明显异常。

4．辅助检查（图 3-20、图 3-21）　腰椎 X 线示：腰椎退行性改变，L_4/L_5 椎间隙稍变窄，相邻终板骨质轻度硬化。腰椎 MRI 示：L_3/L_4 椎间盘向椎体缘膨出，L_4/L_5、L_5/S_1 椎间盘向椎体后缘突出，并压迫硬膜囊，黄韧带增厚，相应层面椎管狭窄。

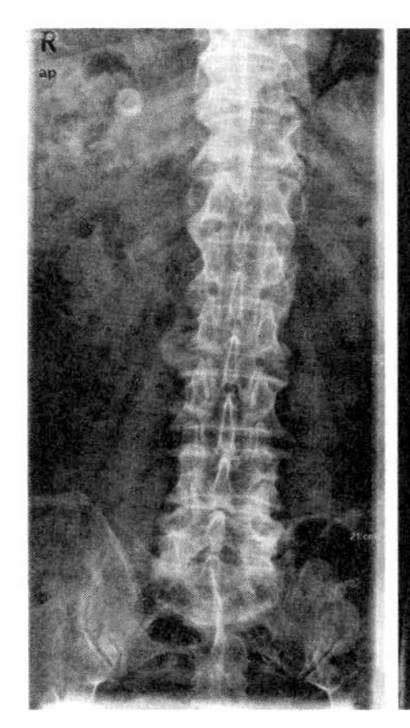

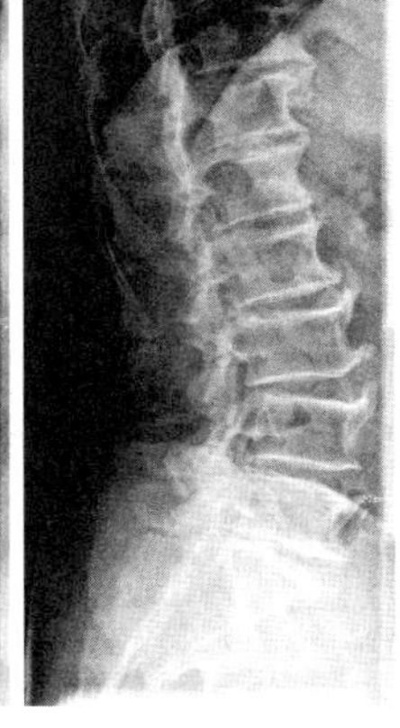

图 3-20　腰椎正侧位片

5．辨证分型，分期分度

（1）中医诊断：痹证；证型：气滞血瘀型。

（2）西医诊断：腰椎椎管狭窄症。

（3）辨筋骨分型：筋骨并重型。

（4）辨经筋分型：足太阳经筋型。

（5）辨证分期分度：中期／中度。

6．辨证选点选方，确定治疗方案

（1）总体治疗原则：手术解决椎管内狭窄，针刀治脊外，功法康复训

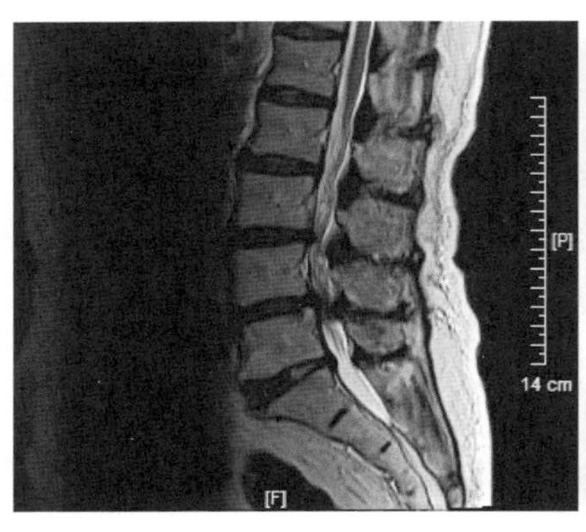

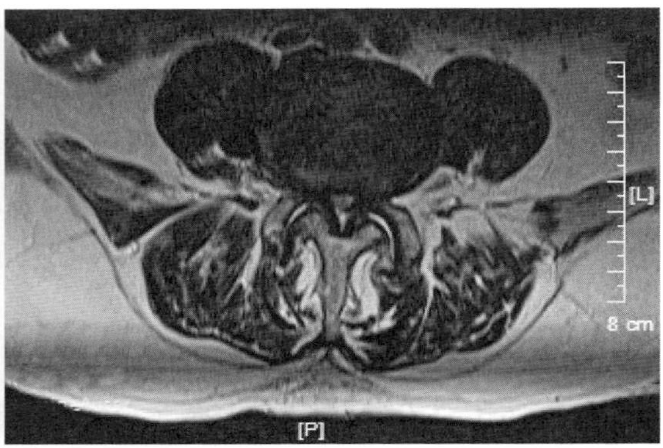

图 3-21 腰椎 MRI 平扫

练，配合药物。

（2）针刀疗法

1）辨筋骨选点：$L_{3\sim5}$ 棘突、黄韧带、两侧横突。

2）辨经筋选点：肾俞次、腰宜次、髀关次。

3）辨气血选点：血海、膈俞、太冲。

7．治疗方式

（1）后路椎间融合术（图 3-22）。

（2）针刀治疗。

（3）南少林验方：本例患者辨证为肝肾亏虚型，治以补益肝肾，选用椎管狭窄方。鹿角胶 6g，黄芪 20g，骨碎补 9g，川续断 12g，泽兰 9g，丹参 9g，土鳖虫 9g，地龙 9g，鸡血藤 9g，延胡索 9g，杜仲 9g。7 剂，水煎服，日一剂，早晚分服。

（4）南少林手法：腰髋屈伸法。

（5）南少林功法：臀桥。

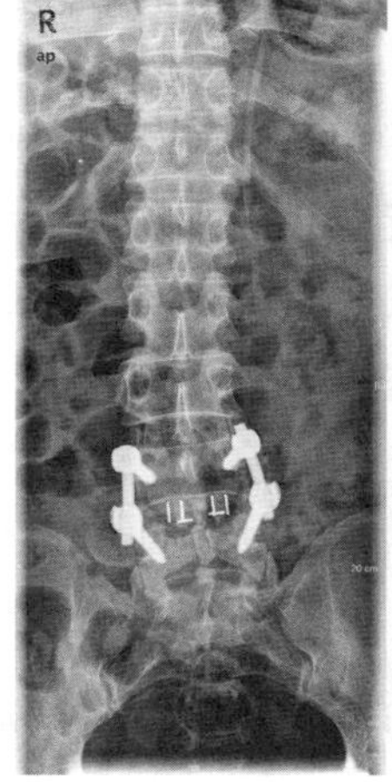

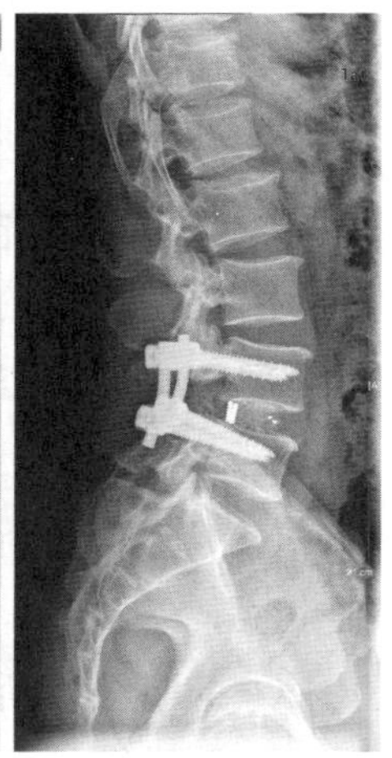

图 3-22 腰椎后路椎间融合术 X 线片

8．随访 术后 1 个月随访，患者诉无腰痛及双下肢麻痛。

第五节 股骨头坏死

一、概述

股骨头坏死又称为股骨头缺血性坏死，是指股骨头血供中断或受损，导致骨髓成分及骨细胞死亡，随后发生修复并导致股骨头结构改变，甚至塌陷的一系列病理改变与临床表现，为临床中较为常见的骨伤科疑难疾病。本病的主要临床表现为早期髋关节疼痛或酸痛，少数患者表现为膝关节疼痛，双侧病变时可呈现交替性疼痛。其病程可由间断性疼痛逐渐发展为持续性疼痛，再由疼痛引发肌肉痉挛、关节活动受限，最后造成跛行甚至致残。早期诊断、正确分型、恰当治疗是保全患者髋关节功能的关键。中医虽无股骨头坏死的病名记载，但就其发病部位、病因病机及证候特征而言，一般认为当属“骨痹”“骨痿”“骨蚀”“髋骨痹”“历节风”等范畴。

本病好发于中青年人，近年来发病率呈逐年上升趋势。在早期如不给予及时、有效地干预，预后较差，约有 4/5 的患者将会在 5 年内快速发展为股骨头塌陷，最终破坏整个髋关节的形态与功能。

早期治疗上，西医主要为口服抗凝药、降脂药和双磷酸盐药物等，但临床疗效难以肯定，而且容易引起肝肾功能、胃肠道损害等不良反应。中晚期以手术治疗为主，到晚期采用人工关节置换术治疗，但手术风险大，患者心理及经济负担重。因此，治疗费用低、风险小、临床疗效较为显著的中医药疗法逐渐被国内广大患者所接受。

二、病因病机

（一）筋伤骨损，筋骨失衡

股骨是人体中最长且最强壮的骨，股骨头是股骨向近端的延伸，嵌入髋臼内。股骨头支撑躯干重量，并将从地面到腿的所有反作用力向上传递。当一个人单腿支撑或在行走的支撑相时，股骨头可承受多达 300% 的体重。当跳跃和提重物时，可达到 600% 的体重。股骨头是构成髋关节的重要结构之一，髋关节的运动是由其周围肌肉主动收缩而产生的。当肌肉功能障碍时，例如静态压力中的久坐会导致肌肉疲劳，肌肉和筋膜在张力过度区域沉积过多的结缔组织，而在张力较小的区域造成肌肉和软组织萎缩，以此来适应张力。当骨盆过度前倾，髂腰肌、股直肌、阔筋膜张肌、内收肌、腘绳肌通常发生短缩和紧张，也会同时造成臀中肌和臀大肌无力。这往往会影响到髋关节，久坐习惯会导致髋关节的关节囊前方缩短，可使髋关节活动减少。又因为股骨头动脉穿过关节囊，股骨头的主要血供方式是囊内供血（即在关节囊和骨之间），短缩的关节囊会减少股骨头血供，并使关节囊的退化加剧，引发股骨头缺血性坏死，并诱发髋关节退行性病变。可见筋的失衡可导致骨损，筋骨失衡是造成股骨头坏死的重要因素。

（二）邪凝经脉，气血失和

《素问·长刺节论》：“骨重不可举，骨髓酸痛，寒气至，名曰骨痹。”如人先天禀赋不足，后久遭药邪或寒邪侵袭，筋脉拘挛而气血闭塞不通，不能输布于骨，骨与关节失去温养，则好发本病。发于髋则为髋骨痹。骨痹久矣，导致持续性慢性劳损或脏腑功能衰退，耗损气血筋肉。人体关节运动虽赖于筋骨，但筋骨离不开气血的温煦，气血化生濡养充足，筋骨功能才可健运，筋骨外合于肝肾，肝血盈、肾髓充则骨壮筋强。血行脉中，濡养筋脉、润泽肌表。肝藏血主筋，肾藏精主骨，气血亦靠肝血肾精之濡养，若肾虚精亏、气化失常，则充髓生骨能力不足，导致髓少骨枯，血行迟缓而瘀滞。脾为后天之本，主运化、统血，脾失健运则化生无权，股骨头失去气血濡养而坏死。三脏相互协调，则气血充足，气得以充，瘀无以生，经脉畅通，筋骨得养，骨节流利。反之，则寒湿内阻，郁而成瘀，痰瘀阻滞，加之气血不足，致髓精空虚，骨失所养，发为本病。

三、辨证施治

（一）辨证分型，对症治疗

1．辨筋骨失衡类型，治以调衡筋骨

（1）筋骨失衡，以筋为先

1）临床表现：髋关节局部有结节和条索样物的压痛点，刺痛不移，压痛点分布于腹股沟中点稍下方或臀后、转子间线稍偏内侧，髋关节活动轻度受限。股骨头出现X线改变；骨坏死周围出现硬化带或因脱钙致坏死区域

小囊肿形成。

2）辨证要点：疾病早期以髋关节疼痛为主，出现轻微骨坏死，骨坏死周围有硬化带。

3）治法治则：调筋以利骨。

（2）筋骨失衡，筋骨并行

1）临床表现：髋关节急性疼痛发作，呈阵发性或持续性，轻度跛行，腹股沟区深部压痛，放射至臀或膝部。髋关节活动明显受限，外展、内收活动稍受限，内旋痛尤其明显。该期以X线片中出现特殊性死骨为特征；由于关节边缘下方骨板不断发生断裂，从而使死骨变得更加明显，随后股骨头骨坏死区塌陷，但关节间隙正常。

2）辨证要点：髋关节急性疼痛发作，轻度跛行，中度疼痛，髋关节内旋活动受限，内旋痛明显。X线示股骨头骨坏死区塌陷，但关节间隙正常。

3）治法治则：筋骨并治。

（3）筋骨失衡，以骨为重

1）临床表现：髋关节周围疼痛严重，重度疼痛，跛行加重。髋关节呈现半脱位，屈曲、外展、内外旋、内外收均受限，关节活动极其受限甚至强直。影像学示晚期以股骨头变扁、关节软骨渐进性丢失及髋臼骨赘形成为特征，关节间隙变窄，髋臼囊性改变或硬化，软骨受累，骨性关节炎。

2）辨证要点：髋关节重度疼痛，跛行加重，髋关节半脱位，屈曲、外展、内外旋、内外收均受限，影像学示股骨头变扁，软骨受累，髋臼骨赘形成。

3）治法治则：治骨以保髋。

2．辨经筋分布，循经论治

（1）足太阳经筋型

1）原文：足太阳经筋“与腘中并，上结于臀，上挟脊上项”。

2）临床表现：在下背部、髂骨翼、骶骨、髀枢后外侧、臀沟、大腿后侧、腘横纹等足太阳经筋循行所过之处，即骶正中棘两侧、臀大肌、梨状肌、半腱肌、半膜肌、股二头肌处常有痛性结节或条索。

臀大肌引发的臀部疼痛或灼烧感让人坐立不安，不停变换姿势，臀部变硬，从椅子上起身困难或跛行，有时候从低处起身时，疼痛加剧，弯腰时无法触碰脚趾。任何一个梨状肌结筋病灶点都会将疼痛传递到整个臀部，甚至腘绳肌上，导致骶髂关节紊乱，并加重疼痛，还会导致骶骨倾斜，造成“长短腿”。当梨状肌膨胀，压迫坐骨神经时，臀部、腿后部和足跟有肿胀感甚至电击样疼痛。股二头肌引发的钝痛通常位于膝后部，向大腿外侧传递，有时钝痛集中于腓骨顶端。向上达大腿后部，向下达小腿上部。半腱肌、半膜肌引发的疼痛和僵硬主要出现在大腿后部靠近臀沟的较高部位，有时可沿大腿内侧下行至小腿。

3）辨证要点：臀腰及髋股痹痛，于足太阳经筋循行部位可触及明显结筋病灶点。髋关节后伸、外旋或内旋功能受限。

（2）足少阳经筋型

1）原文：足少阳经筋“结于膝外廉，其支者，别起外辅骨，上走髀，前者结于伏兔之上，后者结于尻；其直者，上乘眇季胁”。

2）临床表现：沿足少阳经筋在臀中肌、臀小肌、阔筋膜张肌、梨状肌处常有痛性结节或条索。

臀中肌引发的疼痛常位于臀部和髋部，还会扩散到腰际线上下、下背部。疼痛令人难以忍受，行走困难，无法找到舒服的睡姿。臀小肌引发的酸痛常在臀部、大腿后部和侧面、小腿踝部深处。在这些范围内，任何一个位置都可能产生麻木感。阔筋膜张肌引发的疼痛部位常在大转子前方，髋部深处、坐骨和大转子之间也会有疼痛，很少沿大腿外侧向下延伸到膝部。总体上若长期得不到正确治疗，臀中肌、臀小肌、阔筋膜张肌就会出现挛缩和痛性包块，肌质变硬而无弹性，局部皮肤水肿、静脉怒张。站立位时，骨盆向外倾斜，挛缩侧骨盆下降，伴随下肢内旋、外展，膝内翻，出现特伦德伦堡征。

3）辨证要点：髋骶部痹痛，足少阳经筋循行处常触及疼痛明显的结筋病灶点。骨盆向外倾斜，挛缩侧骨盆下降，伴随下肢内旋、外展，膝内翻，出现特伦德伦堡征。

（3）足阳明经筋型

1）原文：足阳明经筋“上结于膝外廉，直上结于髀枢，上循胁属脊……其直者，上循伏兔，上结于髀，聚于阴器，上腹而布”。

2）临床表现：沿足阳明经筋在股四头肌处常有痛性结节或条索。股直肌引发的髋部无力、疼痛可传达到膝部深处，往往感觉髌骨内有酸痛感，登山、上台阶这类运动会加剧疼痛，膝关节内有响声。晚上经常痛醒。股中间肌引发的疼痛常位于大腿中部，并向下延伸，很少扩散至膝部。步行、上台阶加重，从椅子起身时候常觉膝部无法伸直，严重时候导致行走不利。股内侧肌引发的疼痛往往延伸到大腿内侧和膝的下半部分稍偏内，令人不寐，典型表现是膝无力而有摔倒风险。股外侧肌引发的疼痛在髋部、膝部、大腿外侧，行走、侧卧不舒服，严重时导致其收紧，髌骨稍移向外侧，妨碍膝部活动。

3）辨证要点：髋骶乃至腰腹阴部痹痛，足阳明经筋循行处常触及疼痛明显的结筋病灶点。屈髋困难，膝处于伸膝位，屈膝困难，或屈膝时限制伸髋。

（4）足太阴经筋型

1）原文：足太阴经筋“其直者，络于膝内辅骨，上循阴股，结于髀，聚于阴器，上腹结于脐，循腹里，结于肋，散于胸中；其内者，著于脊”。

2）临床表现：沿足太阴经筋在缝匠肌、耻骨肌、腰大肌处常有痛性结节或条索。缝匠肌引发的疼痛都在结筋病灶点，其余部位不会出现牵涉痛，往往是皮肤下的突发刺痛，或者是麻木感和烧灼感。坐位可缓解，持续站立会加重。耻骨肌引发的疼痛，其位置位于腹股沟深处，常表现为刺痛、剧痛。

3）辨证要点：髋股部痹痛，腰椎前凸畸形，髋关节呈现屈曲、外旋畸形，且屈曲、内收、外展、外旋功能不足。足太阴经筋循行处常触及疼痛明显的结筋病灶点。

（5）足厥阴、足少阴经筋型

1）原文：足厥阴经筋“上结于内踝之前，上循胫，上结内辅之下，上循阴股，结于阴器，络诸筋”。足少阴经筋“与太阳之筋合而上结于内辅之下，并太阴之筋而上循阴股，结于阴器。循脊内，挟膂，上至项，结于枕骨，与足太阳之筋合”。

2）临床表现：沿足厥阴经筋、足太阴经筋在大收肌、股薄肌、长收肌处常有痛性结节或条索。大收肌结筋病灶点引发的疼痛位于骨盆内，位置深，呈现集中、突发的刺痛，或发散痛。股薄肌引发的疼痛往往位于结筋病灶点，不会产生牵涉痛。长收肌引发的疼痛位于腹股沟位置下的髋部深处，很少会向大腿内侧扩散。结筋病灶点导致髋关节僵硬，各个方向的活动度下降，大腿内侧僵硬感，甚至无法运动。

3）辨证要点：髋股部痹痛，足厥阴、足少阴经筋循行处常触及疼痛明显的结筋病灶点。髋关节内收功能明显受限。

（6）混合型：出现上述两种及以上经筋型，辨证要点参考同前。

3．辨气血失和类型，治以调和气血

（1）气滞血瘀型

1）临床表现：患者诉髋部疼痛，以静息痛为主，时重时轻、痛有定处，胀痛或刺痛，痛处拒按，行走不利，髋关节活动轻度受限。舌质暗红、苔白，脉沉涩。部分患者有跌仆闪挫病史。X 线表现：股骨头及髋臼关节面外形正常，轻度骨质疏松，或有散在囊性病变。

2）辨证要点：髋部疼痛，夜间痛剧，刺痛不移，关节屈伸不利，舌质暗紫、脉沉涩。

3）治则：行气化瘀、通络止痛。

（2）气虚血瘀型

1）临床表现：患者诉髋部沉重疼痛，夜间疼痛，痛处不移，屈伸不利，或有轻度肌肉萎缩，少气懒言。舌质暗红，苔薄白或薄黄，脉沉无力。X 线表现：股骨头软骨下区囊性变或新月征，负重区出现阶梯状塌陷。

2）辨证要点：髋部沉重疼痛，夜间疼痛，痛处不移，少气懒言。舌质暗红，苔薄白或薄黄，脉沉无力。

3）治则：益气活血。

（3）气血两虚型

1）临床表现：患者诉髋骨疼痛，时隐时现，喜按喜揉，下肢痿软无力，动则痛增，神疲气短，面色少华，髋关节活动明显受限。舌质淡、苔薄白，脉沉细。X 线表现：髋关节间隙狭窄，股骨头塌陷明显，碎裂死骨形成，骨性关节炎。

2）辨证要点：髋骨疼痛，喜按喜揉，下肢痿软无力，神疲气短，面色少华，舌质淡、苔薄白，脉沉细。

3）治则：补气养血。

（二）辨证分期，顺势治疗

1．疾病演变规律认识

（1）筋骨失衡：早期主要为筋的轻度损伤，表现为循行髋周的经筋出现结筋病灶点，仅有髋关节局部压痛，压痛点主要分布于腹股沟中点稍下方或臀后、转子间线稍偏内侧。髋关节活动轻度受限或转动较之前受限。X线：股骨头密度相对增高，斑点或一致性增高，但整个股骨头的骨纹结构正常。中期主要为筋的中度损伤并波及骨，表现为循行髋周的经筋，其结筋病灶点明显加重，髋痛，呈阵发性或持续性，腹股沟区深部压痛，放射至臀或膝部。髋关节活动度明显受限，尤其以内旋及外展受限最为明显。X线：股骨头的软骨下区囊性改变或新月征，负重区出现阶梯状塌陷。晚期主要为筋和骨的重度损伤，表现为循行髋周的经筋严重短缩或拉长无力，甚至萎缩。髋关节周围疼痛严重。髋关节呈现半脱位，关节活动度极其受限甚至强直。X线：死骨破裂，关节间隙狭窄，骨质密度增高硬化，股骨头肥大变形。

（2）气血失和：早期先天禀赋不足或感外邪，寒湿凝结为痰，痰湿阻滞筋膜，经络气血阻滞不通，致使股骨头失养而发为本病。如治疗不及时，随着病情发展，气虚不运，瘀血及痰湿郁阻经脉，经脉不能正常运行气血而拘急，故见髋关节功能活动明显受限。病至后期，气血不足，肝肾亏虚，肌肉萎缩，经脉进一步痹阻不通，股骨头长期得不到气血濡养，加之长久负重，导致股骨头塌陷，髋关节功能进一步受限，屈伸不利，关节强直。

2．三期顺势治疗

（1）早期（轻度）：髋周局部有压痛点，刺痛不移，髋关节活动轻度受限，影像学见股骨头内囊性样变，股骨头表面未见明显塌陷。此期应以行气活血，筋主骨从论治。微创保髋为主，术后针刀治疗为辅，功能锻炼，配合药物。

（2）中晚期（中重度）：髋部疼痛，活动受限，影像学可见股骨头明显塌陷，下肢短缩。故中后期以气血双补，筋骨并重论治。髋关节置换为主，术后针刀治疗为辅，功能锻炼，配合药物。

四、针刀＋治疗技术

（一）针刀技术

1．辨筋骨失衡，确定主要治疗选点

（1）辨筋骨失衡部位

1）主要选点：髋关节前侧关节囊、髋内侧股内收肌止点处、髋外侧髂

胫束表面处。

2）选点依据：对上述选点进行松解，可改善髋关节屈髋、外展、外旋功能，促进局部无菌性炎性分泌物的吸收，调节髋关节力学平衡，促进股骨头内外血液循环重建，从而达到以“外平衡促进内平衡”，最终实现“平衡保头法”。

3）操作方法：调衡刀法。

（2）辨受限方向，确定辅助选点

1）主要选点

①屈曲功能受限：髂股韧带外侧部、臀肌粗隆处、后关节囊。

②内旋功能受限：髂股韧带内侧部、梨状肌止点、坐股韧带止点、后外关节囊。

③外展功能受限：内收肌止点。

④内收功能受限：臀中肌止点、髂胫束。

⑤后伸功能受限：股直肌、缝匠肌、臀中肌前部、前侧关节囊。

⑥外旋功能受限：耻股韧带、阔筋膜张肌、内收肌止点。

2）选点依据：疼痛导致的髋关节功能受限与20余块髋部肌肉及筋膜生物力学失衡有关。屈髋肌主要为强而有力的髂腰肌、缝匠肌；伸展肌主要有位于髋后部的臀大肌、半膜肌、股二头肌及半腱肌；内收肌肉主要包括闭孔外肌、耻骨肌、股薄肌、大收肌、短收肌和长收肌；外展肌肉主要是臀中肌、臀小肌和阔筋膜张肌，臀中肌、臀小肌止于大转子和关节囊，阔筋膜张肌止于髂胫束，兼有内旋股骨功能；外旋肌肉主要为梨状肌、股方肌、闭孔外肌和上下孖肌。针刀松解髋周病变软组织，可解除局部张力，恢复髋关节力学平衡，改善局部循环。

3）操作方法：调衡刀法。

2．辨经筋分布，循经筋选点

（1）足太阳经筋型

1）筋结点：骶棘突1～4、髂后上棘、上髎次、次髎次、中髎次、下髎次、小肠俞次、白环俞次、膀胱俞次、中膂俞次、秩边次、环跳次、髀枢内、承扶次、外承扶、殷上次、直立次、浮郄次、阴谷次、腓骨小头、合阳内。

2）按语：臀上皮神经区、臀大肌、坐骨结节、梨状肌、臀中肌、股二头肌为足太阳经筋循行部位。臀大肌起自髂骨翼外面和骶骨背面，肌束斜向下外，止于髂胫束和股骨的臀肌粗隆。四个骶后孔周围的结筋病灶点分别为上髎次、次髎次、中髎次、下髎次。骶骨外缘的多个结筋病灶点为膀胱俞次、小肠俞次、中膂俞次、白环俞次及髂后上棘。梨状肌起自盆内骶骨前面，向外出坐骨大孔达臀部，止于股骨大转子尖端。梨状肌在股骨大转子止点周围的结筋病灶点为髀枢内，梨状肌上孔和下孔处的结筋病灶点分别为秩边次、环跳次。股二头肌位于股后部外侧，有长、短两个头，分别起自坐骨结节、股骨粗线，两头会合后以一长腱止于腓骨头。坐骨结节周围的结筋病灶点为承扶次。股二头肌与外侧副韧带重叠处周围的结筋病灶点为浮郄次。股二头肌止点周围的结筋病灶点为腓骨小头。股二头肌第 2/4 区下部的结筋病灶点为外殷上，股二头肌第 3/4 区上部的结筋病灶点为外直立。半腱肌起自坐骨结节，止于胫骨上端内侧面。半膜肌在半腱肌深面，以扁薄的腱膜起自坐骨结节，下端以腱止于胫骨内侧髁的后面。半腱肌、半膜肌起点周围的结筋病灶点为承扶次，止点周围的结筋病灶点为合阳内。越过腘窝时，在腓肠肌内侧头止点周围的结筋病灶点为阴谷次。其 1/4、2/4、3/4 区周围的结筋病灶点分别为殷上次、直立次、内殷上、内直立。

3）操作方法：调衡刀法。

（2）足少阳经筋型

1）筋结点：腰宜次、健胯次、中空次、髀枢内、环跳次、秩边次、五枢次、风市次、阳陵泉次，阿是穴。

2）按语：臀中肌起于臀前线和臀后线的髂骨翼，止于股骨大转子；臀小肌起于臀前线和臀下线之间的髂骨翼，止于股骨大转子；阔筋膜张肌起自髂前上棘，向下在股骨上中 1/3 交界处，移行于髂胫束，止于胫骨外侧髁。梨状肌起于骶骨盆面、股骨大转子上部。臀中肌的起点，即髂嵴内侧部最高点下 2cm 以内，往往有 2 ～ 5 个结筋病灶点，即腰宜次，止点是髀枢内。髂嵴外唇下 2cm，粗大痛性条索即健胯次。阔筋膜张肌起点即为五枢次，肌腹上的条索即是中空次，向下移行于髂胫束处即为风市次。梨状肌上下孔有神经出入，即秩边次、环跳次。

3）操作方法：调衡刀法。

（3）足阳明经筋型

1）筋结点：维道次、气冲次、关兔次、伏兔次、鹤顶次、髌内上、髌内、髌内下、胫骨内髁、髌下、胫骨结节、髌外下、髌外、髌外上、胫骨外髁。

2）按语：股外侧肌起自股骨粗线外侧唇，与股内侧肌、股直肌和股中间肌向下形成一腱，包绕髌骨的前面和两侧，向下续为髌韧带，止于胫骨粗隆。股内侧肌起自股骨粗线内侧唇，肌腱构成髌腱，止于胫骨粗隆。股内侧肌与髌骨上缘交点处的结筋病灶点为髌内、髌内上。髌骨下内外侧缘至胫骨内外侧髁附着点周围的结筋病灶点为髌内下、髌外下、胫骨内髁、胫骨外髁。股中间肌起自股骨体的前面，位于股直肌深面，在股内、外侧肌之间，与股内侧肌、股外侧肌和股直肌向下形成一腱，包绕髌骨的前面和两侧，向下续为髌韧带，止于胫骨粗隆。在髌上缘的结筋病灶点为鹤顶次。股四头肌分别起自髂前下棘，股骨粗线内、外侧唇，及股骨体的前面，止于胫骨粗隆。其止点周围结筋病灶点为髌下、胫骨结节。股直肌起自髂前下棘，止于胫骨粗隆。股直肌起点周围结筋病灶点即维道次，股动脉外侧即气冲次。其肌腹处，当髂前上棘与髌底外侧端的连线上，髌底上 6 寸周围结筋病灶点为伏兔次；髂前上棘与髌底连线上，髌骨中线上 10 寸（或平臀下皱襞下 3 寸）之交点，胃经髀关穴与伏兔穴连线中点处周围结筋病灶点为关兔次。

3）操作方法：调衡刀法。

（4）足太阴经筋型

1）筋结点：维道次、府舍次、五枢次、髀关次、箕门穴、阴包次、膝关次、阴陵上、阴廉次、腰椎横突 1 ～ 5。

2）按语：缝匠肌起自髂前上棘，经髋关节前方，斜向内下方，绕过膝关节，止于胫骨粗隆的内侧部。缝匠肌起点髂前上棘周围结筋病灶点即五枢次，邻近有维道次、府舍次。缝匠肌中段，收肌管上口周围结筋病灶点即阴包次，下口周围结筋病灶点即箕门次。缝匠肌止点处周围结筋病灶点即阴陵上、膝关次。耻骨肌起自耻骨支、坐骨支前面，止于股骨耻骨肌线，其起止点周围结筋病灶点分别为阴廉次、髀枢下。腰大肌起自腰椎体侧面和横突，与髂肌向下会合，经腹股沟韧带深面，止于股骨小转子。腰大肌止点周围结筋病灶点即髀关次，腰大肌起点，即腰椎横突处也常有结筋病灶点。

3）操作方法：调衡刀法。

（5）足厥阴、足少阴经筋型

1）筋结点：阴廉次、地五里次、府舍次、维道次、五枢次、髀关次、箕门次、阴包次、血海次、阴谷次、承扶次、健胯次。

2）按语：股薄肌起自耻骨支、坐骨支前面，止于胫骨上端内侧面。股薄肌起点附近有阴廉次、地五里次。长收肌位于耻骨肌内侧，起自耻骨支、坐骨支前面，止于股骨粗线。大收肌起自耻骨支、坐骨支、坐骨结节，止于股骨粗线和内上髁收肌结节。大收肌起点处周围结筋病灶点有承扶次，长收肌周围结筋病灶点有箕门次、阴包次。

3）操作方法：调衡刀法。

3．辨气血失和，自由加减穴位

（1）气滞血瘀型

1）选穴：血海、膈俞、三阴交

2）选穴依据：血海为足太阴脾经穴，是血液聚敛归合之处，能调血气、理血室，引血归经。膈俞为足太阳膀胱经穴，是八会穴之血会，陈修园言："诸经之血，皆从膈膜上下，又心主血，肝藏血，心位于膈上，肝位于膈下，交通于膈膜，故血会于膈俞也"，膈俞调血，依赖于心肝两脏的协同完成。三阴交为足太阴脾经、足厥阴肝经、足少阴肾经的交会穴，与肝、脾、肾三脏相关的疾病均可取之。又脾为气血生化之源，主统血，肝藏血，肾藏精，精血同源，故三阴交为血之要穴，凡跟气血阻滞不通有关的病症亦可取三阴交以疏通气血。三穴相配，既补血统血，又生血养血，既行气活血，又祛瘀生新。

3）操作方法：调达针法。

（2）气虚血瘀型

1）选穴：足三里、血海、膈俞。

2）选穴依据：足三里是足阳明经合穴，阳明为多气多血之经，主润宗筋，取三里补后天之脾土，益气血生化之源，可使血行风灭，筋脉得养，宗筋复健，关节流利。血海位于足太阴脾经，是治疗血证要穴，具有活血化瘀、补血养血、引血归经功效。膈俞为足太阳膀胱经穴，是八会穴之血会，《针灸甲乙经》："虚则痹，膈俞、偏历主之。"

3）操作方法：调达针法。

（3）气血两虚型

1）选穴：气海、血海、足三里。

2）选穴依据：气海是宗气会聚发源之处，具有补气、调气之功，本穴位居下焦“丹田”部位，《铜人腧穴针灸图经》载气海主治“脏气虚惫，真气不足，一切气疾久不瘥”，说明本穴多主治与气虚有关的病证。血海位于足太阴脾经，是治疗血证要穴，具有活血化瘀、补血养血、引血归经功效。足三里是足阳明经合穴，阳明为多气多血之经，主润宗筋，取三里补后天之脾土，益气血生化之源，可治疗气血亏虚引起的各种虚证。

（二）手术疗法

1．保髋微创术　保髋微创术是用关节镜、股骨头髓芯减压等治疗髋关节疾病的微创关节外科技术，可对大部分早中期髋关节疾病进行有效干预，达到治愈疾病或延缓疾病进展的目的。适用于绝大多数髋关节疾病的诊断与治疗，是保髋手术治疗的首选方法，具有创伤小、恢复快、治疗效果满意等显著优势。手术通过 2 ～ 3 个 5mm 左右的皮肤切口，有效清除增生肥厚的炎性滑膜组织、关节内碎屑游离体，磨除增生或畸形骨质，同时缝合损伤的盂唇。

2．人工髋关节置换术　用生物相容性和机械性能良好的金属材料制成的类似人体骨关节的假体，利用手术方法将人工关节置换被疾病或损伤破坏的关节面，主要适用于保守治疗无效的严重髋关节疾病。髋关节置换的主要目的是缓解患者疼痛，增加髋关节活动。人工关节置换具有关节活动较好，可早期下地活动，减少老年患者长期卧床所致的并发症等优点。股骨头缺血性坏死，且股骨头已经塌陷变形，有关节破坏的 X 线征象，伴有中至重度持续性的关节疼痛和功能障碍，而且通过其他各种非手术治疗都不能得到缓解的疾病，属于人工关节置换术的指征。肥胖被认为是相对禁忌证，局部或全身活动性感染和其他有可能增加围手术期严重并发症的情况，是人工关节置换术的禁忌证。

（三）药物辅助治疗

股骨头坏死的病理机制为骨循环障碍。现有的治疗药物能够预防股骨头坏死，干预坏死进程，改善临床症状。

目前临床上治疗股骨头坏死的常用药物有以下几种：

①抗凝药物：前列腺素类似物能够通过抑制血小板聚集使缺血部位血流量增加，促进血运，如华法林能预防股骨头坏死的发生。②降脂药物：他汀

类药物通过降低血脂、改善血液流变学、抗骨质疏松、调节相关基因表达等作用机制，可有效干预股骨头坏死进程，如洛伐他汀、氟伐他汀、阿伐他汀等。③双膦酸盐类与促钙吸收剂：可促进骨形成，增加骨小梁密度，保护坏死的股骨头外形，延缓股骨头坏死塌陷，如唑来膦酸等。④联合用药：是现代药物治疗的总趋势，目前已出现了治疗缺血性股骨头坏死的各种联合用药方法，如依诺肝素加洛伐他汀联合用药等。

（四）南少林验方

1．**气滞血瘀型**　骨痹化瘀汤。

2．**气虚血瘀型**　髋痛煎。

3．**气血虚弱型**　养血化骨汤。

（五）南少林手法

1．**理筋手法**　早期取环跳、秩边、居髎、血海，中期取髀关、命门、足三里、内关，晚期取肝俞、肾俞、风市、足三里、阳陵泉等穴位施以点穴手法。

2．**关节活动法**　①直膝式髋关节活动法；②屈膝式髋关节活动法。

3．**促进骨生长法**　研磨生骨法。

（六）南少林功法

1．**髋部保健操**　①预备式；②左右转膝俯蹲伸腿；③雄关漫步；④胸前抱膝。

2．**髋部练功法**　①踏空导引；②独立甩腿；③三起三落；④展膝导引。

五、典型病例

病例一

患者王某，男，35岁，就诊日期：2017年6月23日。

1．**主诉**　左髋部疼痛2月余。

2．**现病史**　2个月前无明显诱因出现左髋部疼痛，活动后加重，休息后减轻。刻下：左髋部疼痛，纳可，寐欠安，二便调。

3．**查体** 左侧髋部皮温皮色正常，左侧腹股沟韧带中点稍下方压痛（+），左侧股骨大粗隆叩击痛（+），左侧 4 字试验（+），左侧髋关节活动受限，左：屈曲 90°—后伸 0°，外展 20°—内收 20°，外旋 45°—内旋 20°。唇紫，舌暗红、苔薄黄，脉弦数。

4．**辅助检查**（图 3-23） 髋关节 X 线片示：双侧股骨头轮廓正常，左侧股骨头内密度不均匀，可见囊性吸收区，左髋关节间隙略狭窄。

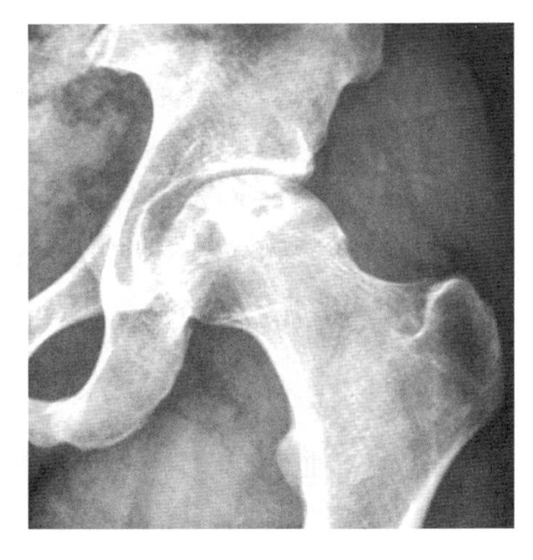

图 3-23 左髋关节正位片

5．**辨证分型，分期分度**

（1）中医诊断：痹证；证型：气滞血瘀型。

（2）西医诊断：左侧股骨头坏死。

（3）辨筋骨分型：骨主筋从型。

（4）辨经筋分型：足少阳经筋型。

（5）辨证分期分度：中期 / 中度。

6．**辨证选点选方，确定治疗方案**

（1）总体治疗原则：股骨头髓芯减压以恢复髋部力学平衡，功法康复训练，配合药物。

（2）针刀辨证选点

1）辨筋骨选点：髋关节前侧关节囊、髋内侧股内收肌止点处、髋外侧髂胫束表面处；后伸受限明显：松解股直肌、缝匠肌、臀中肌前部。

2）辨经筋选点：髋关节周围筋结点。

3）辨气血选点：血海、膈俞、三阴交。

7．**治疗方式**

（1）微创手术方式：左侧股骨头髓芯减压术（图 3-24）。

（2）术后针刀干预：使用调衡刀法松解髋关节前侧关节囊、髋内侧股内收肌止点处、髋外侧髂胫束表面处；松解股直肌、缝匠肌、臀中肌前束。调达针法刺激血海、膈俞、三阴交。

（3）南少林验方：本例患者辨证为气滞血瘀型，治以活血通络，行气

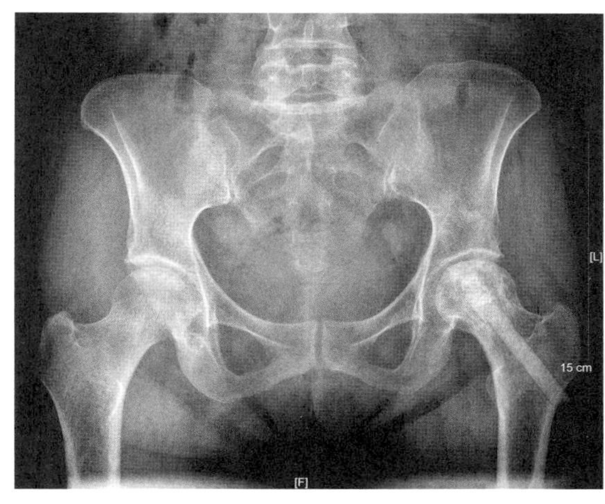

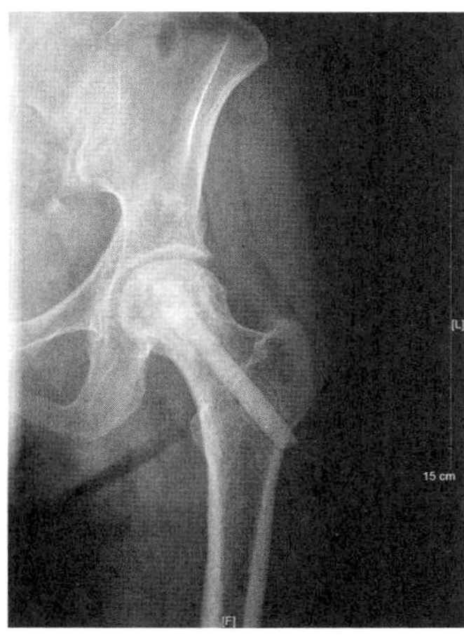

图 3-24　股骨头髓芯减压术 X 线片

止痛，选用骨痹化瘀汤。土鳖虫 12g，煅自然铜 9g，骨碎补 12g，全蝎 6g，三七 9g，丹参 12g，当归 9g，牛膝 12g，红花 6g，黄芪 30g，白芍 12g，鸡血藤 12g。7 剂，水煎服，日一剂，早晚分服。

（4）南少林手法：直膝式髋关节活动法。

（5）南少林功法：踏空导引。

8．**随访**　半年后随访，患者诉左髋部疼痛明显缓解。

病例二

患者曾某，女，51 岁，就诊日期：2018 年 9 月 5 日。

1．**主诉**　双髋部反复疼痛 1 年余。

2．**现病史**　患者双髋部反复疼痛，呈间歇性发作、进行性加重，劳累及受凉后疼痛易发作及加重，服用消炎止痛药可稍缓解。近期患者无明显诱因下再发双髋关节疼痛，左侧为甚，感夜间疼痛明显，髋关节活动受限，轻度跛行，否认外伤史。

3．**查体**　双髋关节局部深部压痛，关节活动内旋 25° 及外展 15° 活动受限。双侧 4 字试验阳性。无发热，胃纳及夜寐尚可，大便可，小便频数，舌质淡、苔薄白，脉沉细。

4．**辅助检查**　髋关节 MRI 示：双侧股骨头缺血性坏死塌陷。

5．**辨证分型，分期分度**

（1）中医诊断：痹证；证型：气血两虚型。

（2）西医诊断：双侧股骨头坏死。

（3）辨筋骨分型：筋骨并重型。

（4）辨经筋分型：足厥阴、足少阴经筋型。

（5）辨证分期分度：后期 / 重度。

6．辨证选点选方，确定治疗方案 总体治疗原则：髋关节置换恢复髋部力学平衡，功法康复训练，配合药物。

7．治疗方式

（1）手术疗法：双髋关节置换术。

（2）南少林手法：直膝式髋关节活动法。

（3）南少林验方：本例患者辨证为气滞血瘀型，治以活血通络，行气止痛，选用养血化骨汤。黄芪 60g，白术 12g，白芍 12g，当归 12g，川芎 12g，熟地黄 12g，枸杞 12g，血竭 6g，地龙 9g，莪术 9g，川续断 12g，补骨脂 12g，鹿角胶 10g，伸筋草 12g，牛膝 12g。7 剂，水煎服，日一剂，早晚分服。

（4）南少林功法：踏空导引。

8．随访 1 年后随访，患者诉双髋部无疼痛，活动自如。

第六节 膝骨关节炎

一、概述

膝骨关节炎是中老年人常见的一种慢性骨关节病，主要病理特点为关节软骨退变、破坏、软骨下骨硬化、关节边缘软骨下骨增生，进而引起滑膜炎症、半月板损伤、游离体形成及关节外组织炎症等一系列病变，临床症状以膝关节疼痛、肿胀、变形及活动受限为主。

我国膝骨关节炎患病率为 8.1%，女性高于男性，且呈现明显地域差异，患者生活质量明显低于普通人群。本病患者 X 线普查发现，55 岁以上发病率高达 88%，且该病最终致残率为 53%。高龄、绝经后女性、肥胖、直系亲属中有骨性关节炎患者、有外伤或骨质疏松病史、骨关节炎病史、工作需要屈膝或常负重是膝骨关节炎发生的危险因素。

西医治疗骨关节病，早期多用非甾体抗炎药或关节腔注射软骨保护剂，中晚期则行关节腔清理术或关节置换术；但亦存在着不足，如长期服用非甾体抗炎药副作用较大，且停药后骨关节病的症状易复发，手术创伤大且治疗费用比较昂贵等。中医药治疗骨关节病已形成以药物为主，手法、针刀、功能锻炼等多种方法相结合的综合治疗体系，具有方法多样、疗效可靠、价格低廉、不良反应少等优势。

针刀 + 诊疗模式继承南少林骨伤流派学术思想，提倡膝骨关节炎分型、分期、分度的辨证施治思维，应用南少林验方，调理脏腑、经络和气血；应用南少林手法，改善膝关节移位，缓解肌肉痉挛；运用南少林功法纠正异常姿势，调理和维持身体平衡状态；指导针刀选点治疗和运用，体现筋骨并重、内外兼治、中西医结合的特色。

二、病因病机

（一）筋伤骨损，筋骨失衡

《类经》曰：“筋有刚柔，刚者所以束骨，柔者所以相维……但手足十二经之筋，又各有不同者，如手足三阳行于外，其筋多刚；手足三阴行于内，其筋多柔。”指出手足部位外侧之筋多刚，内侧之筋多柔，从而形成内柔外刚、阴阳结合的特点，两者协调统一以束骨而利机关。《素问·脉要精微论》曰：“膝者筋之府，屈伸不能，行则偻俯，筋将惫矣。”提示筋骨失衡的病理状态中，筋的病变是首要因素，其重要性不可忽视。膝骨关节炎的演变是一个由浅入深、由局部至整体的渐进性病理过程，多种因素引起膝关节筋的病变，出现筋不束骨等病理变化，膝关节的结构与功能退变，膝关节内外侧应力失衡，导致膝骨关节炎的发生。

（二）外邪袭筋，气血失和

外感风、寒、湿等邪结于膝部经筋，阻滞气血运行，气血失和，不通或不荣则痛。或年老肝肾亏虚、气血不足，以致筋骨失养而发此病。

三、辨证施治

（一）辨证分型，对证治疗

1．辨筋骨失衡类型，治以调衡筋骨

（1）筋主骨从型

1）临床表现：膝关节疼痛较轻，屈伸不利，轻微活动后缓解，膝部轻度肿胀，膝关节周围软组织粘连、挛缩，肌力下降，X线可见骨质疏松，软骨下骨骨质硬化，膝关节无明显畸形。

2）辨证要点：病程较短，疼痛以膝周为主，膝关节周围软组织、肌肉粘连，无明显畸形。

3）治法治则：重在理筋。

（2）筋骨并重型

1）临床表现：膝关节反复疼痛，日常活动因疼痛而受限，可见复发性膝关节肿胀，出现软骨退变、软骨下骨囊变等病理改变，X线可见明显的关节间隙狭窄、膝关节骨性畸形。

2）辨证要点：疼痛不仅局限于膝关节周围，伴有膝关节外形改变。

3）治法治则：治筋兼治骨。

（3）骨病筋从型

1）临床表现：膝关节疼痛严重，日常活动严重受限，膝关节可出现严重的内翻、外翻畸形，或屈曲挛缩畸形，X线检查可见严重的关节间隙狭窄，大量骨赘形成，有明显的软骨下骨硬化。

2）辨证要点：痛势较剧，病程较长，活动严重受限，膝关节有明显的骨性畸形。

3）治法治则：治骨兼理筋，重在治骨。

2．辨经筋分布，循经论治

（1）足太阳经筋型

1）原文：足太阳经筋“起于足小指，上结于踝，邪上结于膝，其下循足外踝，结于踵，上循跟，结于腘。其别者，结于腨外，上腘中内廉，与腘中并上结于臀”。

2）临床表现：急性损伤者，损伤部位出现肿胀、瘀血、疼痛。屈膝阻抗试验阳性。蹲下或站起时，大腿、腘窝及小腿痛。足尖着地行走时疼痛加

重。慢性劳损者多表现为腘窝部钝痛，臀股亦有轻重不等的疼痛，提踵时疼痛加剧。上下楼梯、爬山、旋膝动作时膝腘疼痛，膝部发软，无力负重。腘绳肌损伤还可在坐骨结节处出现胀痛，坐位挤压时加重，还常有腓骨小头压痛，胫腓关节有松动感或疼痛。小腿三头肌劳损，更多地表现在腓肠肌内外侧起点及其滑液囊压痛，小腿腘窝区压痛，当小腿三头肌肌纤维损伤时，还会出现条索和痛性挛块。

3）辨证要点：膝关节疼痛部位主要分布于小腿后侧及腘窝，膝关节屈伸活动受限，足太阳经筋循行区域可触及结筋病灶点。

（2）足少阳经筋型

1）原文：足少阳经筋“起于小指次指，上结外踝，上循胫外廉，结于膝外廉；其支者，别起外辅骨，上走髀，前者结于伏兔之上，后者结于尻”。

2）临床表现：急性打击伤、撞伤在局部出现青肿疼痛。暴力性膝内翻，可使膝外侧出现撕裂样疼痛。严重撕裂伤可伴关节囊损伤，致关节内瘀血肿胀。腓总神经牵拉伤时，可伴小腿足背麻木疼痛，伸足无力，足下垂等，膝内翻试验阳性。

慢性劳损者主要表现为膝外侧酸痛，劳累时加重，在跑步、上下台阶，或屈膝到某一角度时，突发刺痛或剧痛。每因疼痛而出现腿软感、脱膝感。可在腓骨小头、股骨外侧髁及膝关节间隙等处触及痛性硬结。膝外侧疼痛可向腘部扩延，因膝外侧损伤的同时，可牵拉与外侧副韧带相关联的腘肌，并使之损伤，故在其肌腹及滑液囊处出现疼痛。膝外侧疼痛亦可向髌前放散，合并髌下脂肪垫同时损伤。

3）辨证要点：膝关节疼痛部位主要分布于小腿外侧及膝股外侧，足少阳经筋循行区域可触及结筋病灶点。

（3）足阳明经筋型

1）原文：足阳明经筋“起于中三指，结于跗上，邪外上加于辅骨，上结于膝外廉，直上结于髀枢。上循胁属脊；其直者，上循骭，结于膝；其支者，结于外辅骨，合少阳；其直者，上循伏兔，上结于髀，聚于阴器，上腹而布”。

2）临床表现：急性损伤可导致局部青肿、瘀血和疼痛。膝髋后伸时，疼痛加剧。屈膝姿势下突然负重，从高处掉落、屈膝状态下足支撑落地，用力踢球时被对方蹬踏对脚等，都会使膝周肌肉附着区、腱下滑液囊、脂肪垫、腱膜等受到急性牵拉伤，出现上述组织分布区撕裂样剧痛，常伴皮下瘀血青肿、膝功能障碍。跌倒或跪姿突然负重，可引起髌前皮下囊急性渗出或出血，引起髌前肿胀、疼痛。

慢性劳损多表现为膝关节酸楚、困胀，逐渐出现疼痛，尤其是上下楼、下蹲站起、负重行走、用力踢球时会出现膝部锐痛。患者常感觉膝发软，屈伸无力，走路容易疲劳，当肩挑、背扛重物，特别是膝过伸、过屈或脚尖着地支撑时，疼痛加重。有时因疼痛剧烈而出现膝发软或脱膝感，因此患者不敢屈膝。

3）辨证要点：膝关节疼痛部位主要分布于膝、踝、大腿前侧，伸膝、伸踝功能受限，足阳明经筋循行区域可触及结筋病灶点。

（4）足三阴经筋型

1）原文：足太阴经筋“起于大指之端内侧，上结于内踝。其直者，络于膝内辅骨，上循阴股，结于髀，聚于阴器……其内者，着于脊”。足少阴经筋“起于小指之下，并足太阴之筋，邪走内踝之下，结于踵，与太阳之筋合，而上结于内辅之下，并太阴之筋，而上循阴股……”足厥阴经筋“起于大指之上，上结于内踝之前，上循胫，上结内辅之下，上循阴股，结于阴器，络诸筋”。

2）临床表现：膝部内侧被打击、撞伤，或在下蹲过程中负重、扭转时，当即出现膝内侧剧烈疼痛，走路困难，主动或被动屈膝均受限。休息片刻后，虽可坚持行走，但其后疼痛又逐渐加重，夜间常疼痛剧烈，膝不能伸直而呈半屈状保护体位。触诊常可触及痛性凹陷或条索，小腿外翻试验阳性，重力试验亦阳性。膝内侧皮下可见瘀血斑及肿胀。

慢性劳损者表现为膝内酸胀不适，屈膝下蹲或由蹲起立时疼痛，常在某一角度时突然加重，致使膝无力支撑而被迫用手支撑替代。酸胀痛可向髌下或腘窝部放散。严重时向大腿根部或向小腿、内踝部扩延，甚至出现小腿、足踝麻窜疼痛，踝背伸无力或下垂。

3）辨证要点：疼痛部位主要分布于膝股内侧面，伸膝、旋转膝股功能受限，足三阴经筋循行区域可触及结筋病灶点。

3．辨气血失和类型，治以调和气血

（1）气滞血瘀型

1）临床表现：膝关节疼痛，痛有定处，多表现为刺痛、胀痛、酸痛，筋脉牵扯，屈伸不利，晨起酸困僵痛，日轻夜重，活动劳累后、气候变化时加重，舌质暗或有瘀斑，苔白或薄黄，脉弦或细涩。

2）辨证要点：膝部疼痛固定，舌质暗或有瘀斑，苔白或薄黄，脉弦或细涩。

3）治法治则：活血化瘀，行气止痛。

（2）营卫失和型

1）临床表现：膝部疼痛，畏风恶寒，或膝部有沉重感，膝关节活动不利，复感风寒之邪疼痛加剧，得温痛减。舌质淡，苔薄白或腻，脉弦滑或弦紧。

2）辨证要点：膝关节疼痛，畏风恶寒，舌质淡，苔薄白或腻，脉弦滑或弦紧。

3）治法治则：祛风解凝，温经通络。

（3）气虚血瘀型

1）临床表现：膝部酸痛日久，肌肉萎缩，关节活动受限，受累后疼痛加重，伴头晕目眩，气短懒言，四肢乏力，舌淡、苔白，或舌紫暗，有瘀点、瘀斑，脉沉细或细涩等。

2）辨证要点：病程较久，患者年事较高，膝关节疼痛较重，肌肉萎缩，舌淡、苔白，或舌紫暗，有瘀点、瘀斑，脉沉细或细涩等。

3）治法治则：益气化瘀，活血通络。

（二）辨证分期，顺势治疗

1．疾病演变规律认识

（1）筋骨失衡：筋骨系统是维持膝关节生物力学平衡的关键，筋在外，为肝所主，是膝关节的稳定体系；骨在内，为肾所主，是膝关节的支撑体系。膝关节周围的肌肉、筋膜构成动力平衡系统，膝关节的骨、软骨、韧带、半月板等构成静力平衡系统，关节正常运动依靠动静力平衡系统的稳定，一旦力学失衡则会发生本病。膝骨关节炎早期筋先病变，动力平衡系统受到破坏，随着疾病发展，至中晚期，除筋伤外，骨的病变进一步加重，静力平衡系统亦被破坏，同时筋骨之间相互影响，骨病发生后，又会进一步影响筋的状态，产生恶性循环，最终导致筋骨同病，出现“筋出槽，骨错缝”，即筋的损伤导致骨关节处于交锁或错位，骨关节错位也会导致筋的正常生理位置发生变化。

（2）经筋病变：足阳明经筋、足太阳经筋、足少阳经筋和足三阴经筋分别循行于膝关节的前、后、外及内侧。髌骨下方髌韧带处、髌下脂肪垫处、髌骨外侧支持带处是足阳明经筋的循行部位；膝关节外侧副韧带、髂胫束止点是足少阳经筋的循行部位；腓肠肌内侧头和外侧头起点处则为足太阳经筋的循行部位；膝关节内侧间隙处、鹅足滑囊处为足三阴经筋的循行位置。经筋病变会导致膝关节周围肌力失衡、关节失稳，继而出现骨质增生、关节间隙狭窄，在经筋附着处出现压痛，即结筋病灶点。膝骨关节炎早期多以单经筋病变为主，随着病情发展，加之长期、反复劳损，中晚期可见多条经筋病变，出现膝关节疼痛和功能障碍。

（3）气血失和：早期风寒湿热等外邪侵袭，痹阻经络关节，气血流通不畅，瘀血内停，关节、肌肉失于濡养，不荣则痛，不通则痛，该阶段以气滞血瘀为主。中期邪气停留病变部位日久，病久亦耗伤气血，气血不足，风寒湿邪淫于外，与体内虚惫之气相合，两因相得，经络关节为邪所扰，加之气血失和，病情渐重，因此中期以气血亏虚为主，治宜补气养血。疾病晚期，患者由于病程长，病情迁延不愈，导致脏腑功能失调，产生痰浊与瘀血等病理产物，痰瘀痹阻于经络关节，气血流通不畅。痰瘀为有形之物，留于经络关节则肿痛变形，屈伸不利；留于肌肤则皮肤失于弹性，肢体顽麻不仁，瘀血与痰浊互结进一步加重病情。治宜化痰祛瘀，活血通络，补益肝肾，通补并用，使肝肾强健、经络通畅，风寒湿热邪俱除，痹痛得以缓解。

2．三期（度）顺势治疗

（1）早期（轻度）：膝关节周围有多处压痛，多发在肌腱、韧带的附着点和滑液囊部位，膝关节疼痛多在活动时发生，关节活动有摩擦感或响声，但可忍受，生活正常，休息后缓解。超声下可见：髌上囊、外侧凹陷，髌下浅、深囊少量积液，内径多数稍大于 2mm，滑囊内壁毛糙，滑膜轻度增厚，膝关节软骨回声稍增高。X 线：有可疑骨赘，未见明显间隙变窄。

早期多以保守治疗为主，采用针刀对病灶点进行松解，同时搭配手法治疗、功能康复练习、药物治疗，可有效缓解症状，改善患者生活质量。经过规范治疗后，绝大多数患者均可治愈。

（2）中期（中度）：膝关节疼痛多在活动时发生，休息时也可发生，无法忍受，晨起时膝关节僵硬和胶着感，活动不灵，当活动一段时间（如 15

分钟，但＜30分钟）后便可恢复正常。胶着感则时间较长，经过一段时间活动后也可有所缓解。膝关节轻度肿大，关节活动稍受限。超声下可见：髌上囊、外侧凹陷，髌下浅、深囊有较多积液，内径多数在8mm左右，滑囊内壁明显毛糙，滑膜中度增厚，膝关节软骨回声明显增高，局部呈稍高絮状高回声团，类毛玻璃样改变。软骨变薄以股骨内侧髁、股骨正中沟明显。X线：明确骨赘和/或关节间隙轻度狭窄。

中期的治疗方式主要以微创疗法为主，如关节镜清理术。虽然不能改变骨关节炎的病理过程，但在一定程度上能够缓解疼痛和恢复关节功能。同时辅以针刀松解局部肌肉的挛缩、粘连，搭配功法康复练习、药物治疗，可有效缓解症状，改善患者生活质量。

（3）晚期（重度）：膝关节休息痛为其特征，活动时剧烈疼痛，无法忍受，关节屈曲、明显肿大，挛缩关节出现明显畸形、半脱位，关节内游离体和关节交锁，关节屈伸障碍，甚至造成膝关节活动受限，生活严重受扰。超声下可见：髌上囊、外侧凹陷，髌下浅、深囊有较多积液，内径最大可达15.6mm，滑囊内壁明显毛糙，滑膜高度增厚，软骨明显变薄，内回声不均，部分凹凸不平，甚至局部软骨回声消失。X线：重度骨赘、关节间隙明显狭窄和/或关节面硬化。

晚期患者多以开放手术为主，膝关节置换术是解除疼痛、矫正畸形、改善功能的最佳治疗方法。术后辅以针刀疗法对局部挛缩、粘连的肌肉进行松解，搭配功法康复训练、药物治疗，能够有效缓解症状。

四、针刀+治疗技术

（一）针刀技术

1．辨筋骨失衡，确定主要治疗选点

1）主要选点：五指选点法。掌心正对髌骨中心，五指尽力张开，手指呈半屈曲位，中指正对髌韧带中点，食指和无名指分别对应内、外膝眼，拇指正对胫侧副韧带起点及股内侧肌下段，小指正对髂胫束行经线上，掌根对准髌上囊。食指下4cm处向内3cm即为鹅足囊止点。分别用记号笔在上述7点定位。

2）选点依据：关节囊纤维化、脱水和挛缩通常发生于膝关节退化之前，

关节囊被动屈曲时关节活动角度缩小，关节囊内层会产生滑液用来营养和润滑膝关节，所以通过针刀松解髌上囊，以疏通髌上囊与关节囊的粘连点，使关节囊恢复正常的长度。

髌韧带又称髌腱，是股直肌向下的延续，止于胫骨粗隆，通常骨性关节炎患者的股直肌往往发生短缩和紧张，且髌腱常在髌骨及胫骨粗隆附着处和髌骨下脂肪垫产生粘连，故可通过针刀松解髌韧带中点，恢复髌韧带的应力平衡，消除膝关节腔内过高的压力。

胫侧副韧带和腓侧副韧带具有维持膝关节横向稳定和调节关节活动的功能，其长度和紧张度随膝关节位置的不同而改变，而骨性关节炎患者通常膝关节呈屈曲状态，往往侧副韧带就会变得致密及纤维化，发生粘连。这时可通过针刀来松解内、外侧副韧带起止点的粘连和瘢痕。

鹅足由缝匠肌、股薄肌、半腱肌的肌腱组成，它们形似三脚架一样稳定膝关节，在其深面有鹅足囊。膝关节平均 10° 的外翻角，而鹅足的作用就是维持外翻角处于正常位置。针刀松解膝关节前侧、外侧及内侧，可破坏病理构架，通过人体自身调节，来减张止痛，消除粘连和瘢痕，改善局部微循环，调整毛细血管通透性，使血液通畅，改善组织缺血、缺氧状态，促进局部炎性物质吸收，减轻或消除膝关节无菌性炎性反应和水肿，消除膝关节腔内过高的压力，缓解肌肉痉挛，增加和改善肌腱、韧带的收缩性，恢复膝关节的功能活动度，最终恢复膝关节的生物力学平衡。

3）针刀操作：调衡刀法。

2．辨经筋分布，循经筋选点

（1）足太阳经筋型

1）筋结点：委阳次、委中次、阴谷次、合阳次。

2）按语：腓肠肌分别起自股骨内、外上髁后面。比目鱼肌起自腓骨上端、胫骨腘线、胫骨体后面内侧中 1/3 等处。半膜肌起自坐骨结节，止于胫骨内侧髁的后面。腓肠肌的起点即为阴谷次与委阳次，比目鱼肌的起点即合阳次，半膜肌的止点即合阳外。腘筋膜遮盖腘窝表面，其下穿行腘动静脉和胫神经，可在屈膝过程中产生结筋病灶点，即委中次。腘窝下缘有结筋病灶点合阳次，应根据病灶深浅，决定治疗的层次和范围。

3）针刀操作要点：确定结筋病灶点，触摸其深度，做好标记。常规消毒后，在结筋点处注入 0.5ml 局麻药做浸润。浸润后腘膝痛可立即减轻或消失，以此可鉴别或验证结筋病灶定位的准确程度。沿局麻针头方向和深度，用针刀缓慢刺入，使结筋病灶松解。出针后需压迫 1 分钟，以防针孔出血。

（2）足少阳经筋型

1）筋结点：成骨次、成腓间、腓骨小头、阳陵泉次、陵下次、五枢次。

2）按语：腓骨长肌起点——腓骨头及其前下方的阔筋膜张肌止点，可出现结筋病灶点，即阳陵泉次。腓骨长肌在腓骨颈处有一裂隙，其中有腓总神经通过，是常见的结筋病灶点，即陵下次。腓侧副韧带起自股骨外上髁，向下止于腓骨头的索状纤维束，可出现结筋病灶点，即成骨次、成腓间、腓骨小头。

（3）足阳明经筋型

1）筋结点：鹤顶次、足三里次、胫骨结节、髌外下、髌内下、髌下。

2）按语：胫骨前肌起自胫骨外侧面，止于内侧楔骨内侧面和第一跖骨底。髌韧带起自髌骨下缘，止于胫骨粗隆。胫骨前肌的起点即足三里次。髌韧带的止点即胫骨结节。髌下脂肪垫因膝关节大幅度活动，长期牵拉而受到损伤，形成结筋病灶点，即髌下、髌内下。足阳明经筋在大腿前直行者，涉及股直肌、股中间肌、股外侧肌、髂腰肌、耻骨肌等，其起止点处多有结筋病灶点，即鹤顶次、髌外下等。

（4）足三阴经筋型

1）筋结点：髎髎次、髎膝间、膝关次、阴陵上、阴廉次、外合阳。

2）按语：膝内侧副韧带是膝内侧稳定的主要结构，起自股骨内上髁，止于胫骨内侧髁，起止点均为结筋病灶点好发之处，即髎髎次、膝关次。膝内侧半月板也会牵连内侧副韧带而出现结筋病灶点，即髎膝间。大腿内后侧肌群中，缝匠肌、股薄肌、半腱肌、半膜肌在膝后内侧形成肌腱，进入各自滑车中，绕膝而向前下移行，抵止于胫骨粗隆处，称为大鹅掌。其与侧副韧带结筋点常重叠出现，即髎髎次、髎膝间、膝关次、阴陵上。半膜肌起自坐骨结节，包容半腱肌并抵止于胫骨内髁。半膜肌在膝部分三支，称为小鹅掌。其在半膜肌固有滑液囊处亦常出现结筋病灶点，即外合阳。

3．辨气血失和，自由加减穴位

（1）气滞血瘀型

1）选穴：血海、膈俞、三阴交。

2）选穴依据：血海为足太阴脾经穴，是血液聚敛归合之处，能调血气、理血室，引血归经。膈俞为足太阳膀胱经穴，是八会穴之血会，陈修园言：“诸经之血，皆从膈膜上下，又心主血，肝藏血，心位于膈上，肝位于膈下，交通于膈膜，故血会于膈俞也”，膈俞调血，依赖于心肝两脏的协同完成。三阴交为足太阴脾经、足厥阴肝经、足少阴肾经的交会穴，与肝、脾、肾三脏相关的疾病均可取之。又脾为气血生化之源，主统血，肝藏血，肾藏精，精血同源，故三阴交为血之要穴，凡跟气血阻滞不通有关的病症亦可取三阴交以疏通气血。三穴相配，既补血统血，又生血养血，既行气活血，又祛瘀生新。

3）针刀操作要点：调达针法。

（2）营卫失和型

1）选穴：足三里、阳陵泉、肾俞。

2）选穴依据：足三里穴是足阳明胃经脉气所发，《灵枢·四时气》：“著痹不去，久寒不已，卒取其三里。”寒邪侵袭于膝当取足阳明。阳陵泉是足少阳胆经脉气所发，《针灸大成》曰：“主膝伸不得屈……膝股内外廉不仁……脚冷无血色……”此筋中风寒湿三邪侵袭也，取此阳陵泉穴。肾俞穴补肾通阳、培补元气。三者起到益火之源、振奋阳气，以祛寒邪的治疗作用。

3）针刀操作要点：调达针法。

（3）气血两虚或气虚血瘀型

1）选穴：膈俞、血海、足三里。

2）选穴依据：膈俞为足太阳膀胱经穴，是八会穴之血会，《针灸甲乙经》：“虚则痹，膈俞、偏历主之。”血海位于足太阴脾经，是治疗血证要穴，具有活血化瘀、补血养血、引血归经功效。足三里是足阳明经合穴，阳明为多气多血之经，主润宗筋，取三里补后天之脾土，益气血生化之源，可治疗气血亏虚引起的各种虚证。

3）针刀操作要点：调达针法。

（二）手术技术

1．关节镜清理术 该术主要通过清除关节内的炎症因子及机械性刺激物，达到缓解疼痛的目的。关节镜清理术短期内止痛疗效比较显著，尤其是伴有交锁或关节游离体的患者，同时对关节的创伤小、能早期恢复关节功能。但关节镜清理术只是单纯清除关节内刺激物，并不能矫正膝关节力线及修复软骨，故适合于早期膝骨关节炎伴随半月板破裂的情况。

2．全膝置换术 全膝置换术（TKA）是采用聚乙烯、金属等假体代替病变关节面以重建患者关节活动度的一种手术术式，可有效矫正患者内外翻畸形，缓解疼痛程度，改善膝关节功能；且假体的置入可增强膝关节稳定性，有助于患者术后及早进行功能锻炼，进而促进膝关节功能恢复；同时所用假体依据患者病情变化及术中情况而定，患者对假体适应度高，可避免因假体不匹配造成二次创伤，进而减轻患者疼痛程度；同时该术式中截骨量少，可保留患者足量骨组织，有助于远期翻修。总之，TKA可减轻膝骨关节炎患者关节疼痛程度，促进膝关节功能恢复，改善患者日常生活能力。

（三）药物辅助治疗

骨性关节炎为慢性退行性疾病，药物治疗能够起到缓解疼痛，延缓疾病进展，提高患者生活质量的作用。要根据患者的病情进行梯度化、个性化治疗。

目前临床上常用的药物有：①口服药物，如非甾体抗炎药（塞来昔布、艾瑞昔布等）、缓解关节疼痛肿胀的药物（氨基葡萄糖、双醋瑞因等）；②关节腔注射药物：如糖皮质激素、玻璃酸钠等，能够有效改善关节功能、修复软骨；③局部外用药物：各种消炎止痛的贴剂、膏剂，如氟比洛芬凝胶贴膏，能够有效缓解轻、中度疼痛且不良反应轻微。

（四）南少林验方

1．营卫不和型 骨刺汤。
2．气滞血瘀型 骨增汤。
3．气虚血瘀型 骨密汤。

（五）南少林手法

1．理筋手法 点穴。
2．牵伸类手法 牵抖。

（六）南少林功法

①踏空导引；②弹膝导引；③伸膝导引。

五、典型病例

病例一

患者王某，女，56 岁，就诊日期：2017 年 1 月 11 日。

1．**主诉** 反复右膝肿痛，活动受限 3 个月，加重 1 个月。

2．**现病史** 患者 3 个月前爬山时出现膝关节周围疼痛，并不向他处放射，上下楼梯及下蹲时加重并有摩擦感和响声，右膝关节肿胀，外翻畸形，右膝局部皮色、皮温正常，遂就诊于我院。刻下见：右膝疼痛，屈伸不利，夜寐尚佳，二便调。

3．**查体** 双膝皮色、肤温正常，大腿未见明显萎缩，右膝前广泛压痛，以关节内外侧间隙及鹅足囊压痛尤甚。双膝关节活动未见明显异常，伸直 0°，屈曲 90°，过伸、过屈试验阴性，内外翻试验阴性，浮髌试验阳性，磨髌试验阳性，麦氏试验阴性，抽屉试验阴性，研磨试验阴性，双下肢肌力、肌张力及皮肤感觉未见明显异常。双下肢末梢血运良好，双足背动脉可扪及，未见血管曲张。双侧膝腱反射、跟腱反射对称存在，病理征未引出。

4．**辅助检查** 膝关节正侧位片：右膝骨关节炎。

5．**辨证分型，分期分度**

（1）中医诊断：膝痹；证型：营卫失和型。

（2）西医诊断：右膝骨关节炎。

（3）辨筋骨分型：筋主骨从。

（4）辨经筋分型：足阳明经筋型。

（5）辨气血分型：营卫失和型。

（6）辨分期分度：早期（轻度）。

6．**辨证选点选方，确定治疗方案**

（1）总体治疗原则：针刀为主，药物为辅，配合功法锻炼。

（2）针刀疗法

1）辨筋骨选点：髌韧带点、内膝眼、外膝眼、髌上囊、鹅足囊止点。

2）辨气血选点：足三里、阳陵泉、肾俞穴。

3）辨经筋选点：鹤顶次、足三里次、胫骨结节、髌外下、髌内下、髌下。

7．**治疗方式**

（1）针刀治疗。

（2）南少林验方：本例患者辨证为营卫失和型，治以调和营卫，活血通络，选用骨刺汤。鹿衔草 9g，淫羊藿 6g，肉苁蓉 9g，骨碎补 9g，鸡血藤 9g，穿山甲 9g，白花蛇舌草 9g，南五加 6g。7 剂，水煎服，日一剂，早晚分服。

（3）南少林手法：点穴、牵引。

（4）南少林功法：踏空导引。

8．**随访**　患者膝痛明显缓解。

病例二

患者林某，男，51 岁，就诊日期：2020 年 1 月 13 日。

1．**主诉**　反复右膝关节疼痛 10 年，加重半年。

2．**现病史**　患者 10 年前无明显诱因出现右膝关节持续性疼痛，疼痛并不向他处放射，上下楼梯及下蹲时加重，无关节肿胀发热，关节屈伸不利，活动受限，伴关节弹响声。刻下：右膝疼痛，屈伸不利，夜寐尚佳，二便调。

3．**查体**　右膝皮色、肤温正常，大腿未见明显萎缩，右膝关节内侧关节间隙及鹅足滑囊压痛，右膝关节活动未见明显异常，伸直 0°，屈曲 135°，过伸、过屈试验阴性，内外翻试验阴性，浮髌试验阴性，磨髌试验阴性，麦氏试验阴性，抽屉试验阴性，研磨试验阴性，双下肢肌力、肌张力及皮肤感觉未见明显异常。双下肢末梢血运良好，双足背动脉可扪及，未见血管曲张。双侧膝腱反射、跟腱反射对称存在，病理征未引出。

4．**辅助检查**（图 3-25）　膝关节正侧位片：右膝骨关节炎。

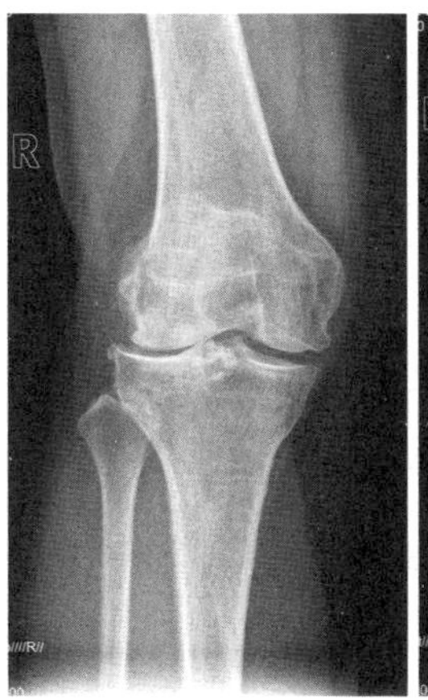

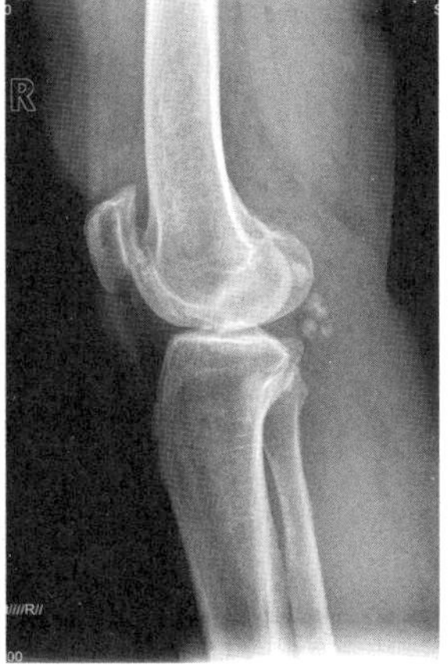

图 3-25　膝关节正侧位片

5．**辨证分型，分期分度**

（1）中医诊断：膝痹；证型：气滞血瘀型。

（2）西医诊断：右膝骨关节炎。

（3）辨筋骨分型：筋骨并重型。

（4）辨经筋分型：足阳明经筋型、足三阴经筋型。

（5）辨气血分型：气滞血瘀型。

（6）辨分期分度：中期（中度）。

6．辨证选点选方，确定治疗方案

（1）总体治疗原则：关节镜清理关节内，术后针刀松解关节外软组织，药物为辅，配合功法锻炼。

（2）针刀疗法

1）辨筋骨选点：髌韧带中点、内膝眼、外膝眼、髌上囊、鹅足囊止点。

2）辨气血选点：膈俞、血海；

3）辨经筋选点：鹤顶次、足三里次、胫骨结节、髌外下、髌内下、髌下、髎髎次、髎膝间、膝关次、阴陵上、外合阳。

7．治疗方式

（1）膝关节镜清理术。

（2）针刀治疗。

（3）南少林验方：本例患者辨证为气滞血瘀型，治以行气止痛，活血通络，选用骨增汤。威灵仙 9g，透骨草 9g，血竭 9g，川芎 9g，三棱 6g，乳香 6g，没药 6g，秦艽 9g，独活 9g，羌活 9g，牛膝 9g，白术 9g，白芍 9g，防风 9g，防己 6g。7 剂，水煎服，日一剂，早晚分服。

（4）南少林手法：点穴。

（5）南少林功法：踏空导引、弹膝导引、伸膝导引。

8．随访 患者膝痛明显缓解。

病例三

患者林某，男，67 岁，就诊日期：2013 年 1 月 26 日。

1．主诉 反复右膝关节疼痛 2 年余，加重伴活动受限 10 天余。

2．现病史 患者 2 年前劳作后出现右膝关节痛，疼痛不向他处放射，无夜间痛，无关节红肿、发热，行走时偶有关节交锁及弹响声，上下楼梯及下蹲时疼痛加重，与天气变化明显相关。10 余天前劳作后出现右膝关节疼痛加重伴随活动受限，右膝痛甚，右膝关节轻度肿胀变形，行走时疼痛加剧，上下楼梯时尤甚，无夜间痛甚，无伴发热，无潮热、盗汗等。刻下：右膝关节疼痛，纳欠佳，寐可，二便调。

3．查体 右膝皮色、肤温正常，右膝关节内侧关节间隙及鹅足滑囊压痛，右膝关节活动受限，过伸、过屈试验阴性，内外翻试验阴性，浮髌试验阴性，磨髌试验阳性，麦氏试验阳性，抽屉试验阴性，研磨试验阳性，双下肢肌力、肌张力及皮肤感觉未见明显异常。双下肢末梢血运良好，双足背动脉可扪及。膝、跟腱对称存在，病理征未引出。

4．辅助检查（图 3-26）

膝关节正侧位片：右膝骨关节炎。

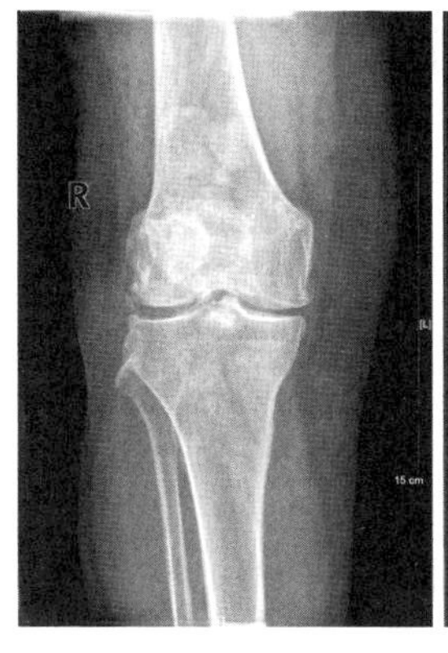

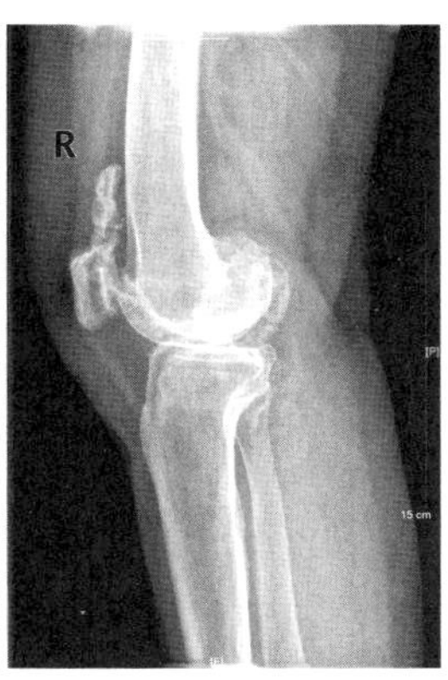

图 3-26　膝关节正侧位片

5．辨证分型，分期分度

（1）中医诊断：膝痹；证型：气虚血瘀型。

（2）西医诊断：右膝骨关节炎。

（3）辨筋骨分型：骨病筋从型。

（4）辨气血分型：气虚血瘀型。

（5）辨分期分度：晚期（重度）。

6．辨证选点选方，确定治疗方案　总体治疗原则：膝关节表面置换术，术后药物为辅，配合功法锻炼。

7．治疗方式

（1）手术：右膝关节全膝置换术（TKA）（图 3-27）。

（2）南少林验方：本例患者辨证为气虚血瘀型，治以益气活血通络，选用骨密汤。黄芪 15g，白术 9g，茯苓 9g，巴戟天 9g，淫羊藿 6g，杜仲 9g，肉苁蓉 6g，鹿茸 6g，补骨脂 9g，枸杞 9g，山药 9g，当归 9g，赤芍 9g，牛膝 9g，五味子 6g。7 剂，水煎服，日一剂，早晚分服。

（3）南少林手法：点穴、牵抖。

（4）南少林功法：伸膝导引。

8．随访　患者右膝疼痛较前明显缓解。

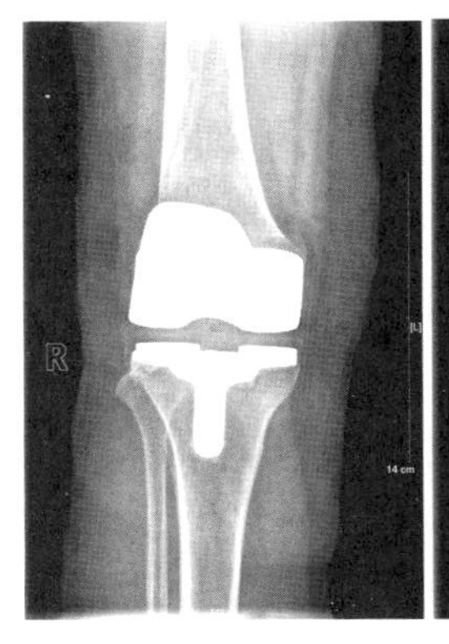

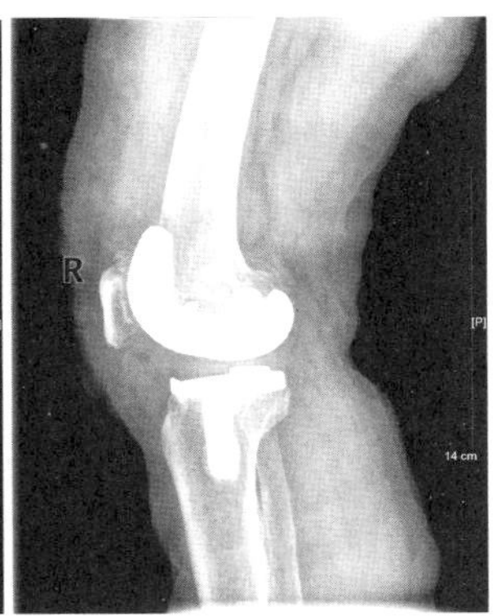

图 3-27　右膝关节全膝置换术 X 线片

第七节 痛风性关节炎

一、概述

痛风性关节炎是由于嘌呤代谢障碍导致血尿酸生成增多或尿酸排泄减少，引起血中尿酸浓度增高达到饱和溶解度，最终形成尿酸盐结晶体，形成痛风石积存于关节囊、滑囊、软骨、骨质等组织中而引起炎性反应。本病多在夜间突然发病，受累关节剧痛，首发关节常累及第一跖趾关节，其次为踝、膝等，出现关节红、肿、热、痛，全身无力、发热、头痛等，可持续数天。其相关病变可统称为痛风综合征，包括：①痛风石；②尿酸性肾结石；③痛风性肾病。

据报道，我国痛风性关节炎发病率为男性 3.61%，女性 1.39%，男性高于女性，且多见于 40 岁以上男性。随着人民生活水平的不断改善，本病发病态势呈现逐年升高和年轻化趋势。

目前国内外研究显示本病与遗传因素密不可分，但本病的家族倾向和遗传模式尚不明确。除此以外，饮酒、暴食、过劳、着凉、手术刺激、精神紧张等均为引发痛风的高危因素，同时不排除天气突变如温度和气压突变带来的发病影响。最新一项研究显示外伤或有可能成为引发痛风性关节炎的另一重要致病因素。

对于痛风性关节炎的治疗，临床上采用安全有效的消炎止痛药物，以迅速解除患者的关节疼痛和炎症为目标，待患者关节疼痛症状得到明显控制后，逐步运用无消炎止痛作用的降尿酸药如别嘌呤醇进行治疗。据调查显示，用于治疗的药物以非甾体抗炎药最多，其次为关节腔皮质类固醇注射、口服泼尼松、口服秋水仙碱、肌内注射曲安奈德、肌内注射促皮质激素及静脉注射秋水仙碱。上述药物长期使用会引起不良反应。尽管对于痛风石等病变，临床逐渐兴起微创手术治疗的趋势，但不能根除痛风性关节炎的致病因素，且存在复发可能。

中医药对于本病治疗手段多样，古代医家通过不断的临床治疗及经验总结，创立了各种中医药治疗方法，现代中医学者也在中医基础理论的指导下传承并不断创新中医药的治疗手段，以“针刀 +”为代表的中医特色诊疗技术能够清热除湿通络，调节尿酸代谢以治“病”求“本”。

二、病因病机

（一）筋伤骨损，筋骨失衡

痛风性关节炎好发于手、足小关节，尤其是第一跖趾关节，其次可累及踝、膝、腕、肘等关节，多表现为非对称性的关节病变。痛风早期的表现可以仅有关节周围软组织肿胀，而无骨质异常，但随着疾病进展，尿酸盐沉积积累引起关节周围软组织密度增高，故早期仅表现为皮、肉损伤，即筋的损伤；中晚期，关节周围软组织以及关节的尿酸盐进一步沉积，痛风石形成，引起关节周围肌肉韧带的挛缩以及骨质破坏，即骨的损伤。

（二）气血不和，筋脉失养

早期痛风者大多嗜食膏粱厚味，久之脾失健运，水液化生障碍导致津液不足，机体失润，气血化生不足。“气为血之帅”，气不行则血不畅，气滞而致血瘀，水津输布不利，生痰生瘀，痰瘀胶结，又不能及时排出，酿生浊毒，流注经络骨节，瘀阻筋脉，此时患者表现为关节处刺痛拒按，痛处不移，一过性肿胀，伴或不伴皮温高，并以第一跖趾关节剧痛最为常见。中晚期痛风者常因脾运不及，聚湿生痰，生痰凝瘀，积生之痰湿壅滞于血脉；兼因外感邪气，痰湿入络，致气血呆滞，痰湿因之留恋，瘀而化热，热则痰湿愈加黏滞，客于肌肉、筋骨之间，则患处红肿热痛。此时患者表现为肢体或关节灼热红肿，痛不可触，屈伸不利，或可见皮下痛风结节、麻木等证候。

三、辨证施治

（一）辨证分型，对证治疗

1．辨筋骨失衡，依部位治疗　膝关节、跖趾关节、掌指关节周围病变。

（1）临床表现

急性期：受累关节重度疼痛，多于夜间突然起病，关节红、肿、皮肤温度升高，关节表面皮肤红紫、紧张、发亮，伴受累关节活动受限等。

痛风石及慢性关节炎期：痛风石是特征性临床表现，常见于受累关节周围。痛风石为外观大小不一、隆起的黄白色赘生物，表面菲薄，破溃后排出白色粉状或糊状物。

（2）辨证要点

急性期：受累关节重度疼痛，红、肿、皮肤温度升高，活动受限。

痛风石及慢性关节炎期：受累关节周围痛风石。

（3）治法治则：调筋治骨。

2．辨气血失和类型，治以调和气血

（1）湿热内蕴型

1）临床表现：平素嗜食肥甘厚味，尤其是湿气较重的海鲜，再加上饮酒助长湿热，水饮停聚化湿，湿聚生热，湿热流注经络关节，外感风寒湿邪侵袭而致，关节局部灼热红肿，痛不可触，得冷则舒，发病较急，常伴有发热、汗出、口渴、心烦不安等全身症状，舌质红，舌苔黄腻，脉滑数，小便黄，大便干。

2）辨证要点：关节局部灼热红肿，痛不可触，得冷则舒，发病较急，常伴有发热、汗出、口渴、心烦不安等全身症状，舌质红，舌苔黄腻，脉滑数，小便黄，大便干。

3）治法治则：清热除湿，活血解毒。

（2）湿热瘀阻型

1）临床表现：以足第一跖趾关节红、肿、热、痛为多见。本证常出现关节疼痛反复发作，时轻时重，多呈刺痛、固定不移，关节肿大，进而僵直畸形，屈伸不利，出现皮下结节，或皮色紫暗，舌质淡胖，苔白腻，脉弦或沉涩。

2）辨证要点：局部关节红肿热痛，发病急骤，病及一个或多个关节，或呈刺痛，固定不移，关节肿大。多兼有发热、恶风、口渴、烦闷不安或头痛汗出，小便短黄，舌红苔黄，或黄腻，脉弦滑数。

3）治法治则：清热祛湿，活血止痛。

（3）痰湿痹阻型

1）临床表现：关节局部肿胀变形，伴疼痛、酸麻，或见“块瘰”硬结不红，关节屈伸不利，肌肤干燥，皮色暗黧。面色暗红，口渴不欲饮，倦怠乏力，汗出不解；小便黄，大便黏稠，舌质暗红或有瘀斑，苔白腻，脉缓或弦滑。

2）辨证要点：关节局部肿胀变形，伴疼痛、酸麻，或见“块瘰”硬结不红，关节屈伸不利，肌肤干燥，皮色暗黧。舌质暗红或有瘀斑，苔白腻，脉缓或弦滑。

3）治法治则：祛湿化痰，通络止痛。

（4）肝肾阴虚型

1）临床表现：疾病迁延日久，剧痛屡发，昼轻夜重，局部关节变形，肌肤麻木不仁。头晕耳鸣，腰膝酸软，五心烦热，舌红少苔，脉弦细或细数。

2）辨证要点：疾病迁延日久，昼轻夜重，局部关节变形，腰膝酸软，五心烦热，舌红少苔，脉弦细或细数。

3）治法治则：补益肝肾，通络止痛。

（5）缓解期（无症状高尿酸血症）

1）临床表现：没有临床症状，仅有波动性或持续性高尿酸血症，从血尿酸增高至症状出现的时间可长达数年至数十年，有些可终身不出现症状，但随着年龄增长痛风的患病率增加，并与高尿酸血症的水平和持续时间有关。

2）辨证要点：没有临床症状，仅有波动性或持续性高尿酸血症，从血尿酸增高至症状出现的时间可长达数年至数十年。

3）治法治则：泻浊去湿，清热活血。

（二）辨证分期分度，顺势治疗

1．早期　多集中在夜间发作，发作的关节一般为单关节，不对称。关节红肿热痛，伴血尿酸升高，关节未见明显痛风石，或见轻微少量痛风石，影像学提示关节间隙尚可。尿酸盐在关节内及关节周围组织以结晶的形式沉着，是引起关节肿痛的主要原因。尿酸所导致的炎症蔓延于关节内外，使关节内的滑膜及关节外的组织渗出增多、压力升高。本病在发病早期以针刀治疗可以缓解症状。针刀刺入关节腔及其周围组织，在一定程度上类似于放血疗法，可以立即使关节内及关节周围软组织压力降低。并且在出血的同时也将部分尿酸盐一并排出体外，因而可使症状立即好转。此期以局部关节针刀减压治疗为主，辅以药物抗炎止痛、降尿酸，适当配合功能锻炼。

2．中晚期　关节红肿热不甚，仍有疼痛，伴多个关节大量痛风石形成，伴血尿酸升高，影像学示关节遭到明显破坏，骨质被破坏并出现病理改变，软组织肿块增大，且多个肿块相连接，为哑铃状或者分叶状，密度高。骨端关节也出现破坏，如半圆形或波浪状以及圆形骨质的缺损，最终出现蜂窝状改变。痛风性关节炎达到晚期阶段时，由于尿酸盐结晶沉积在关节及关节周围组织中，从而诱发慢性炎症反应，导致受累关节发生不规则肿胀及僵硬、强直等症状。该疾病在中期阶段通过关节镜操作下进行滑膜切除及尿酸盐结晶清除能取得良好效果，但晚期治疗起来相当棘手。中晚期尿酸结石已经生成，经针刀治疗后，虽然肿痛的症状可能会有所好转，但是往往会因刀口的延迟愈合而留下感染机会，或引发患者的不满情绪。严重的痛风性关节炎，经外科手术后，伤口可能要 6 ～ 8 个月才会愈合。痛风中晚期以手术清除痛风石为主，辅以药物抗炎止痛、降尿酸，适当配合功能锻炼。

四、针刀 + 治疗技术

（一）针刀技术

1．针刀镜、水筋针治疗痛风性关节炎的技术

（1）针刀镜、水筋针技术的适应证和禁忌证

1）适应证：痛风性关节炎急性期、慢性期关节肿痛者；间歇期有痛风石形成者或痛风性关节炎反复发作者；诊断尚未明确；慢性期关节变形，关节活动受限，功能障碍者。

2）禁忌证：一切严重内脏疾病的发作期，包括心力衰竭、呼吸衰竭、肾功能衰竭等；治疗部位有皮肤感染、肌肉坏死者；治疗部位有深部脓肿者；治疗部位有重要神经血管或重要脏器而无法避开者；血友病患者，血小板减少症者；凝血功能重度障碍患者；严重的关节融合者。遇到下面情况要谨慎应用针刀镜治疗：①治疗期间患者不能配合；②体质极度虚弱，高血压血压控制不平稳，糖尿病血糖控制差，心脏病发作期患者；③凝血功能轻、中度障碍患者。

（2）针刀镜治疗痛风性关节炎技术：本术适用于膝、踝、肘等大关节痛风性关节炎。其操作步骤如下：

1）术前准备：做好术前标志。根据手术关节部位和入路选择，用亚甲蓝标记出定位进针的位置。根据手术部位的需要，选择恰当手术体位。调节针刀镜的摄像系统和灌注系统，如内镜、摄像头、摄像机转换器接头、监视器冷光源、光导纤维束等装置，按手术所需的器械先后，有秩序地摆放在器械台面上。常规消毒，铺巾。采用 1% 利多卡因进行局部麻醉，麻醉需充

分、完全，关节周围肌肉得到充分松弛。

2）手术操作：用手术刀切开定点处皮肤，采用针刀镜切入平刀剥离皮下筋膜、肌层，并切开关节囊，开通针刀镜手术通路，置入针刀镜合体套管，拔出套管芯，置入针刀镜，连接灌洗液入路通道，注入灌洗液，按先后顺序全面系统地对关节行探查操作。根据关节内具体情况采用关节粘连剪切、关节微创分离钳、关节平口刀、刨削刀、痛风石刮勺、关节异物抓取钳等针刀镜器械对关节内实施粘连松解，充分灌洗关节内炎性关节液；于入路对侧或旁侧另一经筋针操作通道，纳入痛风石刮勺，在针刀镜下，对关节内痛风石和呈白色透明状的尿酸盐结晶清除，对软骨表面及黏着于滑膜等组织表面的结晶石剥离清除，同时用大量灌洗液反复冲洗，将尿酸盐结晶物尽量冲洗干净，尤其注重关节内韧带表面、关节窝、侧隐窝等对关节活动造成影响较大结晶的清除。操作时要尽可能使用钝性剥离工具，避免对软骨表面和韧带造成损伤。对于诊断尚未明确的早期患者或慢性不典型关节炎表现患者，可取相关组织行病理活检。

痛风性关节炎患者进行针刀镜下的操作主要有以下 5 个方面：①镜下观察。采用针刀镜按先后顺序详细观察关节内病变情况，根据关节内情况决定镜下治疗方法，注意按顺序检查，避免遗漏，以膝关节为例，入路选择膝关节前内侧入路和前外侧入路，按照髌上囊、内侧间沟、外侧间沟、髌股关节面、内侧间室、后内侧间室、髁间窝、外侧间室、后外侧间室的顺序依次进行镜检。观察尿酸盐结晶在关节内的分布情况，是否存在软骨破坏和韧带断裂或粘连。通常可观察到滑膜增生、充血，在关节囊、部分滑膜上、髌股关节面及内外侧间室、股骨内外侧髁、半月板及胫骨平台关节软骨表面均可能见到散在点状、絮状或团块状白色沉积。痛风性关节炎患者的关节液混沌，内有雪花状物充斥视野。②清除痛风石。对软骨表面沉积的痛风石可使用刮匙或钝性推刀轻轻刮除，对白色絮状物明显增厚者可采用刨削刀清理，并同时用大量灌洗液持续冲洗关节腔，清除关节腔沉积的散在的尿酸盐结晶和各种炎症因子及关节内软骨及滑膜的脱屑。对于足趾、手掌小关节或软组织表面痛风石，切开后可直接挤压或刮勺掏刮。③松解、疏通粘连组织。在针刀镜下探查关节内的组织卡压、粘连，根据病变情况采用粘连剪切刀、微创分离钳、平口刀、分离刀等针刀镜器械在针刀镜可视下实施松解、疏通。④软骨修复和异物清除。根据软骨破坏情况采用平口刀、分离刀、骨赘咬切软钳、异物抓取硬爪钳等针刀镜器械在针刀镜可视下清理不稳定的软骨，注意不要破坏正常的软骨；在针刀镜下发现脱落游离的滑膜、软骨或游离的结晶石，采用异物抓取硬爪钳进行清除，解除关节卡压，改善关节活动度。⑤术毕拔出针刀镜及操作器械，缝合手术伤口，注入防粘连玻璃酸钠，用无菌纱布覆盖，弹力绷带包扎 2 小时于功能位制动关节。

（3）水筋针（经筋针）治疗痛风性关节炎技术：经筋针治疗为经筋微创序贯治疗痛风性关节炎中的一个重要环节，主要是应用经筋针进行关节外横络的解结松解治疗，疏通气血津液运行通道，恢复组织液正常生理功能，改善血液循环。一般在针刀镜术后第 3、6 天采用经筋针治疗，对于反复痛风发作、形成慢性痛风性关节炎，及晚期关节变形引起局部疼痛、活动受限的患者尤其适用。此外，对于某些小关节，如指间关节痛风性关节炎，可不用针刀镜，直接采用经筋针进行处理。经筋针治疗小关节痛风性关节炎操作方法如下：

1）体位选择：根据躯干和四肢治疗部位，可选择端坐位、俯卧位等患者舒适又便于施术者操作的体位。

2）治疗点选择：手、足小关节关节囊及关节周围的软组织可为治疗点，通常选择开通相对两个操作通道，以便于痛风石的清理和微灌洗。

3）具体治疗方法：选好治疗点后，用亚甲蓝于需要治疗处定点做标记，局部无菌消毒，铺无菌洞巾。术者戴无菌手套，于治疗点处用 1% 的利多卡因局部浸润麻醉。根据患者不同治疗部位及病情选择不同型号、尺寸的经筋针。术者以左手拇、食指绷紧进针点皮肤，右手持取经筋针在标记处垂直皮肤快速刺入皮下，建立痛风石清理通道，对筋膜间、肌肉韧带间、滑囊和关节表面沉积的尿酸结晶盐进行钝性刮除，同时在灌冲针引导下对已游离的痛风石进行微灌洗。操作时注意各种剥离动作，不可幅度过大，以免划伤重要血管、神经等。术毕拔出经筋针，从刺入点注入少量防粘连药物，用灭菌棉球压迫针口片刻，待不出血为止，然后敷盖无菌纱布。

2．辨气血失和，自由加减穴位

（1）湿热内蕴型

1）选穴：公孙、阴陵泉、丰隆、内关、大椎、十二荥穴。

2）选穴依据：脾主运化水湿，脾失健运，则水湿内停，形成湿气。祛除湿气以健脾为主，又因脾胃互为表里，故选取脾经和胃经穴位来调节脾胃功能。公孙穴是脾经络穴，通冲脉；内关是心包经络穴，通阴维脉，二者合用有健脾和胃功效。丰隆穴健脾化痰。阴陵泉健脾利湿。荥穴为五输穴之一，是经气所溜部位。《难经·六十八难》曰“荥主身热”，故十二荥穴具有清热泻火之功，善于治疗各种热病。大椎为督脉与手足三阳经之交会穴，有泻热作用。

3）操作方法：调达针法。

（2）湿热瘀阻型

1）选穴：公孙、阴陵泉、丰隆、内关、大椎、血海、膈俞、十二荥穴。

2）选穴依据：在“湿热内蕴型”基础上，增加血海、膈俞两穴。血海为足太阴脾经穴，是血液聚敛归合之处，能调血气、理血室，引血归经。膈俞为足太阳膀胱经穴，是八会穴之血会，针刺膈俞有活血化瘀之功，临床上常与血海相配伍治疗多种血瘀病证。

3）操作方法：调达针法。

（3）痰湿痹阻型

1）选穴：足三里、丰隆、承山穴。

2）选穴依据：足三里是足阳明胃经合穴，有通经活络、疏风化湿、扶正祛邪作用。丰隆为足阳明胃经络穴，可除湿祛痰。承山位于足太阳膀胱经，为筋、肉集结之处，可通过振奋膀胱经阳气，排出人体湿气。

3）操作方法：调达针法。

（4）肝肾阴虚型

1）选穴：肾俞、太溪、行间。

2）选穴依据：肾俞具有滋补肾阴、温补肾阳、强健腰膝之功。太溪为足太阴肾经输穴，为肾经经气输注、留止之处，为肾脉之根，先天元气所发，能调节肾脏之元阴元阳，具有滋阴补肾、清退虚热之功，为滋阴要穴。行间为足厥阴肝经荥穴，可清热泻火、凉血明目、平肝息风。三穴相伍，滋水涵木，共奏滋补肝肾、滋阴降火之功。

3）操作方法：调达针法。

（二）手术（切开清创引流＋关节植骨固定术）

1．第一跖趾关节痛风性关节炎

（1）第一跖趾关节痛风石直径大于1cm，或轻度累及关节但未导致关节软骨和骨质破坏者，宜行局部痛风石切除术，亦可行第一跖趾关节镜下痛风石清理术（临床推荐）。

（2）痛风石侵蚀第一跖趾关节软骨超过 50% 时，可造成踇外翻，容易引起关节活动受限，此时单纯行痛风石切除术不能恢复关节的运动功能，须行第一跖趾关节融合术。

（3）第一跖趾关节痛风性关节炎骨质破坏严重时，须行关节成形术。

2．膝关节痛风性关节炎

（1）针刀镜手术主要适用于痛风石沉积形成，具有如疼痛、关节不稳等临床症状而造成生活质量严重降低，且内科保守治疗无效的患者。

（2）痛风性膝关节炎会影响关节活动度，而且可能严重影响行走能力，一旦出现关节畸形等病变则为晚期改变，但是临床上所见的真正单纯由痛风造成膝关节严重骨性改变而需行置换者较少见。因此，有部分需行全膝置换术的患者同时合并有骨性关节炎。对于出现明显骨性关节炎改变的痛风性膝关节炎患者，膝关节置换是一种很好的选择。

（三）药物辅助治疗

1．降尿酸治疗　降尿酸药物的选择需个体化。目前国内常用的降尿酸药物包括抑制尿酸合成（别嘌醇和非布司他）和促进尿酸排泄（苯溴马隆）两类。

2．急性期治疗　急性期治疗原则是快速控制关节炎症状。急性期应卧床休息，抬高患肢，最好在发作 24 小时内开始应用控制急性炎症的药物。一线治疗药物有秋水仙碱和非甾体抗炎药，如依托考昔、塞来昔布胶囊等。糖皮质激素（主要用于急性痛风发作伴有全身症状，或秋水仙碱和非甾体抗炎药无效或使用禁忌，或肾功能不全的患者），一般推荐泼尼松 0.5mg/(kg · d)，连续用药 5 ～ 10 天停药，或用药 2 ～ 5 天后逐渐减量，总疗程 7 ～ 10 天，不宜长期使用。

（四）南少林验方

1．湿热内蕴型　痛风灵汤。

2．湿热瘀阻型　清痹凉血汤。

3．痰湿痹阻型　治痛风方。

4．**急性发作期**　清利化瘀汤。

5．**缓解期**　益气渗湿汤。

6．**急性期外用方**　化湿止痛散。

五、典型病例

病例一

患者钟某，男，57 岁，就诊日期：2020 年 6 月 22 日。

1．**主诉**　右足第五趾红肿、疼痛 2 天。

2．**现病史**　患者有长期高尿酸血症病史，2 天前高嘌呤饮食、饮酒后出现右足第五趾红肿、疼痛。呈间断性剧烈疼痛，伴相应关节活动受限。刻下：右足第五趾红肿、疼痛，纳寐可，二便调。

3．**查体**　右足第五趾红肿压痛，肤温偏高。

4．**辅助检查**（图 3-28）　右足正斜位片示：右足第五跖趾关节间隙正常。C 反应蛋白（CRP）：20.49mg/L，血尿酸（URIC）：489.7μmol/L，降钙素原（PCT）：0.118ng/ml。

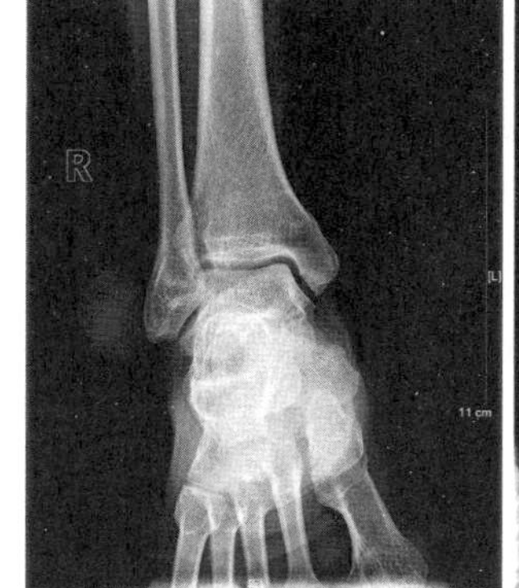

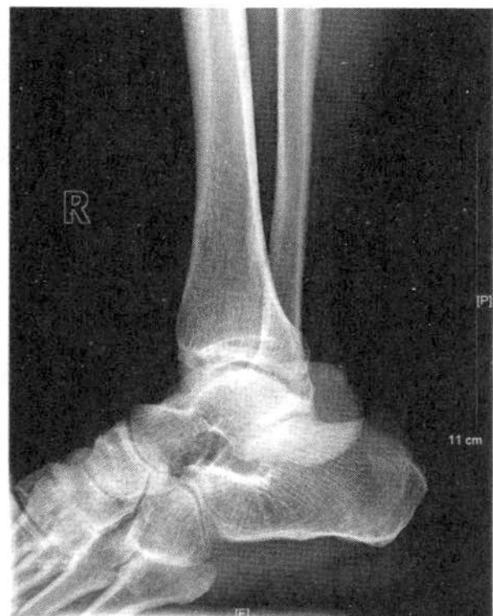

图 3-28　踝关节正侧位片

5．**辨证分型，分期分度**

（1）中医诊断：痛风；证型：湿热内蕴型。

（2）西医诊断：痛风性关节炎。

（3）辨筋骨分型：筋主骨从型。

（4）辨证分期分度：早期 / 轻度。

6．**辨证选点选方，确定治疗方案**

（1）总体治疗原则：针刀减压，引流出尿酸盐结晶，配合药物治疗。

（2）针刀疗法

1）辨筋骨选点：第 5 跖骨基底部结石下缘及两旁。

2）辨气血加减选点：公孙、阴陵泉、丰隆、内关、大椎、十二荥穴。

7．治疗方式

（1）西药治疗：非布司他 20mg，每日 1 次；依托考昔 60mg，每日 1 次。

（2）南少林验方：本例患者辨证为湿热内蕴型，治以清热利湿，选用痛风灵汤。黄柏 12g，苍术 12g，牛膝 12g，薏苡仁 12g，萆薢 12g，忍冬藤 15g，山慈菇 3g，延胡索 9g，车前子（包煎）12g，灯心草 3g。7 剂，水煎服，日一剂，早晚分服。

8．随访 1 个月后随访，患者诉右足第五趾无疼痛。

病例二

患者邱某，男，35 岁，就诊日期：2020 年 6 月 6 日。

1．主诉 反复右膝关节疼痛，活动受限 1 年。

2．现病史 入院前 1 年无明显诱因出现右膝关节疼痛，活动受限，上下楼梯、下蹲及劳累时疼痛加重，休息后可缓解，疼痛无向他处放射，无伴关节红热，无关节弹响声、交锁等。刻下：右膝关节疼痛，活动受限，纳寐可，二便调。

3．查体 右膝关节局部皮色、皮温尚可，无明显压痛；右侧回旋挤压、侧方应力、挤压研磨试验（+）。双下肢肌力、肌张力、末梢血运及皮肤感觉未见明显异常，双侧足背动脉可扪及。生理反射存在，病理征未引出。右膝关节活动稍受限。

4．辅助检查（图 3-29） 右膝 X 线片示：右膝关节骨质增生、右侧膝关节退行性变，右膝关节少量积液。血尿酸水平：CRP：25.33mg/L，URIC：512.7μmol/L，PCT：0.148ng/ml。

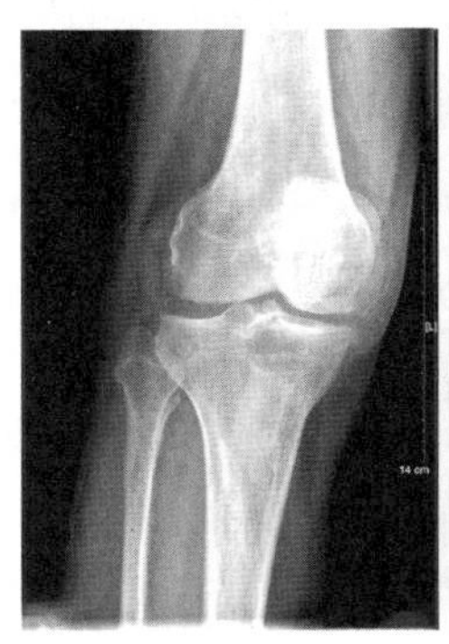
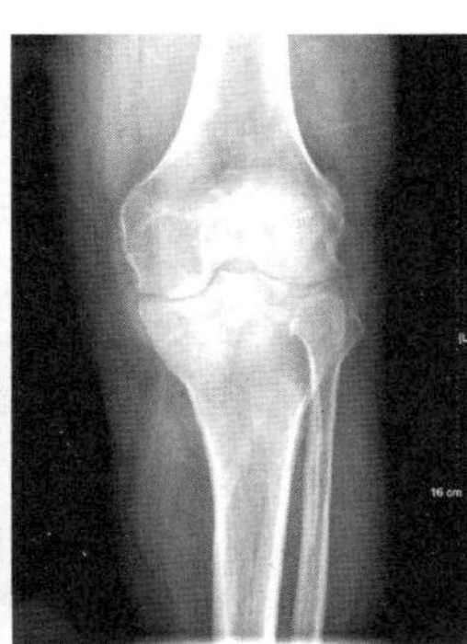
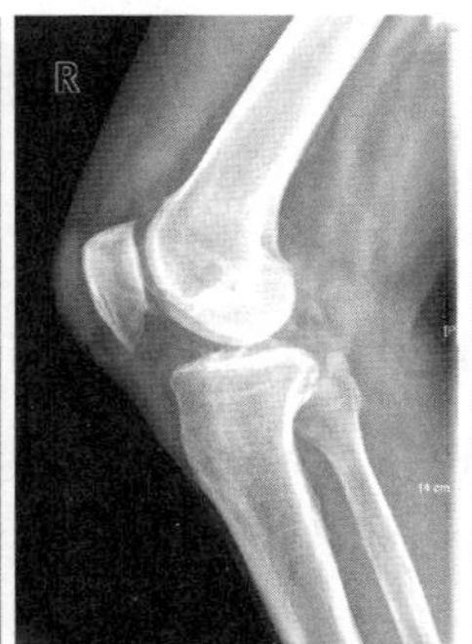
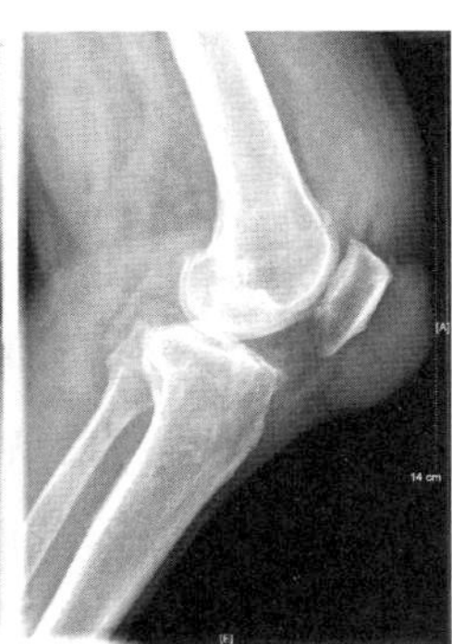

图 3-29 双膝关节正侧位片

5．辨证分型，分期分度

（1）中医诊断：痛风；证型：湿热瘀阻型。

（2）西医诊断：痛风性关节炎。

（3）辨筋骨分型：筋骨并重型。

（4）辨证分期：中期/中度。

6．辨证选点选方，确定治疗方案

（1）总体治疗原则：针刀镜微创清除关节内尿酸盐结晶，配合药物，功能锻炼。

（2）针刀疗法

1）辨筋骨选点：膝关节内、外侧副韧带附着点及其分布处压痛点；髌骨上缘、髌骨尖。

2）辨气血选点：公孙、阴陵泉、丰隆、内关、大椎、血海、膈俞、十二荥穴。

7．治疗方式

（1）西药治疗：非布司他20mg，每日1次；依托考昔60mg，每日1次。

（2）南少林验方：本例患者辨证为湿热瘀阻型，治以清热利湿，泻火凉血，活血化瘀，选用清痹凉血汤。大青根20g，臭牡丹20g，生地黄15g，玄参15g，黄柏10g，牡丹皮10g，知母10g，萆薢15g，桑枝5g，忍冬藤15g，土茯苓15g。7剂，水煎服，日一剂，早晚分服。

8．随访　随访1年，患者右膝关节无明显疼痛。

病例三

患者严某，男，43岁，就诊日期：2020年5月26日。

1．主诉　发现双足多关节痛风8年余。

2．现病史　8年前无明显诱因发现双足踇趾内侧及右侧踝关节出现痛风石，局部红肿，皮温升高，天气寒冷变化时偶有疼痛感，昼夜无明显区别，无腰背部疼痛，无畏冷、发热，无腹痛、腹泻等，痛风石逐渐增大，局部皮肤稍红，穿鞋易挤压，导致流出白色液体，3年前左手中指指间关节出现痛风石，无明显疼痛。刻下：双侧跖趾关节内侧、右侧踝关节、左中指指间关节肿胀，无压痛，皮温正常，纳寐尚可，二便调，近期体重无明显变化。

3．查体　全身躯干及四肢多处银屑病样皮疹脱屑，全身皮肤黏膜潮红，面部呈满月脸状。双侧跖趾关节、左中指指间关节肿胀，痛风石大者约

6cm×5cm，局部皮肤稍红，伴左足跖趾关节内侧痛风石尖端皮肤破溃，可见内部白色痛风结节，肤温正常，无压痛，质硬，移动不能，未触及波动感，右大腿中部肿物，约鹌鹑蛋大小，质软，移动度可。生理反射存在，病理征未引出。

4．**辅助检查**（图3-30） 双足正斜位片示：左足及右踝、距骨、跟骨多发骨关节异常，考虑痛风性骨关节炎并多发痛风石形成。CRP：26.93mg/L，URIC：526.8μmol/L，PCT：0.157ng/ml。

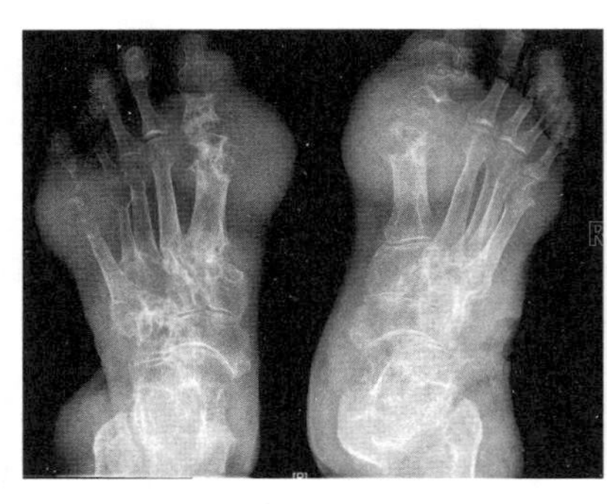

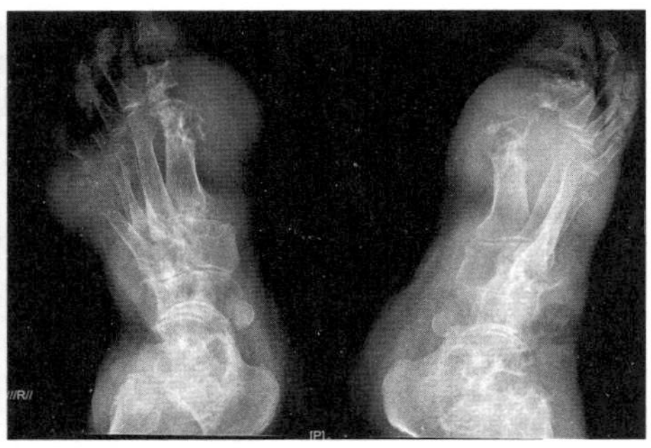

图3-30 双足正斜位片

5．**辨证分型，分期分度**

（1）中医诊断：痛风；证型：痰湿痹阻证。

（2）西医诊断：痛风性关节炎。

（3）辨筋骨分型：筋伤骨损型。

（4）辨证分期分度：晚期（重度）。

6．**辨证选点选方，确定治疗方案** 总体治疗原则：手术治疗。

7．**治疗方式**

（1）手术治疗（图3-31）。

（2）西药治疗：非布司他20mg，每日1次；依托考昔60mg，每日1次。

（3）南少林验方：本例患者辨证为痰湿痹阻证，治以温通化痰、散结消肿、通络止痛，选用治痛风方。制川乌（先煎）15g，制半夏10g，浙贝母10g，桂枝10g，白芍10g，薏苡仁30g，萆薢10g，土茯苓20g，川牛膝10g，秦艽15g，炙甘草10g。7剂，水煎服，日一剂，早晚分服。

8．**随访** 1个月后随访，患者诉手术部位疼痛大为缓解。

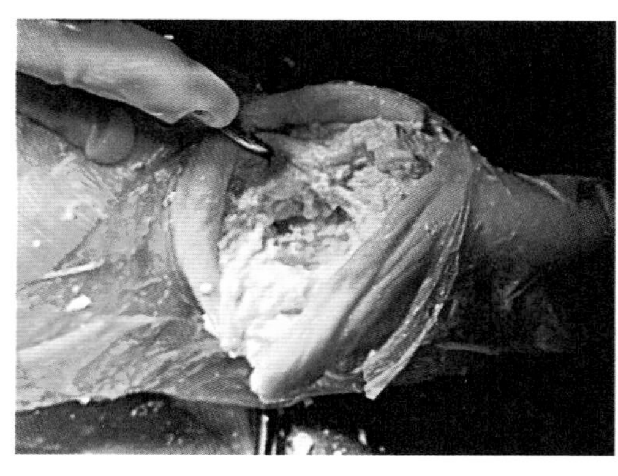
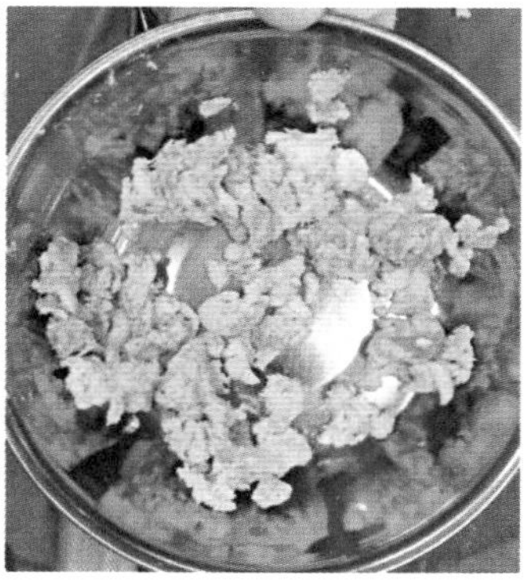

图 3-31　痛风石切开引流术

第八节　强直性脊柱炎

一、概述

强直性脊柱炎是以骶髂关节和脊柱小关节慢性炎症为主要特点的自身免疫性疾病。主要病变部位为骶髂关节、脊柱及外周关节，并伴发不同程度的眼、肺、肠道、心血管病变等关节外表现。早期症状可表现为晨僵、腰骶部钝痛，活动后减轻；晚期可造成脊柱的强直、畸形。本病起病隐匿、病程长、误诊率高、致残率高。

我国强直性脊柱炎患病率为0.25%～0.5%，国外报道患病率为0.5%～2.3%。不同地区、不同民族患病率差异较大，这可能与种族间人类白细胞抗原（HLA-B27）基因携带频率不同有关。近年来，大量研究资料表明强直性脊柱炎患者HLA-B27阳性者所占比例在90%以上，而在正常人群中只占8%，这些现象提示本病有家族遗传倾向。本病的病因尚不明确，目前认为与遗传、感染、环境、免疫等多个因素相关。强直性脊柱炎好发于青壮年，发病年龄通常在13～31岁，男女比例约为4∶1。男性患者更多地表现为进行性脊柱和髋关节病变，女性常以外周关节受累多见且症状较轻，易被忽略或误诊。

强直性脊柱炎目前尚无法治愈，临床上以对症治疗、缓解症状并尽量控制病情的恶化为主。临床上西医常用的药物有非甾体抗炎药、抗风湿药物、糖皮质激素等，长期服用不良反应较多且随着用药时间的延长和剂量的加大，其治疗作用越来越小、副作用却越来越大。外科手术治疗仅适用于晚期患者，如脊柱、髋、膝等关节发生严重的畸形、强直而影响功能者。本病属中医“骨痹”“尪痹”范畴，中医认为本病的病机为肾虚督寒、脉络瘀阻、外邪痹阻，病理因素为风、寒、湿、热、瘀阻滞经络，治法以固肾通督、化瘀通络、温经散寒为主，在提高临床疗效、减低毒副作用、延长有效治疗时间等方面，充分显示了中医药治疗本病的潜力和优越性。

二、病因病机

（一）筋脉失养，筋骨痹着

关节筋脉失于荣养，风寒湿邪痹阻筋骨是强直性脊柱炎的病机关键。《素问·痹论》:“风寒湿三气杂至，合而为痹也。其风气胜者为行痹，寒气胜者为痛痹，湿气胜者为着痹也。”湿为阴邪，易阻气机，风为阳邪，易伤阴液，两者相合，使经络不通，筋骨关节不荣，则发为痹痛。寒主收引，湿性重浊，两者相合，阳气阻滞，经络不通，产生痹证。《素问·痹论》指出：“骨痹不已，复感于邪，内舍于肾……肾痹者，善胀，尻以代踵，脊以代头。”素体先天禀赋不足，肝肾亏虚而复感外邪，痰瘀阻滞经络、筋脉、骨节，致人体筋脉失养、骨脉不充，出现脊柱及周围软组织失于荣养，椎体及其附属的相关韧带、椎间盘等出现退行性改变，周围肌肉的痉挛、萎缩使躯干的生物力学发生改变，从而出现脊柱强直、畸形疼痛等症状。

（二）正气不足，外邪袭筋

正气不足是强直性脊柱炎发病的内在原因。《诸病源候论·背偻候》说：“肝主筋而藏血，血为阴，气为阳，阳气精则养神，柔则养筋，阴阳和同则血气调适，共相荣养也，邪不能伤。若虚则受风，风寒搏于脊膂之筋，冷则挛急，故令背偻。”当人体先天禀赋不足，素体气虚或饮食不节，起居失调，造成气血不足，肝肾亏虚，无法濡养脏腑经络经筋等造成人体肌肤失养，腠理空虚，卫外不固，外邪侵袭人体。风寒湿之邪流注经络关节，影响气血津液运行，导致痰瘀互结，而致筋挛骨损，关节畸形，腰背强直废用。

三、辨证施治

（一）辨证分型，对症治疗

1．辨筋骨失衡类型，治以调衡筋骨

（1）筋主骨从型

1）临床表现：下腰背部疼痛伴晨僵，休息、静止时加重，活动后减轻，脊柱及腰骶部可扪及结节或条索样物，筋膜在骨附着点出现压痛，活动轻度受限，影像学表现为骨关节面模糊、毛糙，关节间隙存在。

2）治则：调筋以解痉。

（2）筋骨并重型

1）临床表现：晨起或久坐腰部僵痛明显，软组织挛缩僵硬强直，出现硬结或条索状物，关节活动受限甚至部分强直，影像学表现为韧带钙化，形成“方椎”，关节骨质遭受破坏，关节间隙模糊变窄。

2）治则：筋骨同调。

（3）骨病筋从型

1）临床表现：脊柱部分或全部“竹节”样变，导致脊柱完全强直或“驼背”畸形。椎旁肌肉挛缩，可出现萎缩，筋膜附着点固定僵硬，人体活动减少，致使椎体骨质疏松，骨小梁减少。影像学表现：骶髂关节融合，脊柱呈竹节样变。

2）治则：治骨以调筋。

2．辨经筋失养类型，治以调理经筋

（1）督脉型

1）原文：古籍中无督脉经筋循行相关论述，只论及督脉。《灵枢·经脉》：“督脉之别，名曰长强，挟膂上项，散头上，下当肩胛左右，别走太阳，入贯膂。实则脊强，虚则头重，高摇之，挟脊之有过者，取之所别也。”《素问·骨空论》：“督脉为病，脊强反折。”

2）临床表现：督脉循行于人体背部正中，与手足三阳经及阳维脉相交会，为全身阳气汇聚之所，故有“阳脉之海”之称，对全身阳经气血起渗灌、蓄溢及调节作用。该脉行于脊里，与脊柱有密切联系，影响脊柱的生理功能，若督脉受邪，则影响其总督全身阳经气血功能，表现为脊背的病变。督脉亏虚，经脉失养，邪气乘虚侵袭督脉，痹阻经脉，气血运行受阻，瘀滞

而致疼痛、僵直。

3）辨证要点：督脉循行于背部正中，其腧穴多位于脊椎棘突下凹陷处，经脉循行部位与强直性脊柱炎主要病变部位相吻合。

（2）足太阳经筋型

1）原文：足太阳之筋，“起于足小指，上结于踝，邪上结于膝，其下循足外踝，结于踵，上循跟，结于腘；其别者，结于踹外，上腘中内廉，与腘中并上结于臀，上挟脊上项……其支者，从腋后外廉，结于肩髃；其支者，入腋下，上出缺盆，上结于完骨；其支者，出缺盆，邪上出于頄。其病小指支，跟肿痛，腘挛，脊反折，项筋急，肩不举，腋支，缺盆中纽痛，不可左右摇”。

2）临床表现：足太阳经筋循行于腰背脊柱两侧，循行路径与强直性脊柱炎的病变部位，如下肢、腰骶部、肩背部、项部相吻合。邪滞足太阳经筋导致腰背拘紧、僵硬、疼痛、不能俯仰甚至强直。

3）辨证要点：强直性脊柱炎的主要病变部位，如腰骶部、下肢、肩背部及项部，与足太阳经筋循行部位相吻合。

（3）足少阳经筋型

1）原文：足少阳之筋，“起于小指次指，上结外踝，上循胫外廉，结于膝外廉；其支者，别起外辅骨，上走髀，前者结于伏兔之上，后者结于尻；其直者，上乘䏚季胁，上走腋前廉，系于膺乳，结于缺盆……其病小指次指支转筋，引膝外转筋，膝不可屈伸，腘筋急，前引髀，后引尻”。

2）临床表现：足少阳之筋主要分布在人体两侧，并与髋部、腰骶部相联系，病在足少阳之筋则引起人体侧屈及胸廓活动障碍。足少阳之筋循行于肩部、躯干侧面、骶部及下肢外侧，这些部位与强直性脊柱炎引起的肩周部、胸肋部、腰骶部、髋部及下肢关节病变部位相吻合。

3）辨证要点：足少阳经筋分布区域与强直性脊柱炎病变部位基本吻合，病在此者，其症状也与强直性脊柱炎症状有相符之处。

（4）足少阴经筋型

1）原文：足少阴之筋，“起于小指之下，并足太阴之筋，邪走内踝之下，结于踵，与太阳之筋合，而上结于内辅之下，并太阴之筋，而上循阴股，结于阴器，循脊内挟膂上至项，结于枕骨，与足太阳之筋合。其病足下转筋，及所过而结者皆痛及转筋。病在此者，主痫瘛及痉，在外者不能俯，在内者不能仰。故阳病者，腰反折不能俯，阴病者，不能仰”。

2）临床表现：足少阴经筋主要分布在脊旁肌肉与下肢内侧，病在足少阴之筋则引起人体俯仰及下肢活动障碍。强直性脊柱炎常累及的部位为肌腱、关节囊、椎间盘、韧带、筋膜等软组织附着于骨的部位，这些部位与筋、骨的关系密切，肾主骨而肝主筋，肝肾精充盈则筋骨强健。反之，肝肾不足，则筋骨易受外邪侵袭，风寒湿邪搏结筋骨，合而为痹。足少阴经筋循行于足心、内踝、大腿内侧、阴部及脊旁肌肉，这些部位与强直性脊柱炎引起的足跟、大腿内侧、耻骨联合疼痛及椎旁肌肉痉挛的病变部位相吻合。

3）辨证要点：强直性脊柱炎表现的腰背痛，前胸、腹部僵硬、疼痛以及腘窝、足跟痛等主要症状均在足少阴经筋循行路径中。

3．辨气血失和类型，治以调和气血

（1）正气不足，肾虚寒阻型

1）临床表现：脊柱关节疼痛、僵硬不舒，肌肉萎缩，肢节活动受限，腰膝酸软乏力，或颜面虚浮无华，体质瘦弱，少气懒言，四肢疲倦，或畏寒肢冷，遇冷疼痛加重，得温痛减，神疲乏力，舌淡或暗、苔白，脉细或沉细。

2）辨证要点：脊柱关节疼痛，肌肉萎缩，腰膝酸软，神疲乏力，遇冷疼痛，得温痛减，舌淡，苔白，脉沉细。

3）治法治则：益气补血，温肾通络。

（2）气滞血瘀，邪郁化热型

1）临床表现：脊柱关节疼痛，腰骶部疼痛明显，位置固定，性情急躁，五心烦热，膝腿乏力，腰脊僵困，下午（或夜间）低热，喜见凉爽，大便或干或欠爽，舌苔薄黄或少津口燥，脉象多见沉弦细数，或数大有力。

2）辨证要点：腰骶部疼痛明显，位置固定，性情急躁，下午（或夜间）低热，舌苔薄黄或少津口燥，脉象数大有力。

3）治法治则：清热逐瘀，益气通经。

（3）外淫侵袭，痹阻肢节型

1）临床表现：除腰骶部疼痛外，兼见膝、踝、肩、肘等关节疼痛或上下肢游走串痛，一般痛处喜暖怕凉，女子或兼有痛经、乳少等症。但邪气久郁化热或从阳化热者，则痛处不怕寒反喜凉爽。不化热者舌苔多白，脉多沉弦或浮大兼弦；化热者脉象可兼数。

2）辨证要点：病程日久，除腰骶部疼痛外，四肢关节处游走性疼痛，一般痛处喜暖怕凉，脉多沉弦或浮大兼弦。

3）治法治则：祛风除湿，温肾通经。

（二）辨证分期，顺势治疗

1. 疾病演变规律认识

（1）筋骨失衡：早期主要为筋、肉损伤，表现多为骶髂关节肌肉痉挛，张力增高，滑膜和筋膜在骨附着点出现炎症反应，软组织痉挛、挛缩致使静态张力增强，骨关节面模糊、毛糙，关节间隙存在。中期主要为筋、骨损伤，表现多为肌肉挛缩，韧带开始骨化出现骨刺、骨赘，椎间盘中的软骨板也随之骨化，关节软骨遭受破坏，关节间隙狭窄，骨质硬化及部分强直。晚期主要为筋、骨损伤，表现多为椎体旁的韧带骨化完成，形成骨桥，骶髂关节骨融合，骨强直，脊柱的生理曲度发生改变，脊柱僵硬，筋膜附着点固定僵硬，人体活动减少，致使椎体骨质疏松，骨小梁减少。

（2）经筋病变：强直性脊柱炎首先侵犯中轴骨关节，病位主要在骨。早期病变在筋，治疗时应重筋而顾骨，防止筋病传骨；中晚期筋病及骨，筋骨并病，此时应采取筋骨并重、筋骨并治的思路才能切合病机。强直性脊柱炎患者中后期常常由于腰背部疼痛和晨僵而减少活动或不活动，长时间就使得脊柱关节周围软组织（筋）萎缩或粘连，继而又影响脊柱关节活动，疼痛和关节活动受限又可加重筋的病损。强直性脊柱炎不仅是骨的病变，往往会涉及其周围软组织（筋），而致筋骨并病。在治疗强直性脊柱炎患者时，还需要注意防止新的筋病发生而诱发或加重强直性脊柱炎。筋喜温恶寒，所以需嘱患者防寒保暖，“久行伤筋”，“劳则气耗”，故患者应避免过劳伤筋。

（3）气血失和：早期损伤多因正气不足，气血两虚，致使肝肾亏虚，筋骨失养，加之风寒湿三气侵袭人体肌表造成，诸筋痉挛挛缩，气血不通，督脉受邪则阳气不得开阖，失于布化。该阶段以正气不足，肾虚督寒为主。中期经脉闭阻日久，气血瘀滞，病邪在体日久易化火，虚火灼伤津液，炼液成痰，痰浊与瘀血相互影响，相互作用。痰瘀互结，胶着于筋骨，闭阻关节血脉，致使肌肉、关节、筋骨失于濡养，则关节肿大、变形、疼痛剧烈。该阶段以气血瘀滞，邪郁化热为主。晚期风寒湿热之六淫邪气，内袭人体筋骨脏腑，流注关节，痹阻经络肢节。经筋由于早期气血虚弱，无法供养，从而筋肉不坚，骨失淖泽，无法保护脏腑，致使外邪入侵，造成龟背畸形，关节肿大，屈伸不利。该阶段以六淫内侵，痹阻肢节为主。

2．三期顺势治疗

（1）早期（轻度）：单纯髋部或者腰部疼痛，骶髂关节肌肉附着点炎性改变，滑膜和软组织炎症发生，影像学上关节边缘模糊，并稍致密，关节间隙加宽。腰酸痿软无力，遇寒加重，得热痛减。此期以针刀治疗可以缓解症状。选用针刀配合选点，对髋部附近肌肉进行松解，解除其高度拉伸的动态平衡，恢复其静态平衡，使关节附着点不再被持续牵拉，可延缓炎症的蔓延和发展趋势，解除患者疼痛感，再通过服用药物消除炎症。加上手法与功能锻炼，目的是巩固骨骼、肌肉、附着点三者的稳定性，恢复患者腰部及骶部肌肉功能，解除部分肌肉的过度代偿。此期以局部肌肉针刀松解紧张度为主，辅以药物抗炎止痛，适当配合功能锻炼。

（2）中晚期（中重度）：关节、脊柱疼痛，肌腱附着点处骨化，椎体发生硬化性骨炎，人体腰背疼痛明显，活动后或稍做休息可缓解，继续发展下去到晚期，椎体间骨桥形成，脊椎成竹节样改变，龟背畸形。影像学显示关节间隙狭窄，关节边缘骨质腐蚀与致密增生，交错呈锯齿状，继续发展下去则椎体间骨化完成，脊柱强直。此期，脊椎骨桥开始形成，关节间隙消失，不宜再用针刀治疗，因其无法逆转骨化。脊椎截骨矫形手术可以改善患者严重的驼背畸形，重塑患者腰椎矢状位和冠状位平衡，缓解疼痛。坚固的融合可以防止脊柱骨折，造成二次创伤。脊柱手术后背部和臀部肌肉尚无法与患者的脊柱骶部达成动静态平衡，使用针刀调衡肌肉与骨头、内固定的动静态平衡，配合药物缓解患者的术后疼痛，消除并发症。在患者能行走后配合康复功能锻炼，可使患者渐渐恢复正常人的生活水平。

四、针刀 + 治疗技术

（一）针刀技术

1．辨筋骨失衡，确定主要治疗选点

（1）主要选点：通过触诊条索状结节、压痛点及影像学改变确定病变部位，选择相应节段及相邻节段棘突或两侧关节突为主要治疗点。一般在颈、胸、腰椎的棘突、横突、椎板或骶髂关节囊的附着点找到肌腱韧带纤维化或有条索的部位进行通透剥离松解。

（2）选点依据：针刀剥离椎旁粘连组织，松解肌肉痉挛，减压疏通滑囊闭锁，切碎瘢痕硬结，使关节软骨和关节囊、韧带、纤维环等周围组织纤维化以及关节骨性强直得到改善，恢复肌筋膜弹性，增强脊柱软组织生物力学传导的顺应性；通过对椎间关节、关节囊进行整复调衡，产生力的效应，能缓解肌肉痉挛、滑利关节，增加关节活动度，改善关节功能，强化脊柱关节生物力学的传导性，预防及纠正脊柱畸形。

（3）操作：调衡刀法。

2．根据并发的关节，确定辅助选点

（1）髋关节强直：髋关节软组织僵硬强直，出现硬结或者条索状物。髋部以屈曲外展位强直多见，髋关节活动度严重受限。

1）主要选点：治疗以松解髋关节为主，同时松解周围软组织。治疗点分别取髋关节前外侧点，即腹股沟韧带中点（股动脉搏动处）斜向外下 2cm 处；髋关节外侧点，即大转子尖上 1cm 处；髋关节后外侧点，即大转子后外侧的转子间嵴中点内侧 1cm 处。

2）选点依据：对髋关节前外侧、外侧、后外侧点处韧带、关节囊和筋膜附着点的松解，可改善髋关节屈髋、外展、外旋功能，促进局部无菌性炎症吸收，调节髋关节力学平衡，改善微循环，恢复肌肉肌腱弹性，对阻止本病进展具有重要意义。

3）操作：调衡刀法。

（2）膝关节强直：膝关节软组织僵硬强直，出现硬结或者条索状物。膝关节活动度严重受限。

1）主要选点：治疗部位取髌骨底股四头肌附着处数点、髌骨尖点、胫骨粗隆点以松解髌韧带、股四头肌及髌上囊、前髌上脂肪垫和后髌上脂肪垫的广泛粘连。

2）选点依据：对以上诸点处肌腱韧带进行松解，能使膝关节周围组织纤维化以及骨性强直得到改善，恢复肌筋膜弹性，调节伸膝装置功能，恢复膝关节正常运动。

3）操作：调衡刀法。

（3）踝关节强直：踝关节软组织僵硬强直，出现硬结或者条索状物。踝关节活动度严重受限。

1）主要选点：治疗部位取内踝前关节间隙，即内踝与关节间隙前内侧的交汇点，以松解小腿关节前内侧关节囊。取跟腱两侧点，以松解跟腱与周围脂肪垫的粘连等。

2）选点依据：针刀在内踝前关节间隙、跟腱两侧点处的韧带、关节囊和筋膜附着点进行切开、剥离、松解，能够解除机械性刺激，改善微循环，恢复肌肉肌腱弹性，对阻止本病进展具有重要意义。内踝前关节间隙有趾长伸肌腱、踇长伸肌腱等多条肌腱经过，跟腱为踝关节后侧强有力的稳定结构，针刀解除韧带纤维化，可改善踝关节强直，恢复踝关节稳定及正常运动。

3）操作：调衡刀法。

3．辨经筋分布，循经筋选点

（1）足太阳经筋型

1）筋结点：上髎次、次髎次、中髎次、下髎次、膀胱俞次、白环俞次、外承扶、外承次、承扶次、肝俞次、肾俞次。

2）按语：臀大肌为位于臀部皮下的不规则四方形扁肌，是维持人体直立和后伸髋关节的重要肌肉。起自臀后线之后的髂骨背面、骶骨与尾骨的背面、腰背筋膜和骶结节韧带。第1骶后孔处为上髎次，第2骶后孔处为次髎次，第3骶后孔处为中髎次，第4骶后孔处为下髎次。横平第1骶后孔外1.5寸为膀胱俞次，横平第4骶后孔外1.5寸为白环俞次，大转子后下方为外承扶，臀横纹中点内上方为承扶次。竖脊肌位于脊柱棘突两侧，斜方肌和背阔肌深面，起自骶骨背面、髂嵴和腰椎棘突，肌纤维向外上分为3组，分别止于肋骨、腰椎和胸椎横突、颞骨乳突、胸椎和颈椎棘突等处。3组肌肉收缩时使脊柱后伸仰头，一侧收缩使脊柱侧屈。第3胸椎棘突旁，竖脊肌隆起处为肝俞次，第2腰椎棘突旁，竖脊肌隆起处为肾俞次。

3）操作要点：调衡刀法。

（2）足少阳经筋型

1）筋结点：下丘墟、丘墟次、光明次、陵下次、阳陵次、陵后次、腓骨小头、成腓间、成骨次、风市次、上风市。

2）按语：趾长伸肌为位于小腿前外侧皮下、胫骨前肌外侧的半羽肌。起于腓骨前缘和邻近骨间膜、胫骨上端等，肌束向下移行于一长的总腱，经伸肌上支持带和下支持带（十字韧带）深面至足背，作用为伸踝关节和伸趾。受腓深神经（腰4、5，骶1）支配。趾长伸肌外踝凹陷处为丘墟次。腓骨中下1/3处为光明次，腓骨小头前缘为阳陵次，后侧缘为陵后次，腓骨颈后下缘处为陵下次。股外侧肌起自股骨粗线外侧唇，与股内侧肌、股直肌和股中间肌向下形成一腱，包绕髌骨的前面和两侧，向下续为髌韧带，止于胫骨粗隆，是膝关节有力的伸肌。股骨中点外凸处为风市次，股骨大转子直下，股骨中下 1/3 交点为上风市。

3）操作要点：调衡刀法。

（3）足少阴经筋型

1）筋结点：曲泉次、太溪次、失眠前、失眠内、失眠次、照海次、然谷次、公孙下、横骨次。

2）按语：胫骨后肌起自胫骨、腓骨和小腿骨间膜的后面，长腱经内踝之后、屈肌支持带深面至足底内侧，止于舟骨粗隆和内侧、中间及外侧楔骨。作用为屈踝关节和使足内翻。受胫神经（腰 4、5，骶 1、2）支配。趾长屈肌位于胫侧，起自胫骨，其长腱经内踝后方、屈肌支持带深面至足底，分为 4 条肌腱止于第二至第五趾的远节趾骨底，作用为屈踝关节和屈第二至第五趾。内踝后，胫骨后肌与趾长屈肌的腱鞘处为太溪次；内踝下，胫骨后肌与趾长屈肌的腱鞘处为照海次。足跟底部内侧缘中心为失眠内，足跟中心为失眠次，足跟前缘中点处为失眠前。股薄肌为位于大腿最内侧皮下的带状长肌，以宽而薄的腱起自耻骨下支前面，肌纤维向下移行于长腱，下行，经股骨内上髁和膝关节后面的内侧，止于胫骨粗隆内侧部。近固定收缩时，使髋关节完成内收、膝关节完成屈及内旋；远固定时，拉引骨盆前倾。受闭孔神经（腰 3、4）支配。胫骨内髁上，股薄肌滑车转折处为曲泉次。耻骨肌为位于大腿上部前面皮下，在髂腰肌和长收肌之间，短收肌及闭孔外肌表面的长方形短肌。起自耻骨梳和耻骨上支，肌束向后外下方，抵止于股骨小转子以下的股骨粗线内侧唇。收缩时使髋关节完成屈、内收和外旋。受闭孔神经（腰 3、4）支配。耻骨肌的耻骨结节抵止处为横骨次。

3）操作要点：调衡刀法。

4．辨气血失和，自由加减穴位

（1）外邪痹阻证

1）选穴：风池、风市、阴陵泉、足三里。

2）选穴依据：风、寒、湿邪流注肌肉、筋骨、关节，造成经络壅塞，气血运行不畅，风池、风市祛风除痹，有利于阳气升发；阴陵泉为足太阴脾经之合穴，可化湿除痹，通利关节；足三里散寒除痹。

3）操作要点：调达针法。

（2）气滞血瘀、邪郁化热证

1）选穴：血海、膈俞、三阴交。

2）选穴依据：血海为足太阴脾经穴，是血液聚敛归合之处，能调血气、理血室，引血归经。膈俞为足太阳膀胱经穴，是八会穴之血会，陈修园言："诸经之血，皆从膈膜上下，又心主血，肝藏血，心位于膈上，肝位于膈下，交通于膈膜，故血会于膈俞也"，膈俞调血，依赖于心肝两脏的协同完成。三阴交为足太阴脾经、足厥阴肝经、足少阴肾经的交会穴，与肝、脾、肾三脏相关的疾病均可取之。又脾为气血生化之源，主统血，肝藏血，肾藏精，精血同源，故三阴交为血之要穴，凡跟气血阻滞不通有关的病症亦可取三阴交以疏通气血。三穴相配，既补血统血，又生血养血，既行气活血，又祛瘀生新。

3）操作要点：调达针法。

（3）气血虚弱、正气不足证

1）选穴：肝俞、肾俞、足三里。

2）选穴依据：肝俞、肾俞为肝、肾两脏脏气输注之要处，肝主筋、肾主骨，取这两穴以调补肝肾、补益气血；足三里为足阳明胃经合穴，阳明经为多气多血之经，脾胃为气血化生之源，取之可补益气血。

3）操作要点：调达针法。

（二）手术治疗

强直性脊柱炎主要侵犯脊柱、骶髂关节、髋关节和膝关节，因此病情严重时需要采取手术治疗。临床上常用的手术方法有以下 3 种：骶髂关节融合术、脊柱截骨术以及全髋或全膝人工关节置换术。

1．**骶髂关节融合术**　本术可用于治疗骶髂关节病变，利用植骨或内固定等方式，选择合适入路，固定骶髂关节并融合。当强直性脊柱炎早期骶髂部位疼痛明显，影响负重功能时，可选择骶髂关节融合术固定骶髂关节，使关节间隙发生改变，炎症消失，疼痛明显减轻，负重功能恢复。

2．**脊柱截骨术（VCR）**　强直性脊柱炎患者在中晚期往往会出现驼背畸形，许多患者为了改善生活质量、解决驼背畸形带来的痛苦，需要脊柱截骨术，通过截骨最终取得矢状位和冠状位的平衡，缓解疼痛，坚固的融合可预防进一步畸形。对于严重僵硬型特发性脊柱侧凸患者，可以通过增加植入物密度、使用 Halo 牵引技术、术中广泛软组织松解和顶椎区脊柱后份截骨、一期后路松解置钉牵引 + 二期置棒矫形等治疗策略，获得与 VCR 类似的矫形效果，且手术风险及并发症的发生率也明显降低。行此手术者，病变应当比较稳定，红细胞沉降率在 40mm/h 以内；髋关节应当没有严重屈曲畸形，如果两髋已有严重屈曲畸形，应先纠正屈髋畸形；患者年龄在 45 岁以下，因为年龄大的患者不能耐受此种手术，容易引发大血管或神经并发症。

3．全髋人工关节置换术 目前国内外均采用超高分子聚乙烯制成的髋臼，低强度模量金属制成的人工股骨头。全髋人工关节置换术因能较好地消除髋关节疼痛，改善关节活动度，增强负重功能，而成为治疗强直性脊柱炎晚期髋关节病变的有效手段，但髋关节畸形和强直常给手术带来一定困难。强直性脊柱炎的全髋人工关节置换术有其自身特点：以屈伸活动改善最明显，内收外展活动改善次之，旋转活动改善不多，考虑与后关节囊挛缩导致旋转受限有关。由于本病患者病程较长，肌肉萎缩严重，术后患者因无力控制新植入假体的运动方向而无法站稳。因此，术后 24 小时内我们即要求患者开始康复训练，在术后早期康复训练中，不但应鼓励患者行主动关节活动，而且应在安全范围内行被动活动，以增加关节周围软组织的延展性和主动活动时的协调性。另外，嘱患者术后 6 个月内避免行走，以免引起髋关节脱位。

（三）药物辅助治疗

强直性脊柱炎是自身免疫性疾病，服用药物能改善患者疼痛和晨僵现象，提高患者生活质量。

常用药物有：①非甾体抗炎药，如塞来昔布、艾瑞昔布、双氯芬酸、美洛昔康、洛索洛芬等；②抗风湿药物，如甲氨蝶呤、柳氮磺吡啶、来氟米特、沙利度胺；③生物制剂，如肿瘤坏死因子拮抗剂等。

（四）南少林验方

1．外邪痹阻 宣痹汤。

2．气滞血瘀、邪郁化热 身痛逐瘀汤。

3．气血虚弱、正气不足 八珍汤。

（五）南少林功法

腰部练功法：①俯卧背伸；②转腰推碑；③云手转体。

五、典型病例

患者李某，男，31岁，就诊日期：2017年8月21日。

1．**主诉**　腰痛伴行走不利4月余，加重1个月。

2．**现病史**　4个月前，患者因多日天气阴冷潮湿，出现腰骶部疼痛，伴晨僵，行走不利，畏寒喜暖等症状。遂于当地医院就诊，服用多种非甾体抗炎药治疗效果不佳。

3．**查体**　腰肌僵硬，骶髂关节及$L_{4/5}$棘突、棘旁压痛，腰部前屈、后伸、侧弯受限，双4字试验（+），髋关节屈曲左110°，右90°。胃纳可，口燥，大便或干或欠爽，舌紫暗，舌苔少津，脉象沉弦细数。

4．**辅助检查（图3-32）**　红细胞沉降率：86mm/h，超敏C反应蛋白：10.2mg/dL，抗链球菌溶血素O试验阴性，类风湿因子（-），HLA-B27（+），骨盆CT平扫：骶髂关节边缘模糊，有硬化。

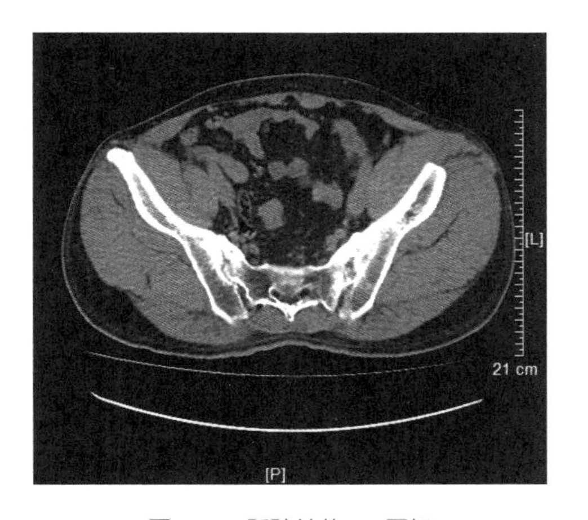

图3-32　骶髂关节CT平扫

5．**辨证分型，分期分度**

（1）中医诊断：痹证；证型：气滞血瘀型。

（2）西医诊断：强直性脊柱炎。

（3）辨筋骨分型：筋骨并重型。

（4）辨经筋分型：足太阳经筋型。

（5）辨证分期分度：中期 / 中度。

6．**辨证选点选方，确定治疗方案**

（1）总体治疗原则：针刀为主，药物为辅，配合功法锻炼。

（2）针刀疗法

1）辨筋骨选点：$L_{4/5}$棘突间隙，双$L_{4/5}$关节突点，右髋关节囊前侧、外侧、后外侧点等 6 个部位。

2）辨经筋选点：髋关节周围筋结点。

3）辨气血选点：血海、膈俞、三阴交。

7．治疗方式

（1）针刀：使用调衡刀法松解 $L_{4/5}$ 棘突间隙，双 $L_{4/5}$ 关节突点，右髋关节囊前侧、外侧、后外侧点及周围筋结点。调达针法刺激血海、膈俞、三阴交。

（2）南少林验方：本例患者辨证为气滞血瘀型，治以活血通络，行气止痛，选用身痛逐瘀汤。秦艽 3g，川芎 6g，桃仁 9g，红花 9g，甘草 6g，羌活 3g，没药 6g，当归 9g，五灵脂 6g，香附 3g，牛膝 9g，地龙 6g。7 剂，水煎服，日一剂，早晚分服。

（3）南少林手法：腰部背伸法。

（4）南少林功法：云手转体。

8．随访 患者症状明显改善，嘱避风寒、调情志，坚持腰背部功能锻炼。

第九节 类风湿关节炎

一、概述

类风湿关节炎（RA）是一种慢性、以炎性滑膜炎为主的系统性疾病。其特征是手、足小关节多关节、对称性、侵袭性关节炎症，常伴有关节外器官受累及血清类风湿因子阳性，严重者可导致关节畸形及功能丧失。

我国 RA 患病率约为 0.28% ～ 0.41%，男女比率约为 1 ∶ 4。本病可发生在任何年龄，但多发生在 20 ～ 55 岁。本病的病因尚不明确，但研究发现与自身免疫、遗传、感染、吸烟等因素密切相关。目前尚无法治愈，随着病情延长，患者残疾及功能障碍的发生率显著升高，给患者家庭和社会带来巨大的经济负担。本病是导致人类丧失劳动能力和致残的主要原因之一。

虽然目前没有彻底治愈本病的疗法，但通过对本病进行早期、规范的治疗能够有效控制病情发展，达到控制病情、减少致残率、改善患者生活质量的目的。临床上西医常用的药物为非甾体抗炎药、抗风湿药物等，能够有效缓解症状。对于严重的患者，如出现关节畸形，多采用手术治疗的方法来矫正畸形、恢复关节功能。本病属中医学“痹证”“尪痹”范畴，早在春秋战国时期，《黄帝内经》就设有“痹论”专篇，本病的病机可概括为风、寒、湿、热、痰、瘀、虚，在一定条件下可相互转化，引起经络痹阻，气血运行不畅。治疗上以祛邪通络、宣痹止痛为基本原则，根据邪气的偏盛，兼以舒筋通络。

二、病因病机

（一）筋伤骨损，筋骨失衡

类风湿关节炎早期症状见于手指近端指间关节、掌指关节、腕关节等小关节，多表现为关节肿痛、晨僵、活动受限，皮下出现类风湿结节，早期累及关节周围的软组织，而无骨质病变；随着病情进展，逐渐造成对称性多个关节受累，关节面的肉芽组织和纤维组织粘连，形成纤维性关节强直，最终进展为骨性强直，出现关节半脱位等畸形。

（二）外邪袭筋，气血失和

本病是因感受风寒湿热之邪，引起肢体关节疼痛、酸楚、麻木、重着以及活动障碍为主要症状的病症，主要病机为气血痹阻不通，筋脉关节失于濡养。隋代巢元方：“由血气虚，则受风湿，而成此病。”由于患者素体虚弱，气血不足，腠理空疏，故外邪易于侵入；既病以后，又无力祛邪外出，风寒湿热之邪，乘虚侵入人体，引起气血运行不畅，经络阻滞；或痰浊瘀血，阻于经隧，深入关节筋脉，皆可导致疾病的发生发展。因此，维持人体生理功能正常不仅在于气血充盛，而且贵在气血通调，只有气血运行通畅，周流不息，才能保持人体脏腑的正常功能，即“血和则经脉流行，营覆阴阳，筋骨劲强，关节清利矣”。

三、辨证施治

（一）辨证分型，对证治疗

1．辨筋骨失衡部位，依部位治疗

（1）指间关节

1）临床表现：类风湿关节炎的关节受累常从四肢远端的小关节开始，近侧的指间关节发病率最高，常呈梭状肿大，小指指间关节可见屈曲畸形。最早表现为晨僵，早晨起床时指间关节僵硬、活动不灵，指间关节附近软组织对称性梭形肿胀，关节变形及活动受限。

2）辨证要点：指间关节呈对称性梭状肿大，伴有晨僵。

3）治法治则：理筋和筋。

（2）掌指关节

1）临床表现：手指常在掌指关节处向外侧成半脱位，可见特征性的尺侧偏向畸形，常合并桡掌关节的桡侧偏斜，导致手呈“之”字变形。晚期患者可见“鹅颈”畸形。

2）辨证要点：掌指关节见尺侧偏向畸形，晚期患者见“鹅颈”畸形。

3）治法治则：松筋和骨。

（3）腕关节

1）临床表现：无痛性的尺骨茎突区肿胀是早期征象之一，掌侧的滑膜增厚和腱鞘炎可压迫正中神经，引起“腕管综合征”，出现拇指、食指、中指掌侧面，无名指桡侧皮肤感觉异常与迟钝，可伴有大鱼际肌萎缩。同时见局部肿胀、疼痛、僵硬，腕骨囊性变，严重者致关节间隙狭窄，腕骨融合，关节间隙消失，晚期由于桡尺远端关节受累常出现旋前和旋后运动功能障碍。

2）辨证要点：早期出现尺骨茎突区肿胀，手指皮肤感觉异常或迟钝，旋前或旋后功能障碍。

3）治法治则：治骨调筋。

2．辨气血失和，治以调和气血

（1）活动期

1）风寒湿痹证

临床表现：肢体关节冷痛、肿胀或重着，局部皮色不红，触之不热，晨僵，关节屈伸不利，遇寒痛剧，得热痛减，局部畏寒怕风；或恶风发热，肌肤麻木不仁；或口淡不渴，恶风寒，阴雨天加重，肢体沉重；舌质淡或淡红，苔薄白或白腻，脉弦紧或沉紧或浮缓。

辨证要点：肢体关节冷痛、肿胀或重着，遇寒痛剧，得热痛减，舌质淡或淡红，苔薄白或白腻，脉弦紧或沉紧或浮缓。

治法治则：祛风散寒，除湿通络。

2）风湿热痹证

临床表现：游走性关节疼痛，可涉及一个或多个关节，患者见步行艰难，活动不便，局部灼热红肿，痛不可触，得冷则舒，可有皮下结节或红斑，常伴有发热，恶风，汗出，口渴，烦躁不安等全身症状。舌质红，舌苔黄或黄腻，脉滑数或浮数。

辨证要点：游走性关节疼痛，局部灼热红肿，得冷则舒，伴有发热，汗出，口渴，烦躁不安等症状。舌质红，舌苔黄或黄腻，脉滑数或浮数。

治法治则：清热通络，祛风除湿。

3）寒热错杂证

临床表现：肢体关节疼痛、肿胀，局部触之发热但自觉畏寒，关节屈伸不利；自觉发热，但触之不热，全身热象不显，舌淡苔白或黄，或黄白兼见，脉弦数。

辨证要点：肢体关节疼痛、肿胀，局部触之发热但自觉畏寒，全身热象不显，舌淡苔白或黄，或黄白兼见，脉弦数。

治法治则：温经散寒，清热除湿。

（2）缓解期

1）痰瘀痹阻证

临床表现：体倦疲惫，痹证日久，肌肉关节刺痛，固定不移，日轻夜重，肌肤甲错或干燥、无光泽，口干不欲饮，或关节肌肤紫暗，肿胀，按之较硬，肢体顽麻或重着，或关节僵硬变形，屈伸不利，有硬结，瘀斑，面色黧黑，舌质紫暗或有瘀斑，苔薄黄或厚腻，舌下静脉迂曲、延长，脉濡涩或滑数。

辨证要点：痹证日久，肌肉关节刺痛，固定不移，关节僵硬变形，屈伸不利，舌质紫暗或有瘀斑，苔薄黄或厚腻，脉濡涩或滑数。

治法治则：化痰行瘀，蠲痹通络。

2）肾虚寒凝证

临床表现：关节冷痛而肿，肢冷不温，关节屈伸不利，晨僵，关节畸形，腰背酸痛，俯仰不利，面色㿠白，畏寒怕冷，神倦懒动，天气寒冷加重，舌淡胖，苔白滑，脉沉细。

辨证要点：关节冷痛而肿，肢冷不温，腰背酸痛，舌淡胖，苔白滑，脉沉细。

治法治则：祛风散寒，除湿补肾。

3）气血亏虚证

临床表现：关节疼痛，酸楚，时轻时重，或气候变化，劳倦活动后加重，形体消瘦，神疲乏力，肌肤麻木，短气自汗，面色少华，唇甲淡白，头晕眼花，舌淡苔薄，脉细弱。

辨证要点：关节疼痛，酸楚，劳倦活动后加重，神疲乏力，短气自汗，头晕眼花，舌淡苔薄，脉细弱。

治法治则：益气养血，和营通络。

（二）辨证分期分度，顺势治疗

1．疾病演变规律认识

（1）筋骨失衡：类风湿关节炎早期为筋的损伤，即病变在滑膜，滑膜及附近关节囊充血、水肿、增厚、粗糙。当炎症反复发作时，滑膜表面的纤维素性渗出、吸收、机化、瘢痕形成，骨膜及其关节囊增厚，相对的关节面发生纤维性粘连，可以形成纤维样关节强直。同时新生的肉芽组织渐渐向关节软骨边缘部扩展，形成滑膜血管翳，随着病情进一步发展，中后期血管翳可向关节腔、关节软骨面发展，渐渐覆盖软骨面，并向软骨下侵入，阻碍软骨从滑液中吸取营养，导致软骨表面糜烂、溃疡、软骨和骨骺结构破坏，直至全部软骨被侵蚀，出现关节囊纤维化和骨性关节硬化，至关节间隙明显狭窄甚至完全消失，关节面侵蚀，粗糙不平，关节边缘性骨质增生，导致关节融合，继发骨性关节炎。

（2）气血失和：类风湿关节炎的病因病机不外“虚、邪、瘀”三类，外邪侵袭是发病的重要诱因，痰瘀不通是发病的病理关键。在发作初期多为邪实，以风寒湿热侵袭肢体经络，导致经络气血运行失畅，即气滞血瘀从而致痹。中期病久，邪留伤正，导致气虚，加重血瘀，痰瘀互结，虚实夹杂。晚期病邪进一步发展，导致气血两虚，深入骨骱，可致肢体尫羸、关节畸形。

2．三期（度）顺势治疗

（1）早期（轻度）：多以全身症状为主，如疲乏、全身肌肉痛等。随后出现关节症状：晨僵，关节疼痛和肿胀，未见关节畸形。X 线可见：骨质疏松，仅骨端关节面骨密度减低。关节与周围组织肿胀，密度增高呈梭形或纺锤形，多对称出现于手指、足趾、腕、肘、膝、踝等中小关节，大关节膝、髋肿胀不易看出。骨膜增生，且多表现为线状、羽毛状、层状或葱皮状致密阴影。早期急性发作时，C 反应蛋白上升、红细胞沉降率增快。IgM 和 IgA 阳性，抗核周因子抗体、抗角蛋白抗体、抗 SA 抗体可阳性，上述是类风湿关节炎常用的实验室检查指标，临床上应该随时注意患者的病情变化，选用合适指标进行分析以做好鉴别诊断工作。

早期多以保守治疗为主，采用针刀对病灶点进行松解疗法，同时搭配手法治疗、功能康复练习、药物治疗，可以有效改善症状，提高患者生活质量。经过规范治疗后，可以延缓病情进一步发展。

（2）中晚期（中重度）：又称骨破坏期、骨关节强直期。晨僵时间延长，关节疼痛和肿胀明显，近端指间关节、掌指关节常见畸形。关节伸面、受压部位，如尺骨鹰嘴、坐骨结节、掌指关节等处可见一个或数个浅表结节，质地硬、一般不疼痛，但易溃疡。X 线：骨破坏期可见关节软骨破坏，关节间隙变窄，骨小梁进一步减少，骨干皮质变薄疏松，呈画线或层状、囊状。好发于掌骨头的桡掌侧及近端指间关节。随着病情进一步发展，骨关节强直期 X 线可见：具有类风湿特征性，关节间隙显著变窄甚至消失，关节面融合，手指关节脱位等。此期骨边缘出现增生，形成钉状、鹰嘴状突起的骨刺、骨桥、骨唇。呈普遍性骨质疏松，并出现囊状透亮区或横行透亮带改变。软骨糜烂和变薄，以指骨改变最为典型，膝关节也较明显。

中晚期的治疗方式主要以手术为主，比如通过小关节植骨融合固定术、人工膝关节置换术来解除疼痛、矫正畸形、改善功能。术后辅以针刀疗法对局部挛缩、粘连的肌肉进行松解，搭配功法康复训练、药物治疗，能够有效缓解症状。

四、针刀 + 治疗技术

（一）针刀技术

1．辨筋骨失衡部位，确定主要治疗选点

（1）指间关节

1）主要选点：近节指间关节囊、远节指间关节囊、指屈肌腱、指伸肌腱。

2）选点依据：RA 早期以小关节受累为主要表现，可见双手指间关节对称性的梭形肿胀，多由关节积液和周围软组织炎、滑膜肥厚导致。当急性症

状消失时，由于关节内的纤维组织增生，造成关节周围组织僵硬。针刀通过松解软组织的粘连、瘢痕，作用于关节囊、韧带、肌腱，从而达到调筋治骨的目的。

3）操作：调衡刀法。

（2）掌指关节

1）主要选点：掌骨间韧带、掌骨背侧韧带、蚓状肌、骨间肌、指伸肌腱、掌指关节侧副韧带、掌指关节尺侧副韧带。

2）选点依据：RA 滑膜炎的绒毛可破坏软骨和软骨下骨质，形成关节纤维化或骨性强直，造成关节脱位。如 RA 患者手指常在掌指关节处向外侧成半脱位，形成特征性的尺侧偏向畸形，针刀通过松解掌指关节处软组织的粘连、瘢痕及骨性强直部位，纵疏横剥硬化、钙化的肌束，深入关节间隙，切断骨性融合部分，从而恢复掌指关节的筋骨平衡。

3）操作：调衡刀法。

（3）腕关节

1）主要选点：腕横韧带、腕背侧韧带、尺桡骨茎突、桡腕掌侧韧带、腕尺侧副韧带、腕关节压痛点。

2）选点依据：腕部受累在国内类风湿关节炎人群中尤为常见，无痛性的尺骨茎突区肿胀是早期征象之一。腕关节病变表现为局部肿胀、疼痛、僵硬，腕骨的囊性变，关节间隙的狭窄，严重者致腕骨融合，关节间隙消失。腕关节针刀治疗的部位主要有关节和肌肉韧带两大部分。其中针刀治疗的关节主要为：桡尺远侧关节、近侧列腕骨间关节、远侧列腕骨间关节、腕掌关节，而针刀治疗的重点在于桡腕关节、腕掌关节和腕骨间关节。与腕部运动联系密切的肌腱有小指伸肌腱、尺侧腕伸肌腱、尺侧腕屈肌腱、屈肌总腱鞘、指伸肌腱、拇长伸肌腱、桡侧腕长短伸肌腱、指浅屈肌腱、指深屈肌腱、桡侧腕屈肌腱、掌长肌腱等，主要韧带有桡侧副韧带、桡－头状骨韧带、桡－舟骨韧带、桡－三角骨韧带、尺侧副韧带、尺－月骨韧带、尺－三角骨韧带、头－三角骨韧带等。治疗时应根据患者症状，判定病变的肌肉、肌腱、韧带，选择精确的部位治疗。

2．辨气血失和，自由加减穴位

（1）风寒湿痹证

1）选穴：阿是穴、秉风、风池、阳陵泉、足三里。

2）选穴依据：阿是穴镇痛，舒筋通络；秉风散风活络，又可吸附水湿；风池祛风除痹，升发阳气，通利血脉；阳陵泉是治疗筋病要穴，具有舒筋和壮筋作用；足三里通经活络，疏风化湿。

3）操作：调达针法。

（2）风湿热痹证

1）选穴：阿是穴、梁丘、大椎、膝眼。

2）选穴依据：阿是穴镇痛，舒筋通络；梁丘通利关节，散寒止痛，《针灸大成》言其“主膝脚腰痛，冷痹不仁，跪难屈伸，足寒”；大椎清热解表；膝眼穴有祛风湿、散风寒、利关节、通经络、止痹痛之功。

3）操作：调达针法。

（3）寒热错杂证

1）选穴：曲池、阳陵泉、阳溪、外关、合谷。

2）选穴依据：曲池位于肘部，能通上达下、通里达表，既可清在外之风热，又能泻在内之火邪，是表里双清之要穴；阳陵泉是筋之会穴，具有舒筋和壮筋作用；阳溪通利关节、舒筋活络、清热散风；外关具有联络气血、补阳益气功效，寒则补之灸之，热则泻针出气。合谷为手阳明大肠经之原穴，是调理人体气机之大穴，通过调气，以达理血活血、通经止痛之效。

3）操作：调达针法。

（4）痰瘀痹阻证

1）选穴：血海、丰隆、膈俞、阿是穴。

2）选穴依据：血海为足太阴脾经穴，是血液聚敛归合之处，能调血气、理血室，引血归经；丰隆为足阳明胃经络穴，可除湿祛痰。膈俞为足太阳膀胱经穴，是八会穴之血会，针刺膈俞有活血化瘀之功，临床上常与血海相配伍治疗多种血瘀病证。

3）操作：调达针法。

（5）肾虚寒凝证

1）选穴：肾俞、关元、命门、脾俞、肝俞、气海。

2）选穴依据：肾俞归属于足太阳膀胱经，是肾气输注之部位，内应肾脏，具有滋补肾阴，温补肾阳，阴阳双补之特性，是补肾要穴。关元是小肠募穴，具有补肾培元、温阳固脱作用。命门可培元固本，壮肾阳、补益精。脾俞、肝俞为调补脾、肝二脏之要穴。气海为先天元气汇集之处，可益气调气、温中补肾。

3）操作：调达针法。

（6）气血亏虚证

1）选穴：三阴交、胃俞、气海、脾俞。

2）选穴依据：三阴交为足太阴脾经腧穴，系足太阴、厥阴、少阴之会，可调补肝、脾、肾三经气血。气海为先天元气汇集之处，可益气调气、温中补肾。背俞穴是五脏六腑之气输注于背部之处，故脾俞、胃俞为调理脾胃、化生气血之要穴。

3）操作：调达针法。

（二）手术治疗

1．滑膜切除术 本术的目的是切除关节内肥厚的炎性病变滑膜组织，并阻止或减缓关节的进一步破坏。开放性滑膜切除术，一般在需要合并腱鞘切除、肌腱修复或肌腱移位的手术时选择。术中切除滑膜组织的感觉神经，术后可使疼痛减轻，活动度增加。随着关节镜技术的发展，在 RA 患者中可进行大关节的相应关节镜手术，术后辅以早期关节康复锻炼可预防关节僵硬发生。而对于复发性及难治性关节滑膜炎，关节镜治疗的优势更加明显。

2．关节融合术 RA 导致的关节明显疼痛、关节不稳，严重影响患者生活质量，为增加关节稳定性、改善关节功能，可通过关节融合术将病变关节融合于功能位，特别是腕关节、掌指关节、指间关节、足部各关节行融合术后，关节活动度虽下降，但与有活动性而疼痛的关节相比，通过代偿损失的关节功能可被邻近关节很好地替代，从而提高患者的生活质量。所以关节融合术的主要目的是稳定关节、提高生活质量、获得无痛关节，与小关节相比，肩、膝、髋等大关节的关节融合术可能对功能有较大影响并严重影响生活质量，故对大关节不会轻易选择关节融合术。

3．人工关节置换术 类风湿关节炎患者后期因关节畸形及疼痛严重，需行人工关节置换手术，在全髋关节置换术（THA）中，需根据年龄、骨量考虑假体的选用。与骨关节炎相比，RA 患者 THA 术后关节脱位增高，年轻患者术后易发生瘢痕组织粘连，骨化性肌炎、畸形、下肢不等长等，故应制定个性化手术方案。在全膝关节置换术中，虽然近些年抗风湿药物较多，但 RA 患者接受手术率近 20 年无明显改变。RA 病程晚期，全膝关节置换术仍是目前有效的治疗手段，但术后假体周围感染、假体松动、骨溶解发生率相对较高，故术前评估及术中仔细操作尤为重要。在全肩关节置换术（TSA）中，因肩关节假体设计的改进，肱骨头假体与肩胛盂的匹配及肩关节力线均已最大程度符合了术前的 X 线测量结果，从而大幅度地提高了假体寿命。其他关节置换术如全肘关节置换术（TEA）可有效缓解 RA 患者肘关节疼痛症状，研究发现 TEA 术后患者功能改善情况明显好于桡骨头切除和滑膜切除术。

（三）药物辅助治疗

RA 药物治疗的主要目的在于减轻关节炎症反应，抑制病变发展及不可逆骨质破坏，尽可能保护关节和肌肉功能，最终达到病情完全缓解或降低疾病活动度的目标。目前临床上常用的药物有：

1．**非甾体抗炎药（NSAIDs）** 具有镇痛抗炎作用，可改善关节炎症状，但无法控制病情，应该与改变病情的抗风湿药同服。应用 NSAIDs 时应注意胃肠道反应为主的副作用，避免两种或两种以上 NSAIDs 同时服用，可配合选择性 COX-2 抑制剂以减少胃肠道的不良反应。

2．**抗风湿药** 具有改善和延缓病情进展的作用，但发挥作用缓慢，一般需要 1 ～ 6 个月，可单用亦可两种以上联合使用。如甲氨蝶呤（RA 首选药）、来氟米特、柳氮磺吡啶（磺胺过敏者禁用）、羟氯喹和氯喹。

3．**糖皮质激素** 具有强大的抗炎作用，能迅速缓解关节肿痛症状和全身炎症，应用原则是小剂量、短疗程，必须和抗风湿药联用。

4．**生物制剂** 靶向治疗是目前快速发展的治疗方法，疗效显著，可与甲氨蝶呤联用减少副作用。如最初抗风湿药方案治疗未能达标或有预后不良因素时，应考虑加用生物制剂。

（四）南少林验方

1．**风寒湿痹证** 蠲痹汤。

2．**风湿热痹证** 大秦艽汤。

3．**寒热错杂证** 桂枝芍药知母汤。

4．**痰瘀痹阻证** 身痛逐瘀汤合指迷茯苓丸。

5．**肾虚寒凝证** 独活寄生汤。

6．气血亏虚证　黄芪桂枝五物汤。

（五）南少林手法

1．**理筋手法**　点穴、拔伸、运搓、指捻、按揉弹拨、捋顺。
2．**牵伸类手法**　摇法、牵抖、拔伸。

（六）南少林功法

踏空导引。

五、典型病例

患者林某，女，60 岁，就诊日期：2017 年 4 月 26 日。

1．**主诉**　反复关节肿痛 3 年余，加剧 1 个月。

2．**现病史**　患者 3 年前无明显诱因出现双肩、双膝关节肿痛，并逐渐发展为双手、双腕、双踝、双足等多关节疼痛，伴轻度活动受限、晨僵。

3．**查体**　全身多关节肿胀、疼痛，轻度活动受限，夜寐欠安，纳差。

4．**辅助检查（图 3-33）**　X 线：双手及左腕关节诸骨骨密度减低，骨小梁稀疏，骨皮质变薄；实验室检查：类风湿因子 25.30IU/ml，C 反应蛋白 8.71mg/L，红细胞沉降率 39mm/h。

5．**辨证分型，分期分度**

（1）中医诊断：痹证；证型：风寒湿痹型。

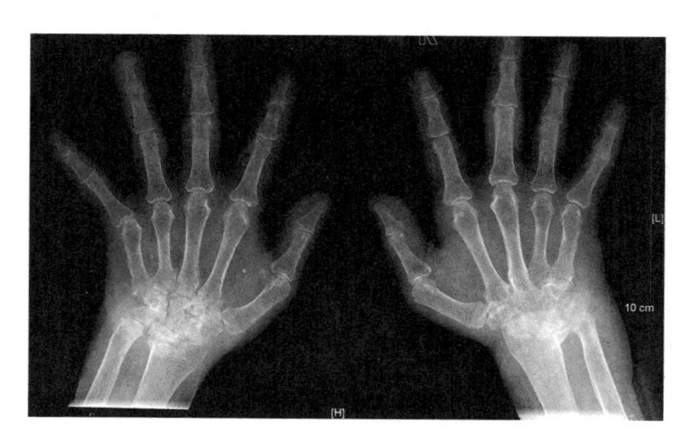

图 3-33　双手正位片

（2）西医诊断：类风湿关节炎。

（3）辨筋骨分型：筋主骨从型。

（4）辨证分期分度：早期/轻度。

6．辨证选点选方，确定治疗方案

（1）总体治疗原则：针刀松解，配合药物，功能锻炼。

（2）针刀疗法

1）辨筋骨选点：指间关节压痛点、掌指关节、腕掌背侧韧带。

2）辨气血加减选点：风池、阳陵泉、足三里。

7．治疗方式

（1）针刀治疗：指间关节压痛点、掌指关节、腕掌背侧韧带；风池、阳陵泉、足三里。

（2）西药治疗：泼尼松、复方倍他米松抗炎止痛，来氟米特、甲氨蝶呤改善病情，抗风湿。

（3）南少林验方：本例患者辨证为风寒湿痹证，治以祛风散寒，除湿通络，选用蠲痹汤。羌活15g，独活15g，肉桂1.5g，秦艽15g，海风藤15g，桑枝15g，当归9g，川芎6g，乳香9g，木香9g，甘草6g。7剂，水煎服，日一剂，早晚分服。

8．随访　1个月随访，患者全身疼痛症状明显好转。

— 主要参考文献 —

[1] 施杞，王拥军．慢性筋骨病与中医药防治研究 [J]．老年医学与保健，2015，21（02）：65-67.

[2] 王拥军，梁倩倩，唐德志，等．施杞防治慢性筋骨病学术思想与研究 [J]．上海中医药杂志，2017，51（04）：1-5.

[3] 吴曦，晋松，陈敏，等．电针为主治疗腰椎间盘突出所致坐骨神经痛：多中心随机对照试验 [J]．成都中医药大学学报，2015，38（02）：43-47.

[4] 潘锋．致力创新研究，提高中医药防治慢性筋骨病水平——访上海中医药大学王拥军教授 [J]．中国当代医药，2017，24（19）：1-3.

[5] 刘献祥．中医药治疗膝骨性关节炎的研究现状 [J]．中医正骨，2012，24（01）：3-7.

[6] 邢鹏，董平，钱小平，等．骨关节病中西医诊疗进展 [J]．医学综述，2013，19（12）：2208-2210.

[7] 张荣，张向东，赵明宇．膝骨关节炎发病机制及治疗进展 [J]．风湿病与关节炎，2019，8（05）：68-72.

[8] 付维力，李箭．AAOS 2017 年髋关节骨关节炎治疗临床实践指南的解读 [J]．中国循证医学杂志，2018，18（11）：1249-1256.

[9] 薛静，伍骥，郑超，等．骨关节病治疗进展 [J]．中国医学前沿杂志（电子版），2012，4（11）：8-15.

[10] 黄良夫．骨关节病的病理和诊治进展 [J]．浙江临床医学，2000（04）：215-216.

[11] 励建安．脊柱运动的解剖和生物力学基础 [J]．中华物理医学与康复杂志，2004（05）：54-56.

[12] 戴力扬，侯铁胜．腰椎间盘突出症的生物力学研究 [J]．中国矫形外科杂志，1994（02）：89-92，128.

[13] 戴力扬，成培来，张文明，等．腰椎小关节的生物力学研究——三维有限元分析 [J]．生物医学工程学杂志，1990（02）：101-104.

[14] 胡侦明，罗先正．髋关节的生物力学 [J]．中华骨科杂志，2006（07）：498-500.

[15] 原林，高梁斌．髋关节的解剖和生物力学 [J]．中国创伤骨科杂志，2001（02）：71-72，56.

[16] 孟庆莹，王一洲，赵强．膝骨性关节炎的生物力学研究进展 [J]．河南中医，2014，34（04）：676-678.
[17] 乐意，金荣疆，阳杨，等．从下肢生物力学来解析膝骨关节炎 [J]．中国康复理论与实践，2013，19（06）：505-509.
[18] 张美娟．膝关节生理解剖环境对膝关节生物力学特性的影响 [J]．中国组织工程研究，2012，16（26）：4903-4907.
[19] 郝智秀，冷慧杰，曲传咏，等．骨与膝关节生物力学行为研究 [J]．固体力学学报，2010，31（06）：603-612.
[20] 段传皓，刘鹏宇，李云飞，等．崔桐华治疗骨关节病特色总结 [J]．基层医学论坛，2017，21（14）：1830.
[21] 赵青，王刚，潘建翔，等．运用《黄帝内经》理论治疗风寒湿痹证 [J]．按摩与康复医学，2019，10（09）：52-53.
[22] 王科艇，楼红侃，叶海．四妙汤口服联合腕踝针治疗轻中度膝骨关节炎湿热蕴结证 [J]．中医正骨，2019，31（05）：41-43.
[23] 王海南，殷海波，刘宏潇．中医药治疗骨关节炎临床研究进展 [J]．北京中医药，2011（11）：74-76，82.
[24] 钟孟良，汪智民．骨关节病的中医外治经验 [J]．中华全科医师杂志，2003（06）：51-52.
[25] 刘渊，安莉萍．骨关节病中医证型分布及演变规律的研究 [J]．现代中西医结合杂志，2008（13）：1950-1952.
[26] 欧梁，卢敏，邝高艳．浅谈骨关节病常用中成药的辨证选用 [J]．辽宁中医杂志，2018，45（08）：1622-1624.
[27] 詹淑娜．木防己汤加减联合香连金黄散治疗急性痛风性关节炎湿热蕴结证的临床观察 [J]．内蒙古中医药，2019，38（07）：40-41.
[28] 邓德万，王彬，周震，等．古典针法治疗骨关节病研究概况 [J]．山东中医杂志，2018，37（04）：350-352.
[29] 苏昶，李涛，付伟．针灸在骨关节炎治疗中的应用 [J]．内蒙古中医药，2011，30（08）：69-70.
[30] 王立童，姜永梅，王苏平．膝骨关节病的灸法治疗研究现状 [J]．中国运动医学杂志，2012，31（03）：264-266.
[31] 王启存．手法治疗膝关节骨关节病 98 例 [J]．按摩与导引，2007（11）：36.
[32] 张红安．六步推拿手法配合功能训练治疗中早期膝骨性关节病临床观察 [J]．四川中医，2010，28（02）：116-117.
[33] 冯学烽，陈棉智，邹伟民，等．南少林手法配合简易牵引器治疗神经根型颈椎病的临床研究 [J]．广西中医药，2018，41（03）：33-35.

[34] 王和鸣. 整脊疗法的源流与发展 [J]. 福建中医学院学报，2007，17（5）：37-39.
[35] 韦以宗. 中医整脊学的历史与发展 [J]. 首都医药，2003，10（6）：48-49.
[36] 王和鸣. 理筋整脊基础手法 [J]. 福建中医学院学报，2008，18（1）：33-36.
[37] 王和鸣. 多方位整脊手法 [J]. 福建中医学院学报，2008，18（2）：30-34.
[38] 朱汉章. 针刀医学原理 [M]. 北京：人民卫生出版社，2003.
[39] 庞继光. 针刀医学基础与临床 [M]. 北京：人民卫生出版社，2006.
[40] 李石良. 针刀应用解剖与临床 [M]. 北京：中国中医药出版社，2014.
[41] 王和鸣，王诗忠. 南少林理筋整脊手法图谱 [M]. 北京：中国中医药出版社，2015.
[42] 王和鸣. 南少林骨伤秘方验案 [M]. 北京：中国中医药出版社，2015.
[43] 王和鸣，王诗忠. 图解南少林理筋整脊康复疗法 [M]. 北京：人民卫生出版社，2011.
[44] 韦以宗. 中国整脊学 [M]. 北京：人民卫生出版社，2006.
[45] 薛立功. 中国经筋学 [M]. 北京：中医古籍出版社，2015.